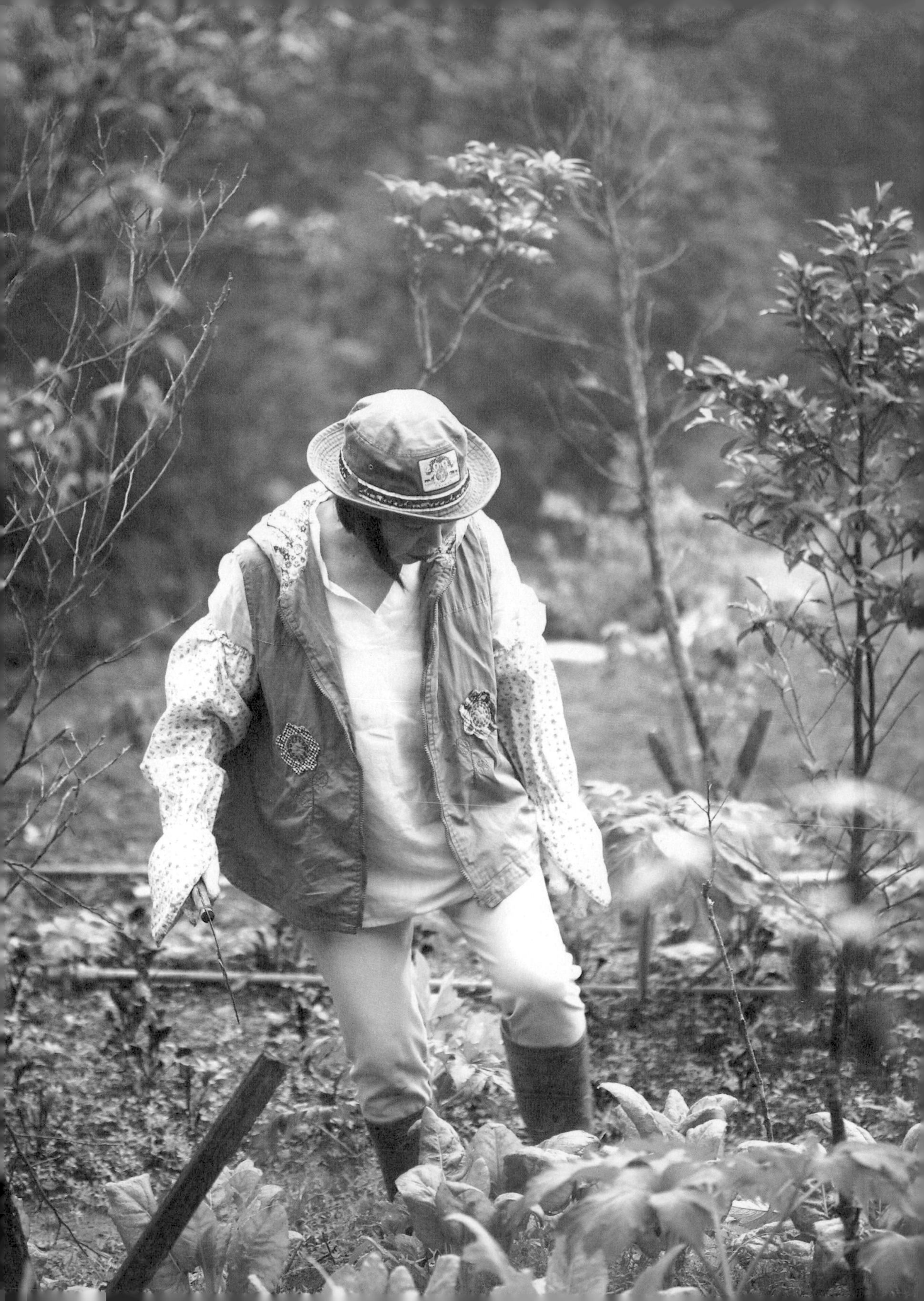

發現粗食好味道

蘇富家&早乙女 修◎合著
（塘塘）

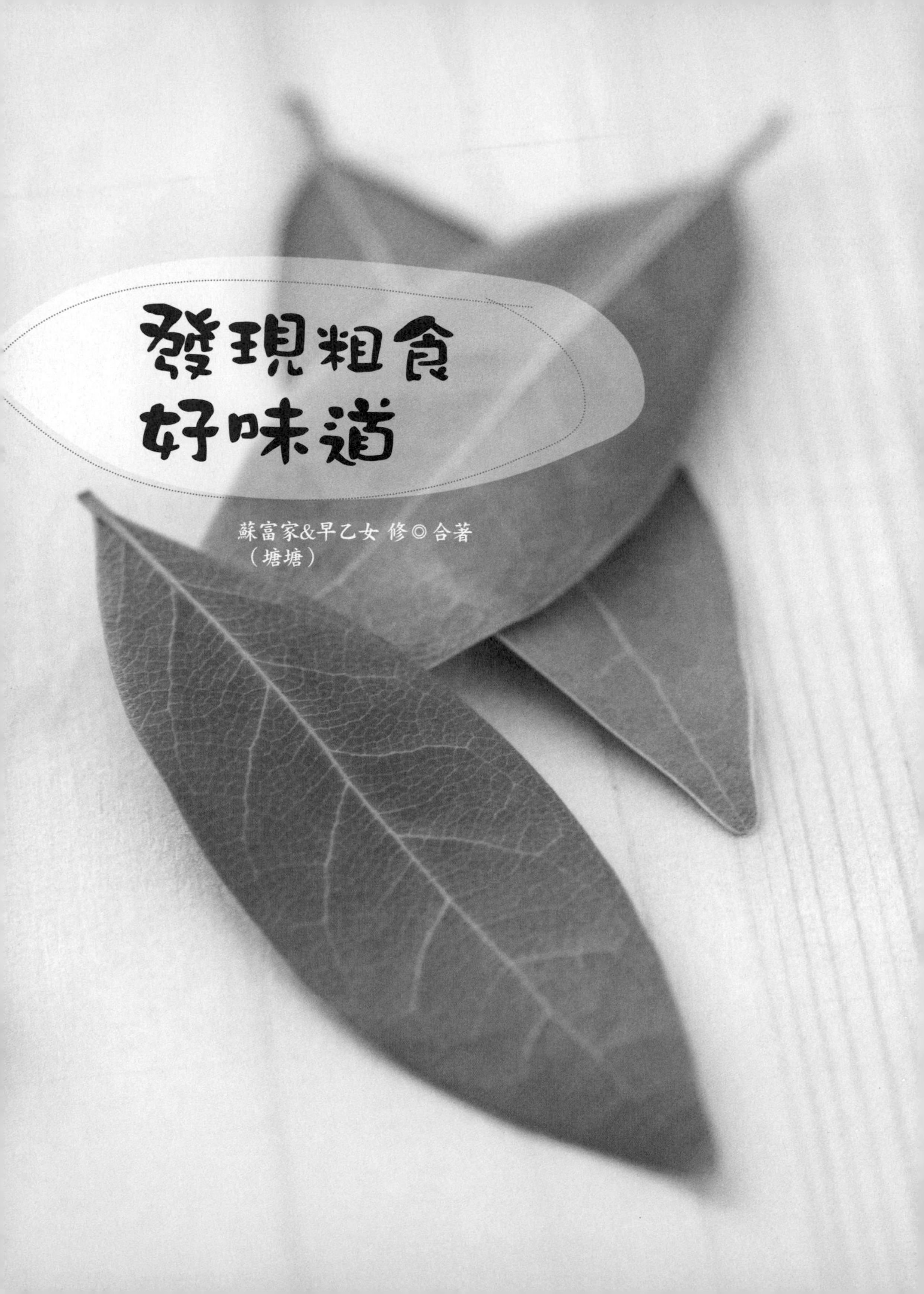

目錄・1 發現粗食好味道

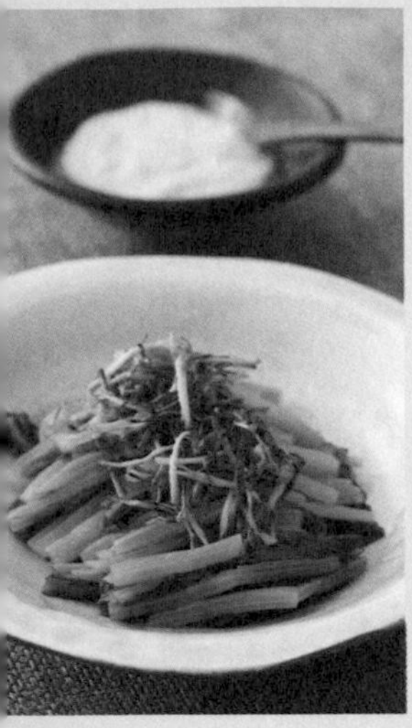

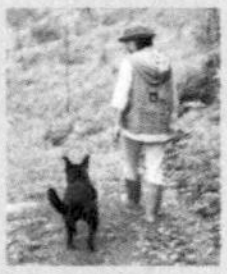

PART 1 和自然一起樂活

PART 2

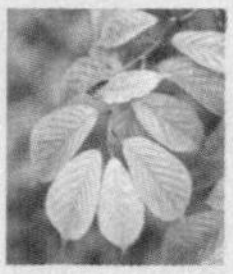

和粗食一起慢活

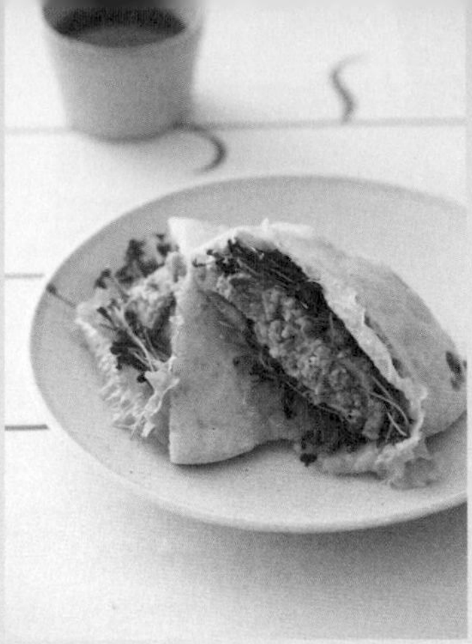

PART 3

和健康一起上菜

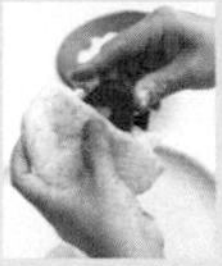

主食

蔬食

湯品

飲品

後記

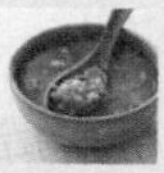

本書食譜計量單位

● 量杯1杯＝200c.c.　●1大匙＝15 c.c　●1小匙＝5 c.c

● 食譜的份量計算＝以材料處理後的淨重為標準

目錄・2

粗食食材應用目錄

—本書常見48種食材—

	蔬菜根莖類					蔬菜葉菜類
品名	西洋芹	綠花椰菜	白花椰菜	甜菜根	馬鈴薯	高麗菜
	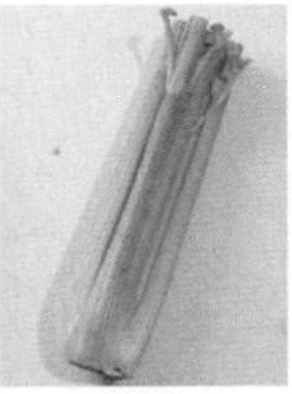	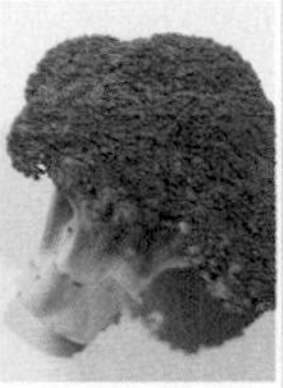	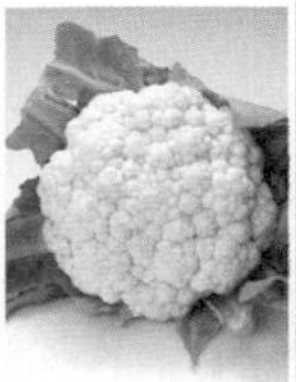	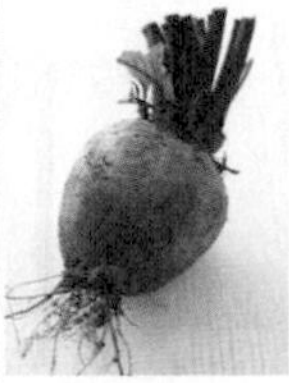	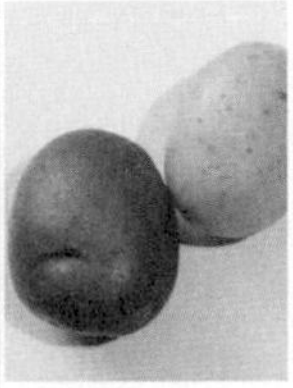	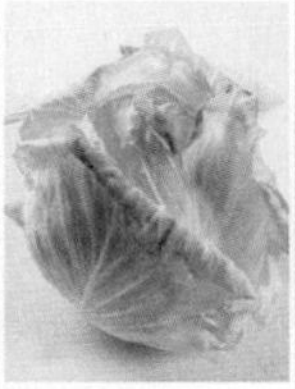
食材應用頁碼	126 178 179 184 186	164 166	164 178	126 164 176 178	110、126 128、137 164、176 178、179	126、130 140、150 178、179 184

	蔬菜葉菜類			蔬菜瓜果類		
品名	大白菜	芹菜	香菜	番茄	青木瓜	南瓜
	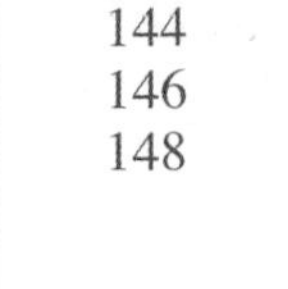	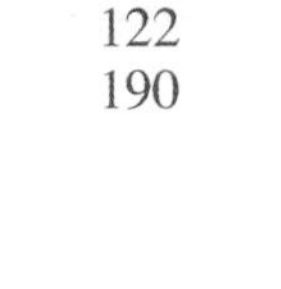	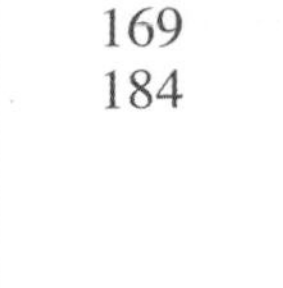	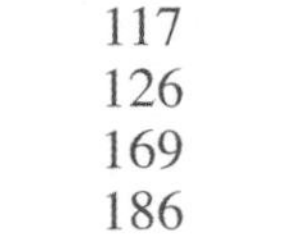	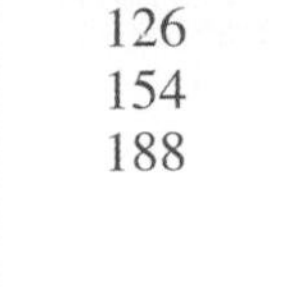	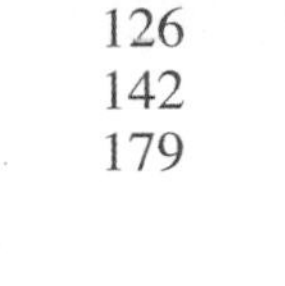
食材應用頁碼	144 146 148	122 190	169 184	108 117 126 169 186	126 154 188	126 142 179

	蔬菜瓜果類		芽菜類		菇菌類	
品名	甜椒	茄子	紫高麗菜芽	綠花椰菜芽	黑木耳	杏鮑菇
	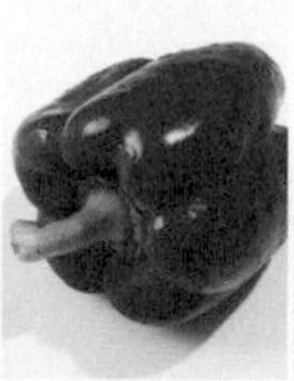	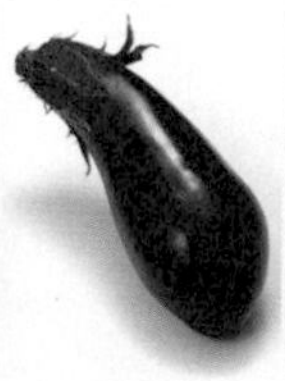	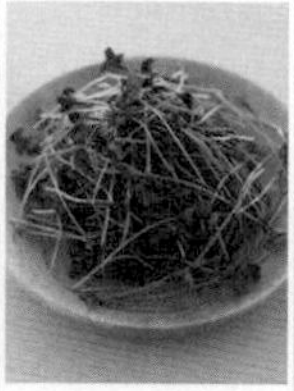	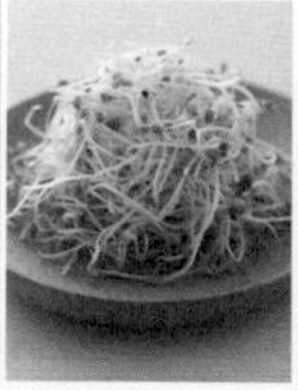	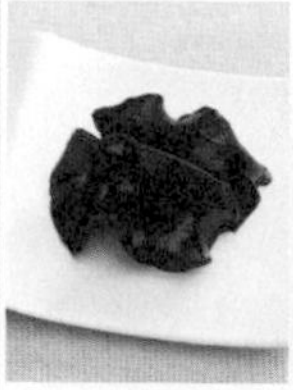	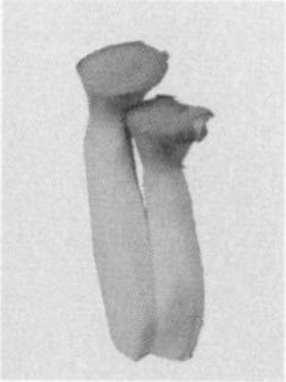
食材應用頁碼	126 128 150 163 164 175 184	162 163	132 166	132 166	120 154 187	166 170

	菇菌類		海藻類			水果類
品名	金針菇	鮮香菇	昆布	珊瑚草	海苔	檸檬
	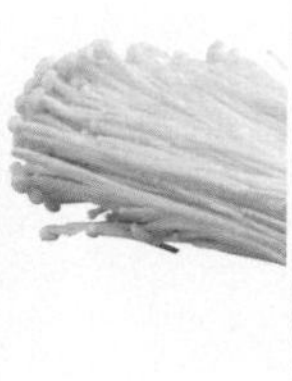	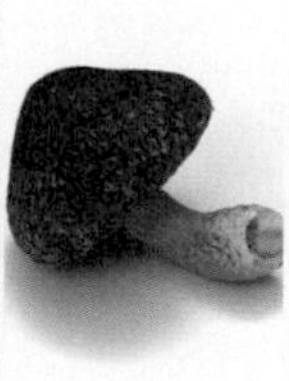	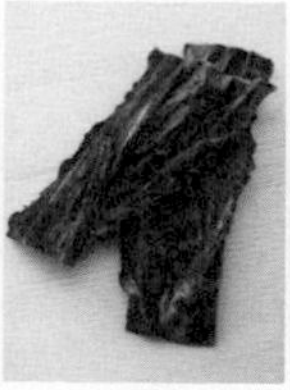	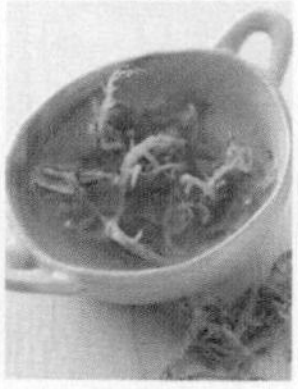	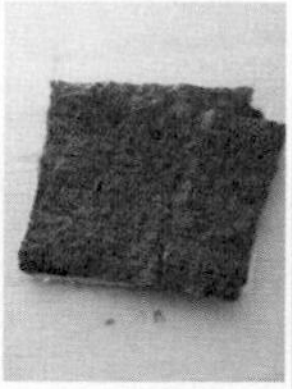	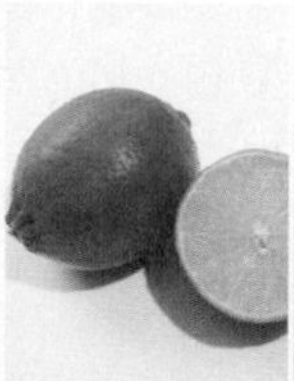
食材應用頁碼	173 174 190	144 169 170 171 175	99 113 126 160 173 187 190	126 134	99 128 144	116 117 191 193

堅果類					水果類	
腰果	白芝麻	黑芝麻	松子	核桃	柳橙	品名
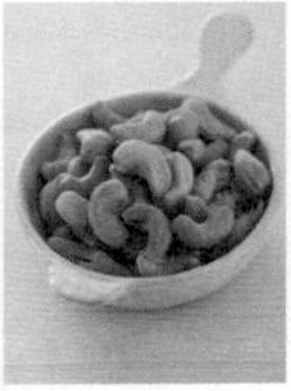	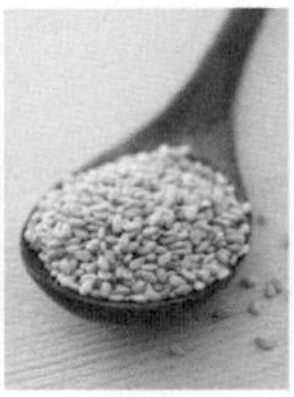	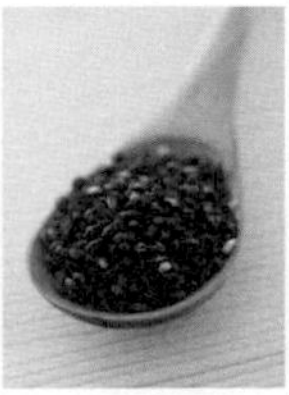	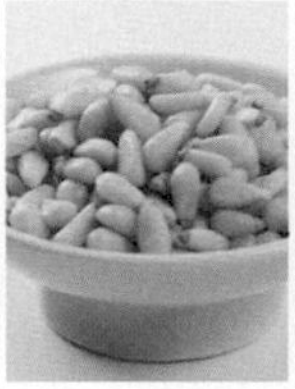	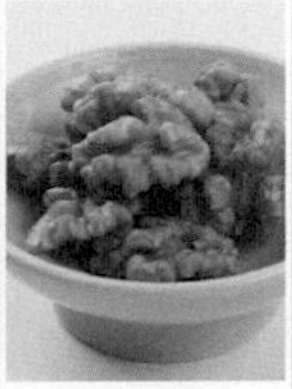	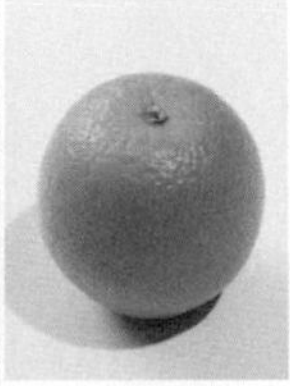	
113 114 126	144 156 163 165 166 171	122 126 148 155	110 114 124 126 142	126 142 170	115 166	食材應用頁碼

青草藥類			香草類		堅果類	
明日葉	車前草	魚腥草	月桂葉	九層塔	杏仁	品名
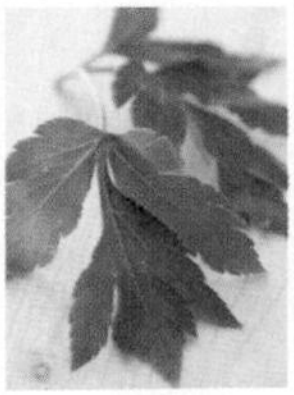	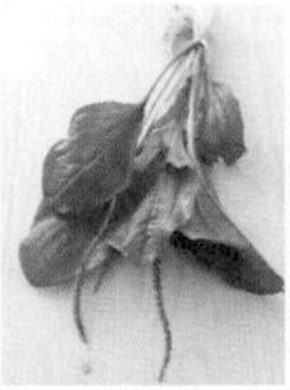	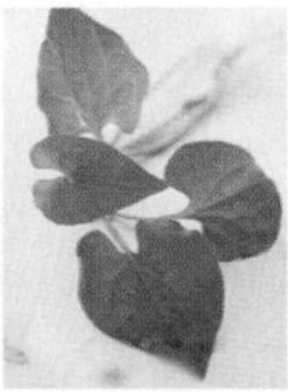	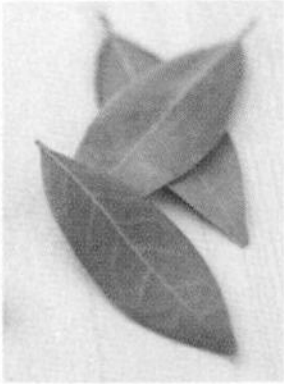	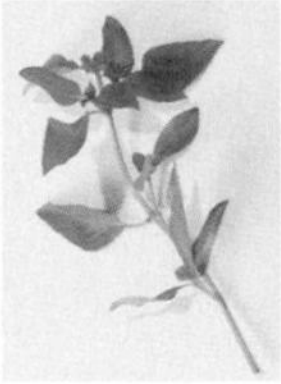	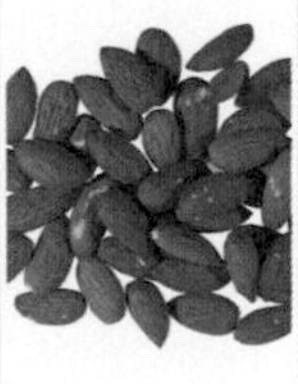	
150 193 194	192 198	167 192	112 179	172 175	126 169	食材應用頁碼

吃「粗」
純植物飲食的健康

台大雲林分院家醫科主治醫師暨安寧病房主任
黃建勳

台灣原本就有二百多萬的素食人口，最近鑑於科學文獻指出：「畜牧業乃全球暖化原兇之一，其溫室氣體排放量佔全球一半以上！」因此無肉日的號召風起雲湧，衍然成為全民運動！波仕特線上市調去年針對「您願意為了維護地球環保生態而改吃素嗎？」進行網路民調，結果顯示六成以上民眾表示「非常願意」或「願意」。儘管民眾對於素食大多抱持正面的支持態度，但在傳統的印象與有限的資訊下，許多民眾對於健康素的可能性或作法卻多有疑慮。

事實上，全世界的癌症研究，通通指向一個發現：蔬食者癌症的發生率遠低於肉食者。不僅如此，在高血壓、糖尿病、肥胖症的罹患率方面，也是肉食者最高，依次是半肉食、魚食、蛋奶素者，而全素者則是最低風險的。

以下舉兩個有名的醫學研究，證明如何靠飲食的力量，逆轉致命的冠心病與惱人的糖尿病。

克里夫蘭醫院的卡爾德威爾・耶瑟斯庭醫師（Dr. Caldwell B. Esselstyn, Jr.），是美國十大外科名醫之一。因為有感於冠狀動脈心臟病盛行率節節攀升，治癒率卻乏善可陳，於是縱覽整個歷史，發現曾有整個文化，包括中國鄉村、新幾內亞高地、中非、北墨西哥等地區，從來都無冠狀動脈心臟病，而他們只依靠純植物飲食的營養，於是他率先使用純植物飲食，治療重度心

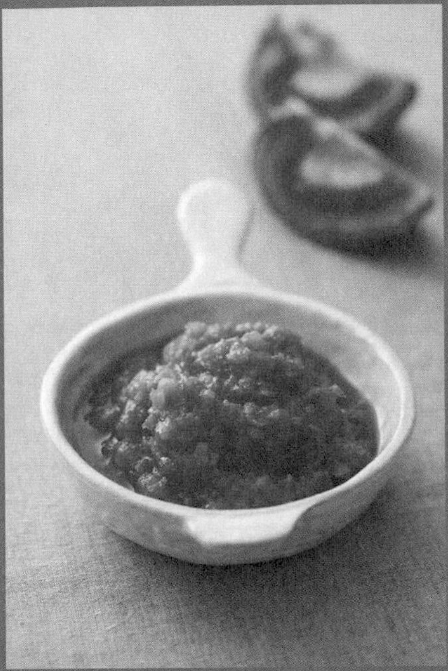

血管疾病患者，結果證明採用植物性飲食後，不僅可以遏止此疾病，還可以治癒它，而且二十年的經驗中，不曾有任何人出現蛋白質缺乏的情形。

伯納醫師（Dr. Neal Barnard）是「美國責任醫學醫師協會」的會長，曾發表純素飲食對第二型糖尿病的控制效果。他發現純素飲食對糖尿病患有幾項好處：首先，有助減重，每週約可減少一磅；也可降低膽固醇和血糖；另外，還會減少對藥物的需求，許多病患完全不服藥血壓也跟著下降！而且改善的幅度均優於遵循美國糖尿病協會飲食的人，顯然這是更好的一種飲食！

這兩個實驗的飲食原則其實很簡單，這也是純素飲食的優點：第一是不含動物成分；第二是低油；第三是避免白糖和白麵包等食品，要攝取健康的醣類，只要掌握這三個原則，美味蔬食可以吃到滿足為止。其中建議的蛋白質與脂肪攝取量，約佔總熱量的15%和10%，熱量的75%全來自碳水化合物。這種高碳水化合物比例的飲食依然確保健康的關鍵，就在「粗食」二字！也就是說，要避免過多的精製澱粉類，如白米飯、白麵包、白麵條和白麵粉製品等。如此一來，必可避免部分素食者三酸甘油酯偏高的弊病，再加上植物性飲

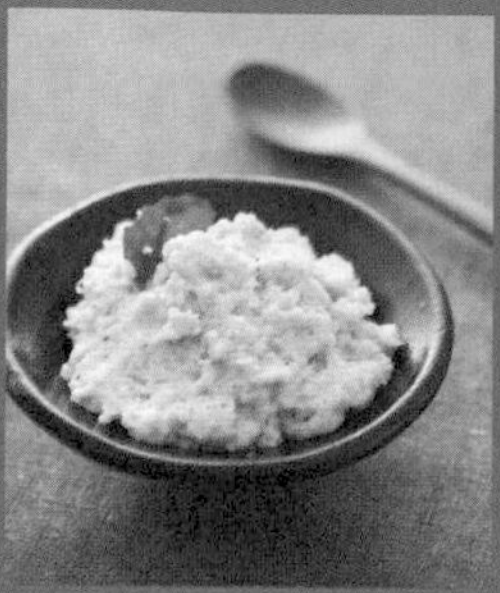

食本身已不含膽固醇，將可保證永遠和高脂血症說再見！

其實，粗食養生的概念與醫學調查的結果完全吻合。早在一九七〇年，科學家曾對中國著名的長壽地區廣西省馬瑤族自治縣，進行了全面的考察，發現四十三位百歲老人以玉米、紅薯、大米和豆類等食品為主食，副食則以青菜、南瓜、紅昭葉和瓜苗為主，絕少吃高脂肪的葷食。巴基斯坦的杭瑞、墨西哥的歐托米以及美國西南部的土著也都是非肉食民族，他們都享有健康，壽命超過一一〇歲。

全世界最大的營養專家所組成的美國營養學會（American Dietetic Association），也從許多科學實證中提出深具權威與公正性的見解：「『妥善規劃』的素食，能滿足生命週期中任何時期與各年齡層的營養需求，而且有益健康，能防治癌症等慢性疾病。」我認為「妥善規劃」的精神，就是本書作者所傳授的養生法：天然、有機、當季、當地、多樣性的植物性粗食，搭配蒸、燙、煮、滷、涼拌生食的烹調原則，盡量減少過度的加工製品，與煎、烤、炒、炸等高溫烹調。本書作者塘塘老師與早乙女 修先生，兩人貢獻的有機蔬食與粗食料理，實是素食中最營養環保的飲食法寶，若能得其中三味，保證您吃「粗」健康與美味！

享受「簡單／不簡單」的養生料理之道

飛碟聯播網北宜產業電台 下班蘭陽有約 節目主持人
彭滯儀

二〇〇八年金融海嘯重創全球各大經濟體；二〇〇九年全球極端氣候災情頻傳，台灣也有八八水災的巨禍！台灣人跟上全球環保風潮的腳步，在全世界動盪不安的歲月裡，開始反躬自省——思索人、我與大地之間的關聯，一時之間，響應台灣「週一無肉日」運動的「環保蔬食浪潮」風起雲湧。

取之不盡、用之不竭、人定勝天，這些人類對大自然的傳統認知，也在「大自然反撲」的壓力下逐漸轉變，起而代之的是「如何使大地永續發展，為下一代留下一個乾淨、美好的地球」的反思。忙碌的現代人總在緊湊的生活步調中，遺忘仰望星辰的悸動；三餐成了隨便打發，充飢果腹的例行公式。

幸運的是，我因節目與蘇老師結緣，每每在節目中聽聞老師「簡單／不簡單」的養生料理之道，漸漸找回，如何在細嚼慢嚥中品味菜根香的美好感動，體會摒除人工過度烹調之後，千蔬百果的真實滋味。

「簡單／不簡單」的養生料理之道，是我對蘇老師烹調料理哲學的歸結——「簡單」，是她在烹調過程中對食材「去精取粗」、對步驟去繁就簡、對營養去蕪存菁的堅持；「不簡單」，則是她如何在務實去華的堅持下，烹調出自然美味的菜根香及滿滿不流失的營養，以此養身、護持大地的去危就安之道！

美味與養生絕非扞格不入的選項，美味與環保更非零和的賽局。跟隨蔬食養生達人蘇富家老師的最新力作，走進她「簡單／不簡單」的養生料理之道，重拾自我與環境的健康，原來，這麼簡單！

自序

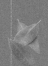

吃在自然，活在自然，才是真健康！

蘇富家（塘塘）& 早乙女修

從沒有想過我們夫妻倆現在可以這般悠閒地享受田園樂活——

肚子餓了就採果實就地現吃或者摘野菜回農舍現煮，

口渴了就喝甘甜的山泉水，想吃什麼就自己動手做……

在這山上的農場裡，我終於知道什麼是「老天爺的恩賜」。

整片山隨處都是寶物，每種植物都有它的用處，包含我們一開始最討厭的芒草。其他的不說，單是「熱炒芒草心」就是一道百吃不厭的美味佳餚，可見老天爺對人類有多麼地厚愛，處處生機，天生萬物皆有用，只怕人類不會用。

我們在農場就像回到早期人類「日出而作，日落而息」的生活節奏。每天傍晚六、七點入眠，凌晨三、四點自然醒。這樣的生活作息是都市居民匪夷所思的，但若能養成習慣，不只對身體有好處，也因為全天候生活在大自然中，就連觀念和思考方式，也自然而然「大自然化」了。更何況對我們這些外來客而言，能夠在這世外桃源住下來，就已經是一種莫大的福分了，違論還有取之不盡、用之不竭的豐富資源，所以，只要來到這裡，我們總是抱著無比感恩的心！

就這樣一路走來，久而久之，不管身處繁囂的城市或是寧靜的山上農場，我們對天地長存敬畏之心，在待人處事或推廣粗食，都期許能遵循自然

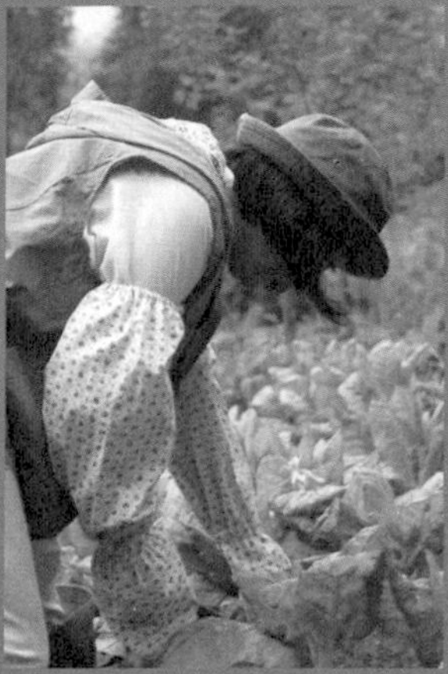

之理推己及人，並讓更多人認同我們的想法與做法，而加入我們的行列。

以「吃粗食」這件事來說，從二十餘年前推廣至今，台灣社會環境已有極大轉變，「吃粗食」由原先的少數認同，到如今被醫學與營養學肯定，數十年來的推廣與身體力行，欣喜獲得的支持也愈來愈多，也讓我們愈走愈有信心，這都是堅持下來而結成的善果。

這個善果和當初有緣上山耕耘農場也有很深的關係。當我們和這片地結緣時，其實已經推廣粗食快二十年了，且社會接納粗食程度愈來愈廣，需求也日益增加，但相對對粗食的品質也要求愈來愈高，因此如何維持高品質的粗食就成為當務之急。

這個時候，答案昭然若揭——山上農場正是一切問題的最佳解答。雖然解開這個答案花了我們七、八年以上的時間，但很值得，因為這個過程下來，收穫絕對比付出多出無數倍。所以，這一定是老天爺的指引，而我們有幸被選上。

自從有了一塊遠離塵囂的清靜山林之後，就一直希望能夠長久住在那裡享受無邊無盡的大自然和晴耕雨讀的日子。於是在每週當中的幾天處理山下的工作，另外的幾天則到山上過著隨心所欲的日子。在山上是我這一生中全新的學習和成長，我發現生活中的樂趣和感動俯拾皆是，只要遵循自然法則讓大自然照顧一切，不需要特別的技術、不需要一直揮汗如雨的工作，就能得到大自然的福佑。

這個環境帶給我們無數的恩典和啟發，不只給了我們澄靜的心靈，更因為諸多的體力鍛鍊，現在我們的健康（尤其是妹妹）比以前更好，而心境也更圓滿、更知足。慢慢地，我想我是不是應該把這些恩澤分享給大家，讓更多人知道生活可以有更多不同的選擇，再加上機緣巧合，於是有了這本《發現粗食好味道》的出現。儘管本書是從吃粗食和健康的關係出發，但真正的核心價值還是在於——要用順天應人、天人合一的生活觀來養生，才能達到真正健康的目的。

所以我們夫婦一起寫下了這些年耕耘農場和推廣粗食的相關心得和感想，且融合成書中示範的各式料理。其中不論是蔬食、湯品、飲品、主食還是醬料，都是以自然的食材為原料，經由不加工的蒸、煮、燙、涼拌等料理法，進而突顯食材的特性和潛能；其他如調味料和油、鹽、醬油……等，也都有相關的自然食材選擇法；再加上我在農場栽種出諸多的自然食材做搭配，如此形成本書食譜構成的理論基礎和料理原則。

只要將這些原則和手法運用得當，不僅可以創造出色香味俱全的料理，更能吃到這些吸收天地精華的食材裡面所具有的營養，可說是最沒有副作用又最完備的健康養生食療。

我們十指所觸、雙目所見、雙耳所聽、口齒所嚐、鼻息所嗅，早已經被人工添加物所矇蔽，什麼是真味道？什麼是好東西？恐怕沒幾人知道。希望能經由本書的介紹和引導，讓大家一窺門徑，並進而嚮應吃粗食較健康這樣的好事情。

當然，用自然的食材做好吃的健康料理，只是一座引導大家進入粗食健康世界的橋樑，更希望大家都能夠體會老天爺對人類的厚愛，從這個引子得到健康、幸福與愛，進而回饋社會，幫助弱勢族群，發揮善良、分享、快樂之心，讓世界能夠變得更美好。

最後，我們夫妻倆由衷感謝參與這本書的所有工作團隊——志君、昭儀、阿億、美雲、玉春、丁文、亭麟以及小鈴，因為你們的積極與用心，成就這本書可以跟更多有緣人分享。

願大家都能跟我們一樣吃「粗」健康！

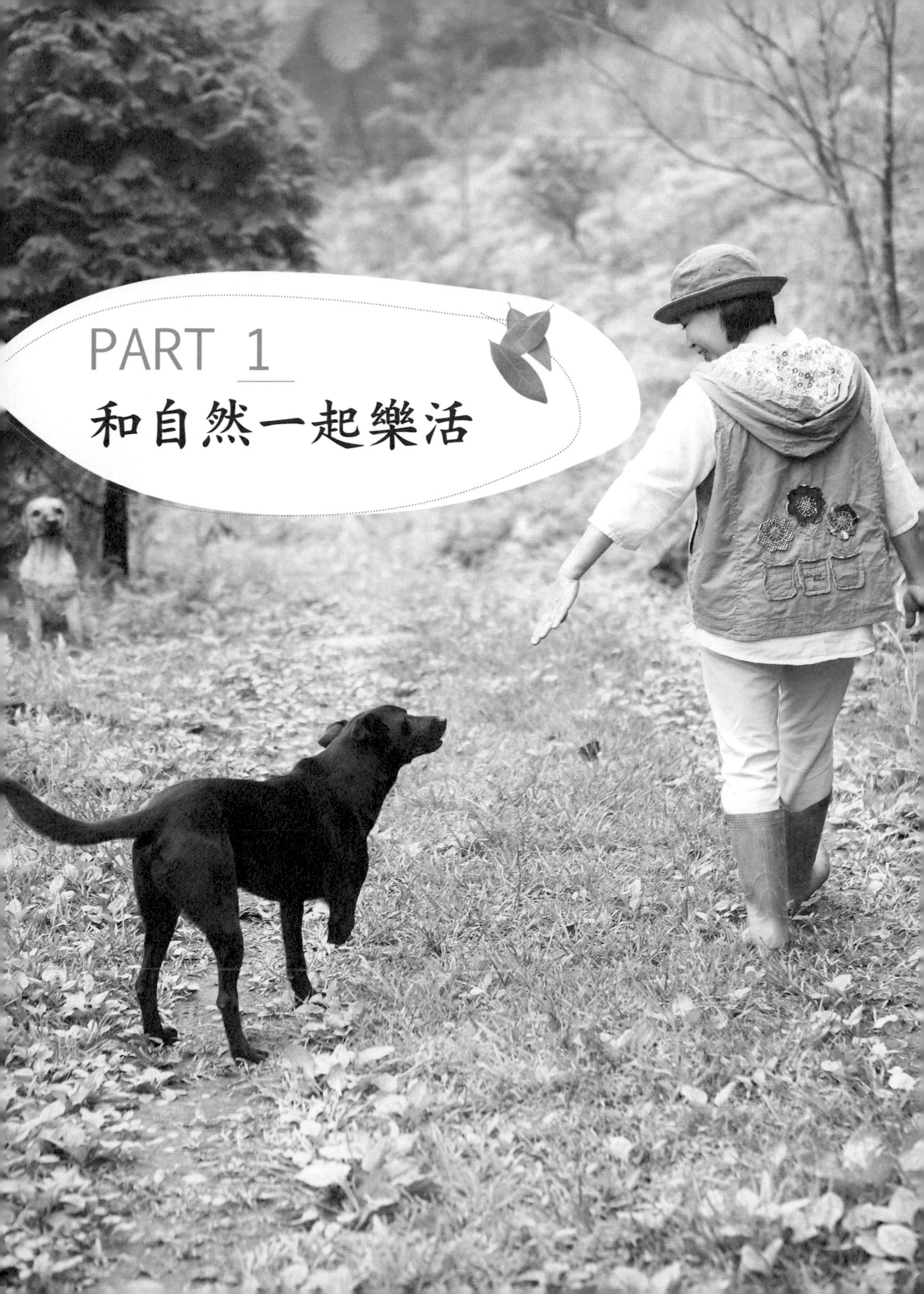

PART 1
和自然一起樂活

一、山上的自然農場

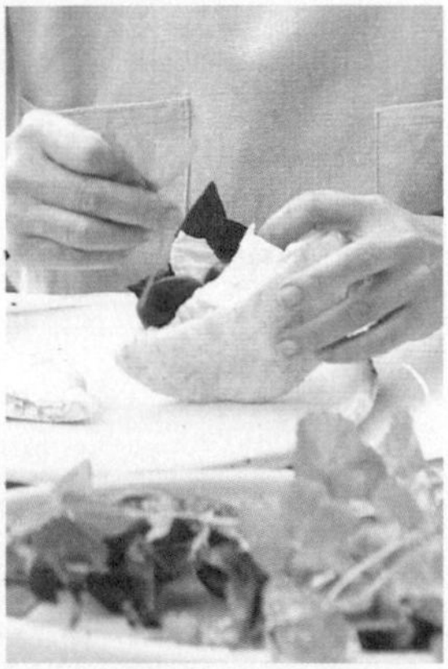

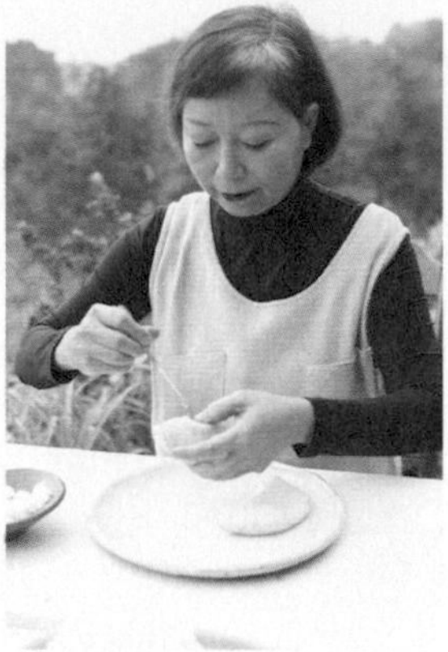

每天早起時，我就喜歡在晨光的照曬下，
為家人準備健康早餐。

清晨四點，屋外一陣陣的蟲鳴鳥叫聲有如交響樂般響起，像是一個「天然鬧鐘」，準時叫我起床。我起身離開暖暖的被窩，簡單梳洗一番，然後在爐上燒壺開水，沖了兩杯咖啡，用昨天傍晚自菜園中摘來的金桔、明日葉、小番茄，搭配自山下帶上來的口袋麵包、香椿腰果醬，做了一個簡單的早餐。

輕輕地推開木門，端著剛做好的餐點步出屋外；大地還是昏暗一片，只有遠方的太平洋海面上，有微微的天光露出，屋外的露台正是迎接日出的好地方。我將早餐放在小木桌上，挑了一個欣賞晨光的好位置坐下，用熱熱的咖啡杯溫手，靜靜地期待著橘紅色

只要姐妹們一同上山體會自然生活時，早晨的山中總是會揚起我們姐妹們的談笑聲。

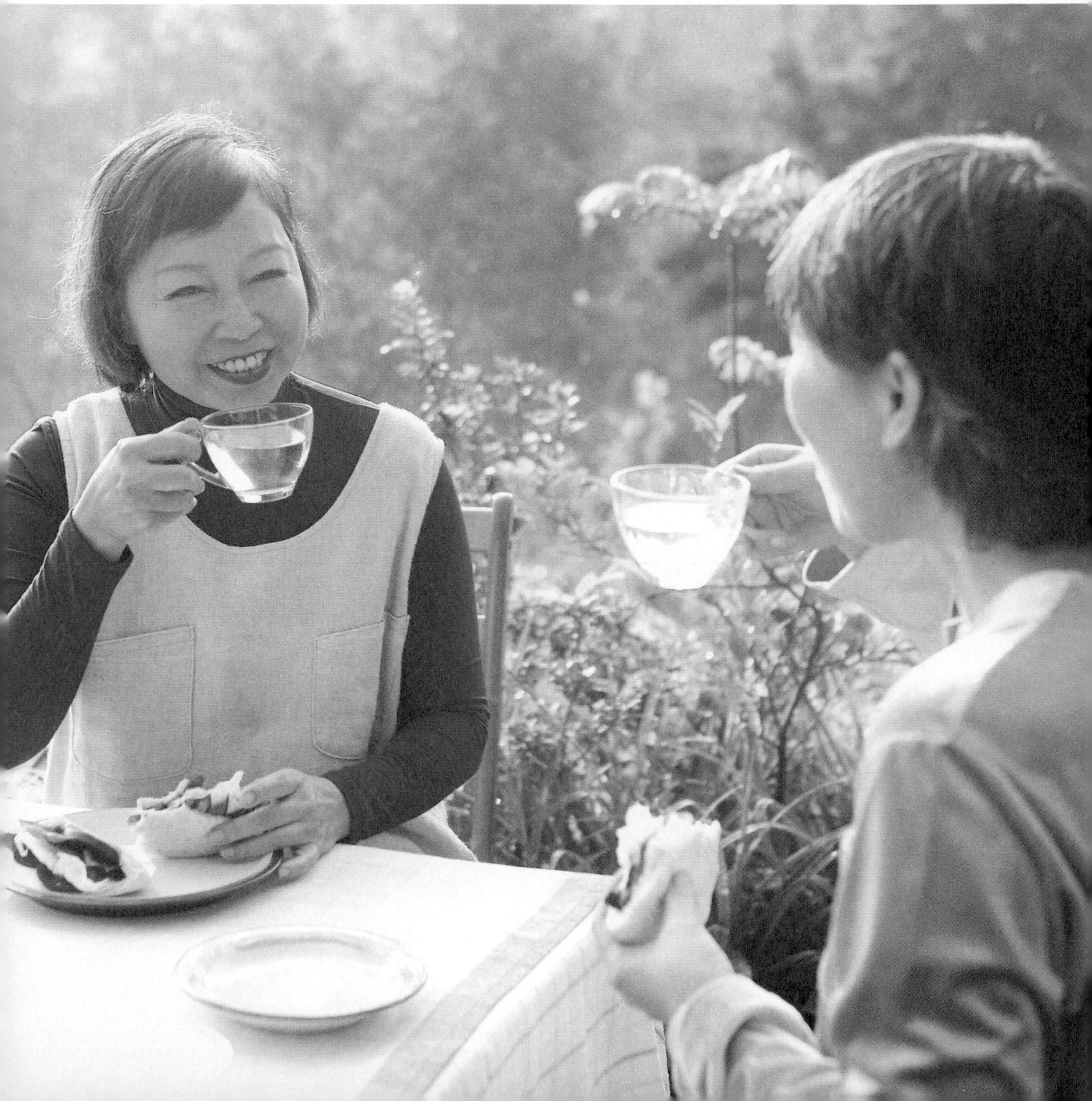

的火球自稜線和海平線交界處躍出，帶給我們溫暖。

這時，早已站在露台邊享受大自然恩賜的晨曦的丈夫，臉露微笑地回過頭迎接我的加入。我倆相視一笑，他愉悅地走向我，坐下拿起一個口袋麵包，用他那特有而迷人的日本腔國語說：「這樣美麗而令人感到幸福的日出，就算再看一萬次也不會膩。」說完就大咬了一口口袋麵包後，竟又口齒不清地嚷嚷道：「這樣美味而令人感到幸福的早餐，就算再吃一萬次也不會膩。哈哈！」

我看著他像個小孩般地快樂，知道這一切都是因為身處的這片園地所帶給我們的。在這裡，沒有滿滿的金錢、財富和權勢，只有用不完的愛——大自然給我們的，和我們希望回饋給天地的，以及我們對彼此的愛。讓這裡成為名符其實的「愛的農場」，使我們非常幸福。

而這，也就是我在山上一天的開始！

現在的我有兩個家，一個是位在台北塵囂中的家，是親朋好友所認知的「我家」；一個是位在宜蘭山區的家，我心中「真正的家」。

遇見平靜心靈中的歸屬

多年前和一位朋友閒聊時，無意間提起我們夫妻倆十分嚮往自然的田園生活，希望能擁有

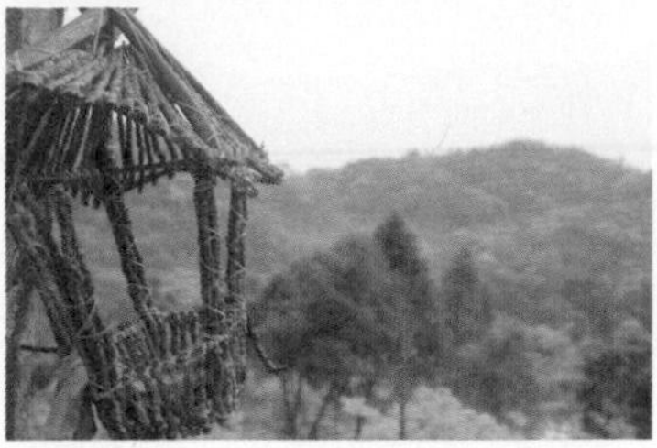

仰望農場的每個角落，都會讓我們感到非常幸福。

屬於自己的農場，以真正有機的方式種些植物、蔬果，自給自足。沒想到，朋友馬上說：「我有一位朋友在宜蘭的山上有塊農場想轉手，要不要我幫你們問一下？我和他很熟，只要和他說一聲，我們就可以上山去看看。」

這不啻是天上掉下來的禮物啊！

我和早乙女老師兩人一開始都還不願意相信有這麼好的機緣，真有這麼巧合嗎？繼而一想，或許這就是所謂的因緣際會吧！於是「相請不如偶遇」，當下就請朋友作為介紹人，代為和當時的農場主人約定，找了一天請朋友帶我們上山去看看農場。

不過，說真的，雖然早有心理準備，但初見這座農場，它的實際狀況還是遠遠超出我們一開始的想像。

那天，我們特地起了個大早，在天還未亮前就出發了。當時，雪山隧道還沒通車，走九彎十八拐的北宜公路是最快的。從新店到坪林一路上山，就在天剛亮的時刻，我們來到了台北和宜蘭的交界處，也是北宜公路的最高點，一片開闊的蘭陽平原映入了眼簾。

眼前這種海天相依、無邊無際的豁然開朗之感，讓大家眼睛隨之一亮，原本因為彎彎折折的道路，所帶來的沉悶感立刻一掃而空。就像看到美麗姑娘的年輕小夥子一樣，一行人馬上變成嘰嘰喳喳的麻雀，興奮地交談和說笑，彷彿農場美好的遠景就在

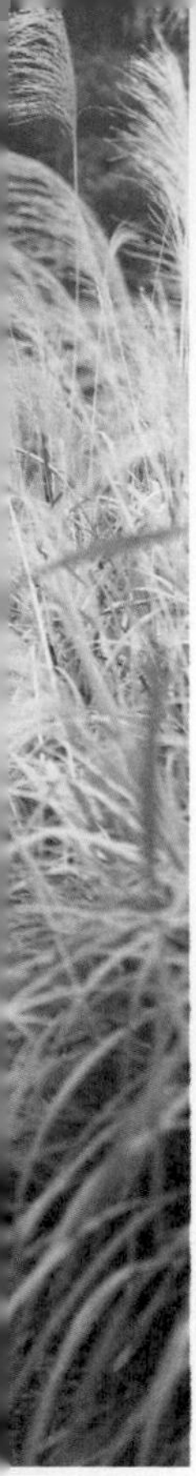

眼前唾手可得，好不歡樂。

好不容易到了礁溪，沿著省道轉進縣道後，路變小了，再轉進產業道路，沿途的田園景致雖然令人心曠神怡，但路況卻是每下愈況。當我們一路蜿蜒而上時，前面的農場主人的車忽然停了下來，要後面小轎車停在一邊，招呼所有的人都坐上我們這一輛，然後才繼續往前出發。

咦，為什麼？

他要我們往山路的地面看，原來之前的平坦柏油路早已變成崎嶇不平的石子路面，難怪他先前再三叮囑我們，起碼要開一輛四輪驅動的車來，否則一般的車子鐵定會卡在半路上，動彈不得。

接下來，隨著山勢愈高，車行也愈加顛簸，不僅左晃右搖地像是地震，而且振幅還愈晃愈大，到後來每個人簡直就是撞著車壁、頂著車頂，咕嚕叮咚地上山，撞頭的時間比屁股在座墊上的時間還多咧！哇，痛死人啦！

就這樣左轉右彎、上翻下擺地又走了十幾分鐘，在車廂和樹葉碰撞的嘩啦聲中，不經意地從芒草樹海的空隙中，整個蘭陽平原和太平洋進入我們的眼簾。雖只是瞬間一閃而逝，卻立刻引起我們的騷動，爭相觀看是否有下一波的美景。

果然，轉個彎後，右邊沒有樹的懸崖邊，整片的景色毫無掩飾地綻放在我們眼前。只見龜山島懶洋洋地躺在蘭陽平原近海看著我們，再遠處則是海天一線形成的天寬地闊、無界無線

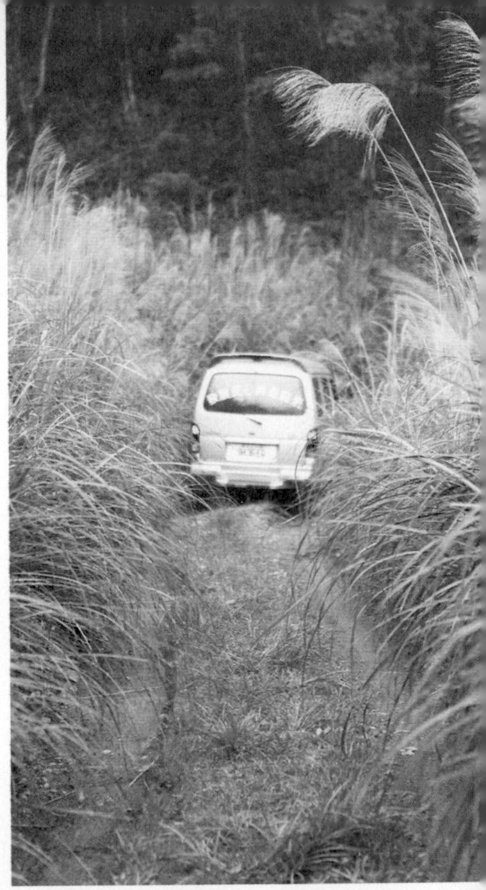

從大路開到小路再轉進石子路，最後通往都市人無法體會的芒草小徑，總是會讓朋友們驚呼連連。

的悠遠感。這情景頓時讓車內所有人不約而同都「哇」地大叫出來，馬上異口同聲地要求停車，然後不顧一切地跑出車外，投入美景的懷抱了。

天、地、海，三者似獨立的個體卻又緊密聯結，渾成一片無法言喻的感覺，像是老天爺安排的一幅畫，也是每個人內心的原鄉。我們都陶醉了，暫時忘記一切，只安心且放肆地享受這片刻的安寧。

行行復行行，在穿越了無數的顛簸路面和芒草之後，咦？我們還是在一片芒草前停下！

農場到了?!這可不是如一般人想像地有大片草坪、大群牛羊那樣的畫面!!原來，這裡因為好幾年沒有人管理和耕耘，所以和荒原山野沒有兩樣，唯一和樹海不一樣的是，到處都是芒草而沒有那麼多樹，所以應該稱為「芒草海」才正確。但是，就在荒涼雜亂中，我看見了屬於自然的可愛與可親。

真正和大自然一起生活

這裡真的和一般所謂「農場」的樣子完全不同。我們沿著農場範圍巡視

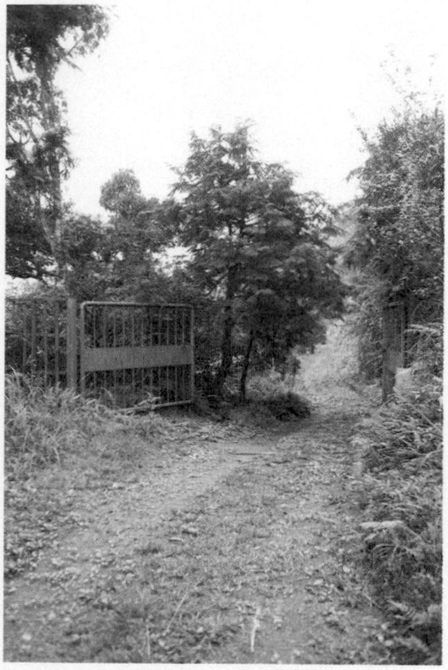

農場初期的六年，其實完全沒有大門，為了不讓農場的看門主人「木炭」，在半夜出門溜搭誤觸獵人的陷阱而受傷，才建了一座鐵欄大門。

了一圈，發現這是一個山谷，北邊和南邊都是略高的小山丘，背後則是主峰，較為高聳，東面剛好較低矮，可以遠眺蘭陽平原和太平洋，視野很不錯，不過看不到龜山島，算是唯一的遺憾。聽完朋友的說明之後，看到眼前充滿野趣的林相和前海後山超然脫塵的景色，我立刻就被這裡的原始氛圍所吸引了。

這時我抬頭一看，不知何時竟飄來幾朵大片的雲，環繞在農場四周，陽光、大海和丘峰都若隱若現，甚至近處的草木也在和我們玩捉迷藏，整個山林瀰漫著一種悠閒而神秘的空靈感。受到這個氛圍的感染，靈光乍現，我腦中不禁浮出一個想法：

處處生機盎然，老天爺應該就是要我們來這裡的吧！不會有錯的。

嗯！就算是得花上再多的氣力和時間來整理，我也一定要擁有這個地方。

於是，我們當下就決定請朋友代為向主人表達想要經營這塊地的意願，讓我們的夢想真正實踐，儘管還不是百分之百地確認要如何走出去，但那份踏實感已經蔓延在我們心中了。

就這樣，走完既定的手續後，這片兩千多坪（六、七分地）的荒野香格里拉（因為我的妹妹長年身體不適，但是只要她一到這片自然的山野，頓時病痛全消，但是一下山便會又打回原形，因此我們一致認為這片人間淨土，是現代人適合居住、養生的世外桃源），正式屬於我們，也從此改變了我們夫妻倆的人生觀和生活重心。

以前，我除了教課、研發食譜、改良產品，以及出書外，大概就是偶爾上上電台，推廣粗食。但是此後，我的重心在有意無意中，慢慢地就往農場位移了，因為，有太多的樂趣在裡面了。

總之，在這裡，花費愈多心力就愈發覺：這樣一步一腳印，埋頭苦幹，雖然每天不一定會有實質的收穫，但是卻能悠哉樂活地生存在自然的天地裡，這才是我真正想要擁有的生活。這是以前的自己從來沒有想到的事情。

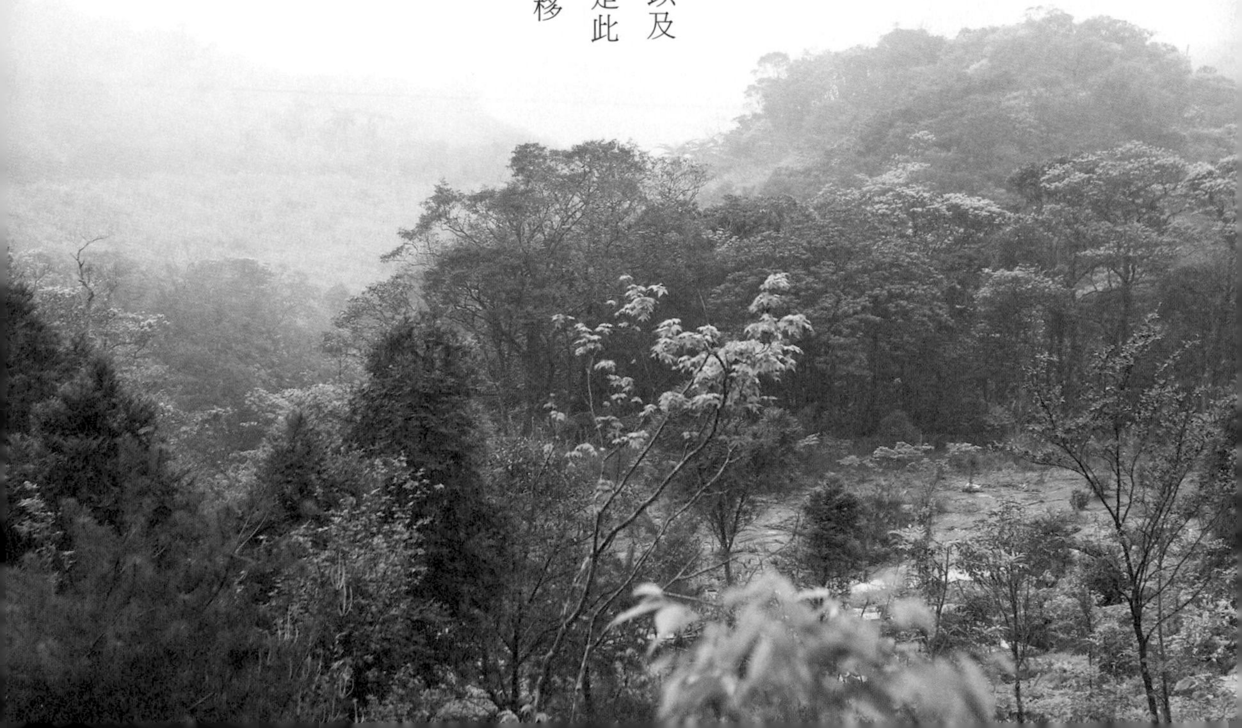

不過，這並不是說一屁股坐在農場就可以「翹腳捻鬍鬚」喔！實情反而是必須從令人望「草」興嘆的百廢待舉當中，一點一滴地由自己親手做、親身試驗、親自布置，從零開始，甚至從無到有的過程固然艱辛，但一旦做出成績出來，更是令人感到快樂和有成就感。

回歸自然的辛苦付出

萬事起頭難，雖然已經下定了決心，然而真正面對這片荒煙蔓草時，該從何處下手開始整理，也著實讓我們夫婦倆傷透了腦筋，最後決定只能先除草吧！可沒想到，這・反而成為了一場長期抗戰的開始。

其實打從第一天看到這片農場時，我們便對舉目所見皆是比人還高的芒草，感到「芒刺在背」，只是，後來我們才徹底了解，這樣還是太低估了芒草的威力，大自然可不是能夠隨便任人擺佈的——這當然是事後才領悟到的寶貴教訓。

首先，我們就是單純地利用割草機除草（除草劑自然是不能用），再配合人工的鐮刀割草，以為使用機器快又有效，能夠立竿見影。但是過了半載、一年後，芒草除了又長，長了再除不斷反覆，根本沒有停止的跡象，甚至有愈長愈多、愈來愈欣欣向榮的趨勢。我們一看不對

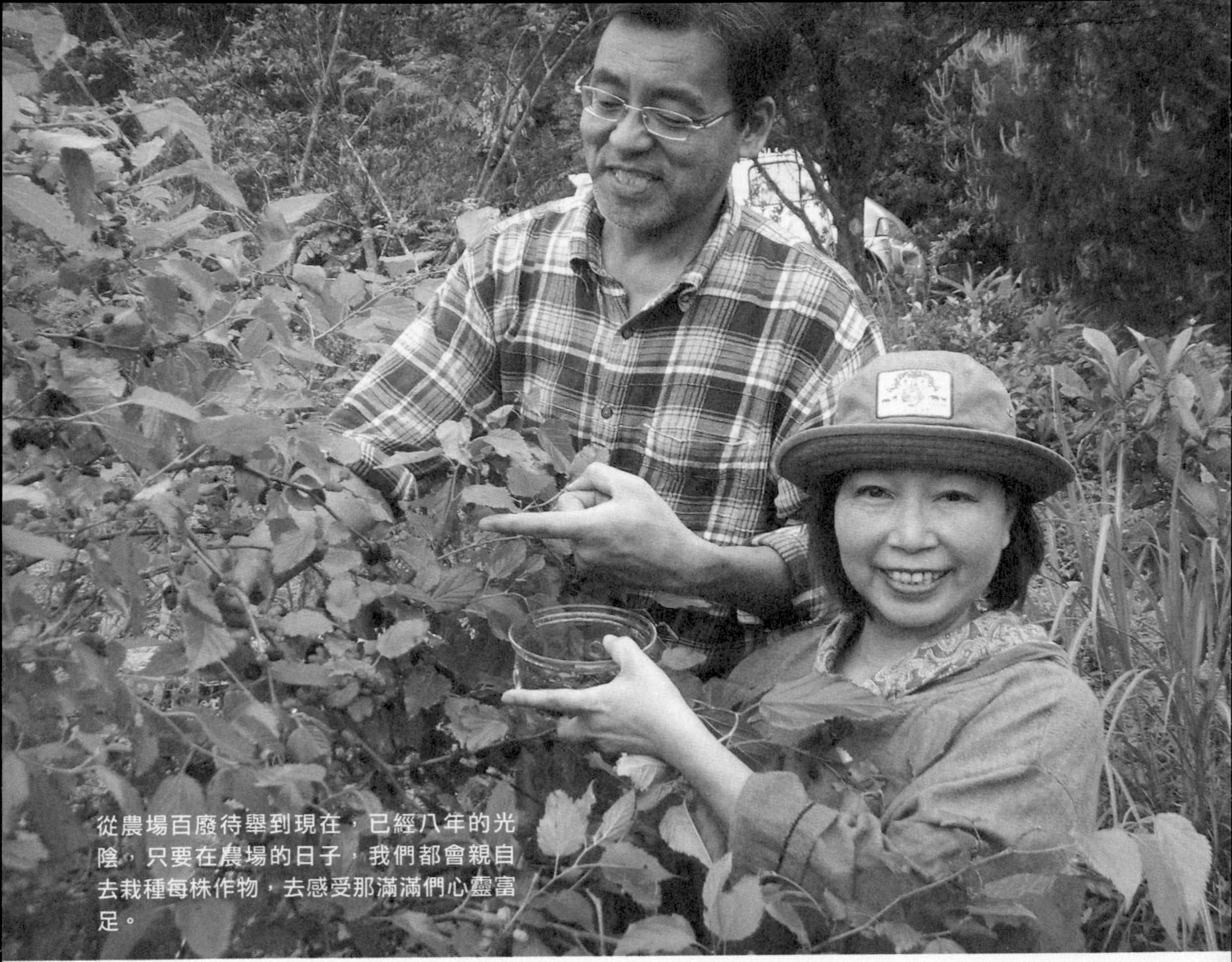

從農場百廢待舉到現在，已經八年的光陰，只要在農場的日子，我們都會親自去栽種每株作物，去感受那滿滿們心靈富足。

勁，趕緊思索其他更好的辦法，以阻止情況惡化。

正當我和早乙女老師想不出法子時，某天正在農場散步時，我突然注意到樹蔭下芒草的數量沒有如其他太陽直照的區域這麼多，於是，靈機一動，腦海中出現了一個點子：空氣、陽光和水是生命三元素，如果把芒草和這三者隔離了，或許芒草便會自然萎縮或死亡了吧！就算沒法消滅，好歹能夠使其面積大幅萎縮，這樣就算達成目的了。

於是，我就想到可以把芒草砍平後，再用黑色塑膠布蓋在上面，陽光透不過空氣和水分也較無法進入，久而久之就能達到類似「悶死」的效果。我們先買了許多捲黑色塑膠布來覆蓋，但是剛覆蓋沒幾天，一陣勁風吹起，讓我們白忙一場（雖有壓邊，但還是被風吹起）。我們可是一點都不氣餒，請教專家之後，想法子找了比較重的帆布替代，效果果然好多了。

不過，這其中還有幾個訣竅，如：蓋上塑膠布後，還要用掰開的免洗筷粗端，將塑膠布先插進泥土裡後，再轉一兩圈，塑膠布才能牢靠地紮進土裡，風就吹不起來了。同時，還要在塑膠布上壓上木條。做了這樣兩個措施後，不管是塑膠布或是帆布，都能將芒草牢牢覆蓋起來。

在經過小面積試行後，效果還不賴，於是我們開始大面積地實施下去。就這樣，再經過了大概幾個月半年後，終於把危害匪淺的芒草壓制下去了。

在這段堅辛的開墾過程中，我們同時發現紅牧草可以替代芒草，做為農場迎風面的防風林的重大作用，所以在一邊進行讓芒草枯萎的工程，一邊隨即種上紅牧草取代之。在遵循大自然這種一物剋一物的真理後，芒草終於被迫從農場的舞臺上從主角變成配角了。這樣也總算是解決了管理農場的第一個大難題。

等到這時，再放眼望去，農場的雛型終於能夠略見，可以好好進行下一步了。

原本我們以為把芒草這心腹大患消除後，就可以開始種植作物了，沒想到這樣的預期還是過於樂觀。

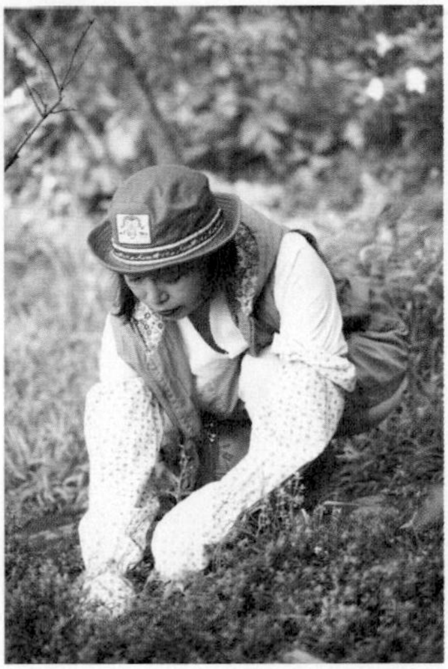
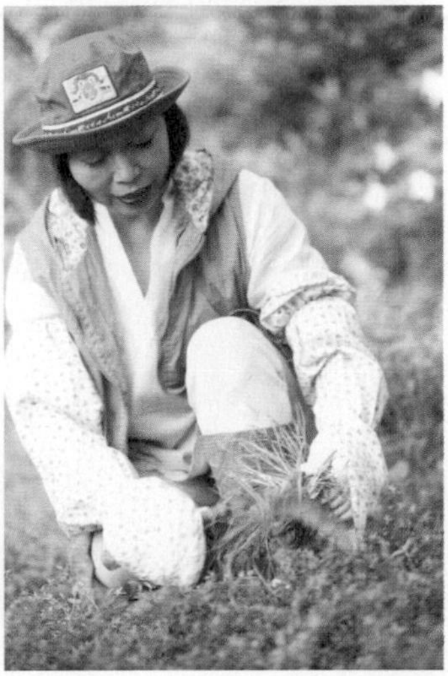

只要在農場除草時，總是會憶起當初荒煙蔓草時，芒草大軍的肆意妄為，如今想起只有回憶，而不覺辛苦了。

從頭和老天爺學習

其實我和早乙女老師對園藝和農事可說是一竅不通的門外漢。當我們興沖沖種了許多作物後，卻發現原本以為，像是高麗菜這種高冷蔬菜相當合適種植的作物，種了半年都無法長大，我們對這個現象感到很疑惑，請教山下的農友之後才知道，根本是土壤不肥沃的關係。

原來我們農場的土質是屬於黏土層，土壤不肥沃、養分不夠，大部分的植物都無法種植，因此，必須改善土質、提升地力（指土地的肥沃指數），才能達到種植的標準。

一般要讓土壤肥沃，通常只要加入化學肥料即可，但是這種做法對土壤和環境傷害較大，而且如果要這麼做，我們當初就不需要來這座原始的農場接受磨練了。

我們的初衷是一切必須以最環保的方式進行，所以要改善地力的唯一方式，就是以最有機的堆肥方式施肥，雖然速度慢，卻是最好也最根本的辦法，才能徹底把農場的土壤改頭換面，成為好的壤土。

因此，我們就想辦法從山下將果皮、菜渣曬乾了拿到山上當肥料，一小片、一小片地堆放，讓效果慢慢顯現出來。後來，我們為了持續增加堆肥效果，連最傳統的「人肥」都用上，甚至在廁所裡還多設計了一個活動馬桶和馬桶蓋，一層肥、一層灶灰（炭火的餘燼），蒐集一整桶後就拿出去外面發酵，等到半年左右的時間，待氣味都消失後，就表示大功告成了，再混合到土裡，就是肥沃土壤了。

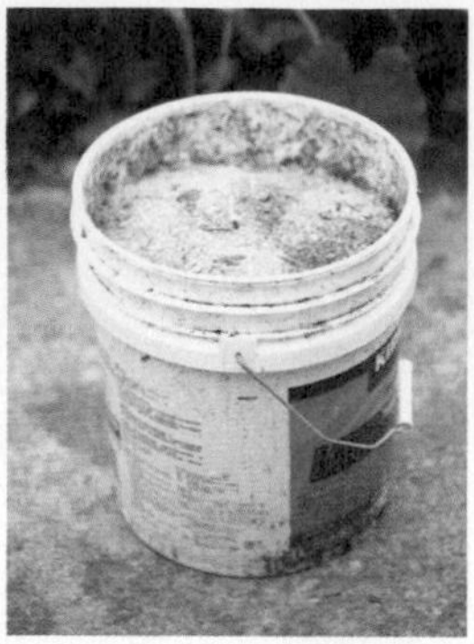
自製的有機堆肥，讓我們改善了農場黏土層的養分。

經過這樣逐漸而緩慢地改變，我們決定試種一些新作物看看土質有無改善，在各種機緣巧合下，我們找到了明星物種之一的「明日葉」，結果也沒讓我們失望，它大放光明了，現在已成為農場中的主力作物了，難怪稱之為「明日葉」——給人明天的希望，同時證明了我們努力改善土質的成果已經成功。

屬於我們的山上樂園

地力變肥沃後，自然就是要開始進行我們的栽種大計了。

說起來，老天還是疼憨人的，芒草消退後，沒多久我們就發現，咸豐草、雷公根、車前草、鴨兒芹、艾草、紫背草、魚腥草、金針花等許許多多的植物，竟然都自自然然地生長了出來，而且繁茂無比。面對這種情形，我們是既驚奇又驚喜，心想努力了兩三年總算有點成績。再加上從山下溪邊移植過來的金棗、金桔樹結出來的果實，也開始大放異彩，使整個農場更是生氣勃勃。

同時，根據這些年摸索出來的經驗，讓我們也發現只要順著土壤和氣候的性質，以半野生、半種植的心態和方式，不需要多照顧，不要變成農耕方式（不能也不需要讓農場變成種植一大片特定作物的地方），只要順物理、體天時，根本不需要迷信一定要種什麼才行的耕種方式最好。

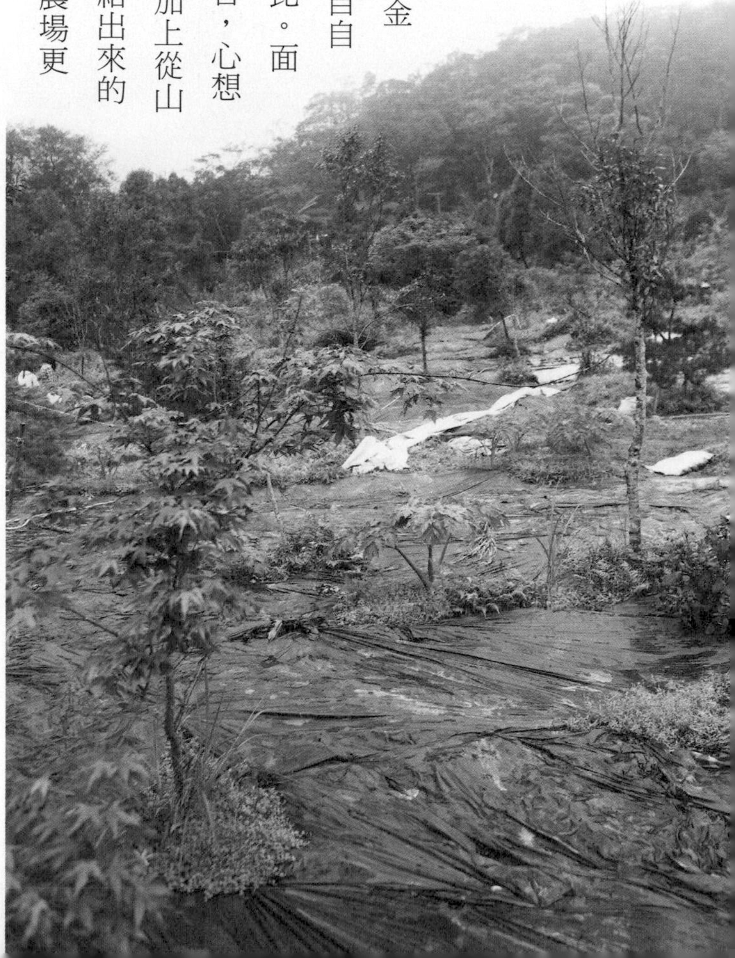

黑色塑膠布幫助我們阻絕了芒草和野草的生長，但重量太輕很容易被風吹起，現在我們都進化使用比較重的帆布替代。

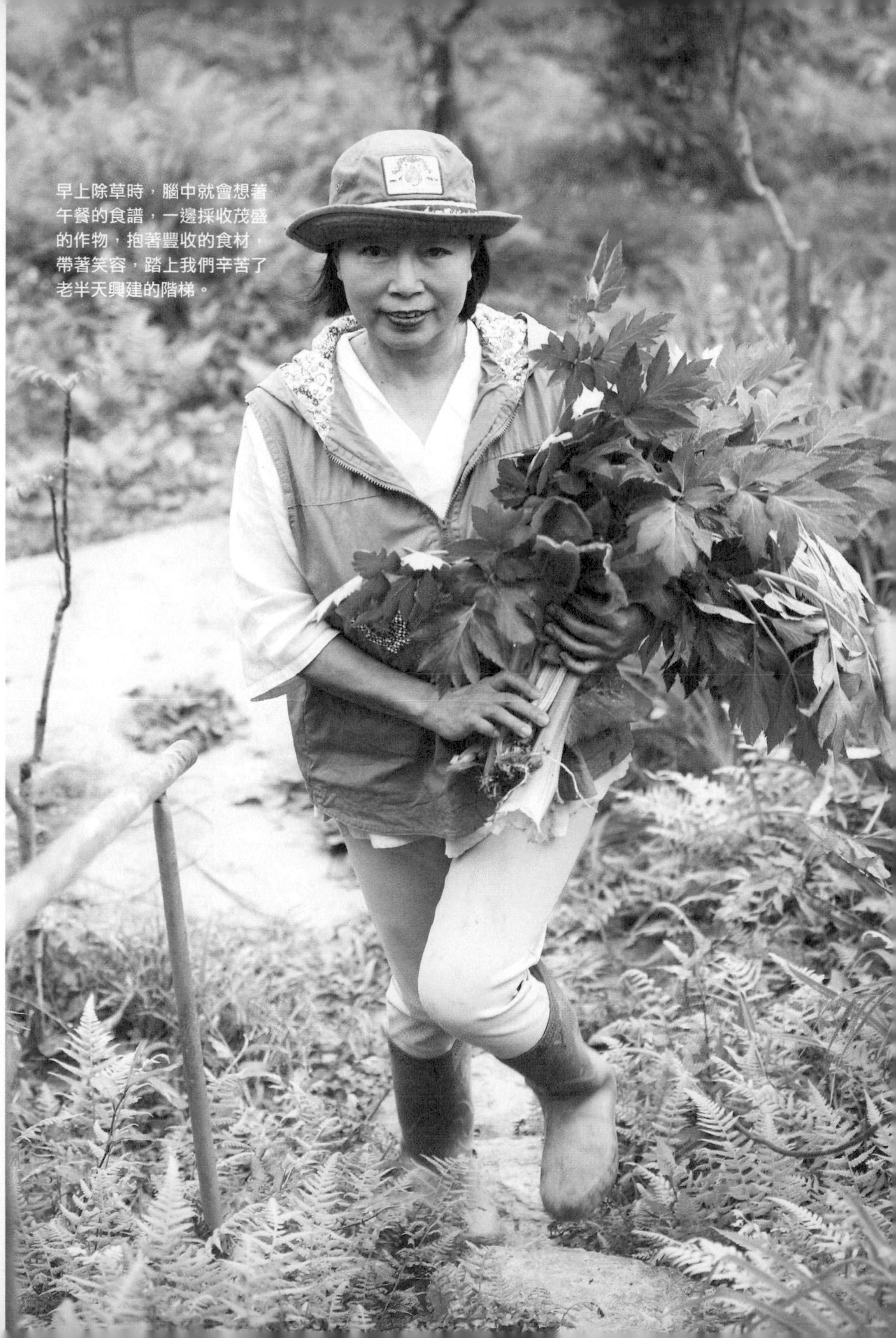

早上除草時，腦中就會想著
午餐的食譜，一邊採收茂盛
的作物，抱著豐收的食材，
帶著笑容，踏上我們辛苦了
老半天興建的階梯。

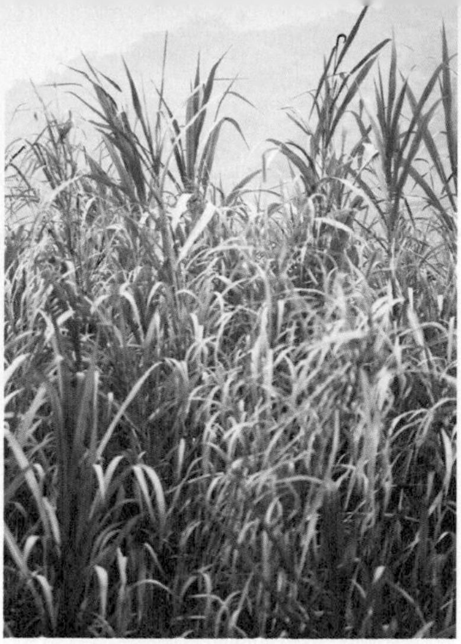

現在農場已經少見芒草的侵害了，
取而代之的是整片的紅牧草。

所以，在我們的農場上不會看到東一片明日葉、西一片紅牧草；這邊種了一大堆松樹、那裡一整排都是蘆薈。有的是：一叢矮矮的金線草旁，長了一棵較為高大的松樹，或是颱風草就和金針長在一起。不仔細看，還會以為全是雜草呢！但就因為這樣，我們只要提供好的環境，使土壤足夠肥沃，再將芒草蓋起來，以紅牧草取代，這樣維持基本的生長秩序，不用操作過多的人為措施，各物種自然就能「百花齊放」。

除了上述自己被吸引來的植物外，更在失敗無數次之後，我們陸續引進明日葉、香椿、蘆薈、牛乳埔、金線草、香茅等作物。此外，更有野莧菜、五葉松、刺五加、茶樹、野牡丹、山茶花、孤挺花、聖誕紅、非洲鳳仙等，各種不管是自己生長還是人工引進的植物，都共生共存在農場中，欣欣向榮、無比歡欣地在這裡生活著，就像是「自然農法」一樣。

現在，每當我抓起一把泥土或是一株植物時，不知為何都能感到一股莫大的滿足感，這是以前從來沒有的快樂。我想，這種無法言喻的充實感，就是在我和農場的一點一點接觸過程中，傳到了我心裡。它們在和我講話，想要和我溝通，而我也接收到了，這就是老天爺透過自然萬物要告訴我的，希望我和它們永遠在一起。

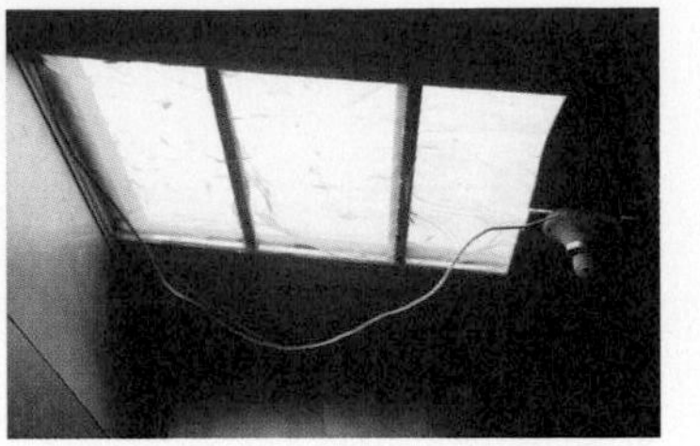

我們運用最傳統的透明罩方式取光，並且追隨大自然的作息，日出而作，日落而息，自然又環保。

我了解，也完全認同和融化在這裡了！

在農場，農舍是我們棲身之所，自然也需要安排一下。其實我們是不太在乎這個的，只要有屋頂遮風避雨就好了。但隨著農場工作日益繁重，且親朋好友風聞而來，共襄盛舉地幫忙我們，使得前主人留下的舊屋舍，顯得不敷使用。於是，擴建及改建就變成勢在必行了。

首先，我們把農舍屋外露台鋪上水泥地面，接著再把農舍門前的遮雨棚跟著做出去，不然柴火等雜物沒地方放，也容易潮濕。這樣一來，不只多了片空地，且還多個喝茶聊天的地方。然後，將原本的山泉水引水管換成大點的，讓水量更充沛些。

另外，因為農舍裡的光線較暗，當時山上又還沒有電，前幾年也因為太忙就忽略了農舍光線的問題。直到兩年前農場較為穩定後，使用多年的陳舊屋頂開始出現漏水的情形，因此便決定把部分的屋頂換成透明罩，既可以增加光源，讓屋裡多些日照，如果天氣不好，衣服也可以拿進來這裡晾乾，算是多了一處室內晒衣場，可謂一舉多得。

儘管一直到現在，農舍都還有些小地方隨時會進行調整，但經過這些比較大的處置後，整個農舍雖不到煥然一新的地步，但是從開始的篳路藍縷到現在，總算住起來舒適和方便些，也比較不會虧待各路朋友了。

這裡，是大家的家！

就這樣，依著和大自然共生共存的原則，再加上親朋好友的鼎力相助，給我們數不盡的協助，這些年下來已經讓農場的物種愈來愈繁盛，不只植物種類迅速增加，連動物都不停來這裡共聚一堂。

大家可能無法想像，山豬愛吃南瓜、芋頭和胡瓜，山羌搶食明日葉，「甚至我們的愛犬「木炭」都把紅牧草當做零食來吃，會是什麼情景」，其他的如穿山甲、松鼠、獼猴更是常常成群結隊來覓食，蝴蝶、蜜蜂、蜘蛛等小昆蟲、小動物則是不計其數。

為什麼會這樣？因為「天人合一、人土不二」就是農場最大的特色，我們就在大自然裡，就在大地這個母親的懷抱裡，萬物就像我們的兄弟姊妹，他們來拜訪豈不是很自然的事情！

就讓農場成為一個樂園，不管是植物、動物，還是我們這些人，都歡迎。因為，這裡是大家的家。

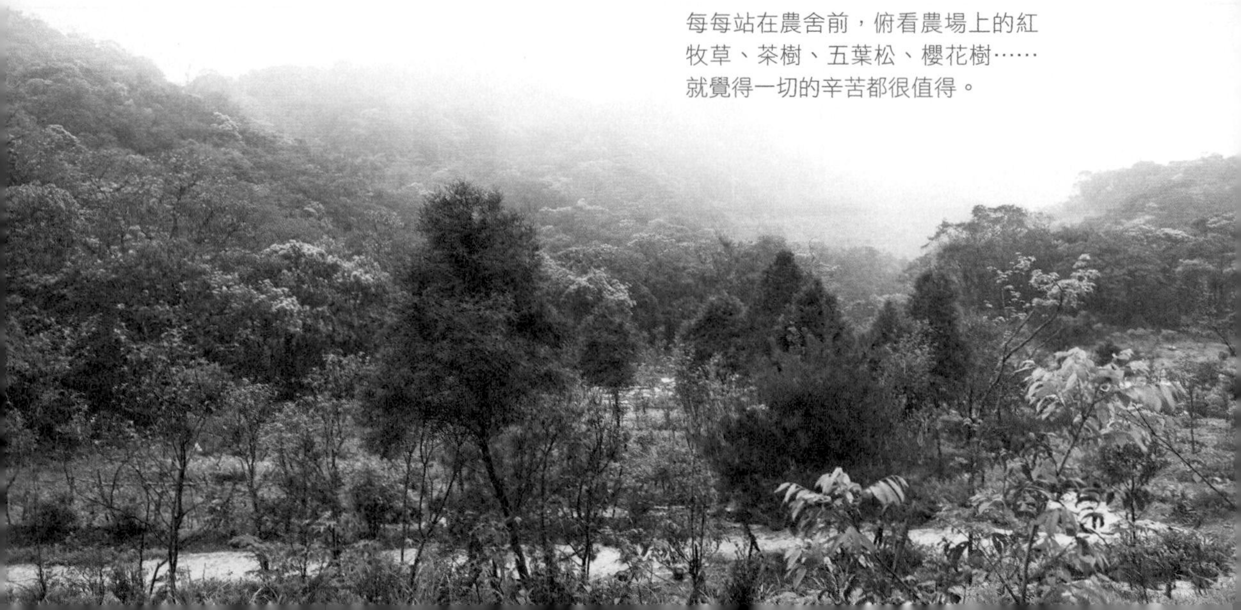

每每站在農舍前，俯看農場上的紅牧草、茶樹、五葉松、櫻花樹……就覺得一切的辛苦都很值得。

二、大地的健康寶物

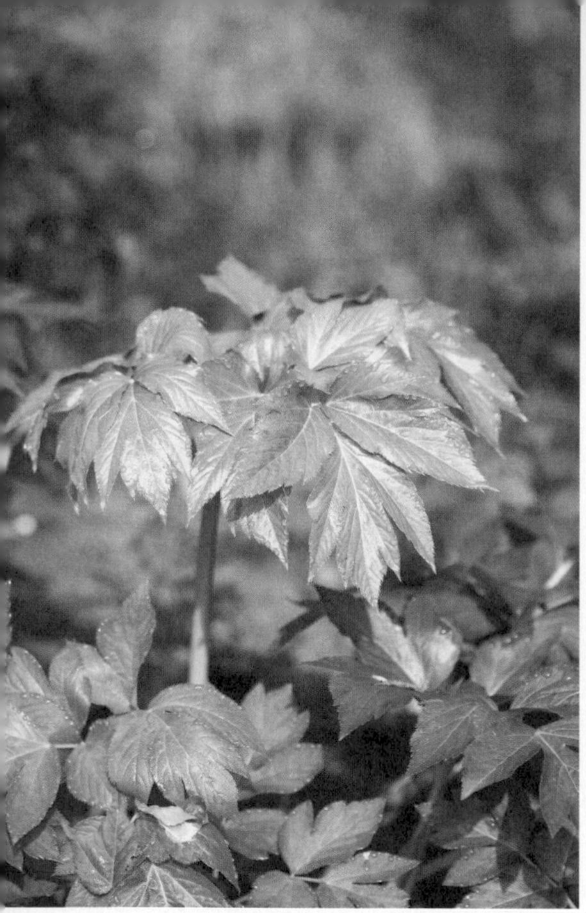

明日葉—特徵

是草本植物，整株約高八十至一二〇公分，莖直立，多分枝；葉子類似羽毛狀或巴掌狀，葉緣是細鋸齒狀，兩面光滑無毛。如果切開莖葉，可看見黃色液汁流出。

由天然方法栽種的蔬食，是大自然最好的禮物，也是身體最好的醫生。在這些自然成長的農作物中，有我最愛也是最重要的十種天然作物，每一種都是山野草木中最絕色的佳麗，在很多人眼裡或許毫不起眼，但在我的農場樂園中都是很重要的一份子。

農場主打星的明日葉

明日葉現在可以說是農場的主力植物，不僅栽種範圍廣泛，運用更是多元。不過，說起當初栽種的緣由倒是有趣。

原本我對明日葉可說是一無所知，直到有一次去花市逛逛，和花販聊到明日葉，覺得可以在農場裡種種看，就趁興買了幾棵回來，到農場就挖洞種了下去。沒想到，過了三年卻一點動靜也沒有，長不大卻也沒死掉，讓人納悶不已。直到後來偶然中，一位宜蘭的農友送了一包明日葉種籽給我，另一位經驗豐富的朋友上山來幫我重新種植後，才發生轉機。

首先他在農場中找了塊地，先整地鬆土，再把我們自製的堆肥充分混和在土中，然後才把種籽依序種下去。經過這樣改良地力，並改變種植方式，果然沒多久，整塊地的明日葉就都擠破頭般地冒出來，逐漸地就展現出茂盛無比的氣勢了。之後，我們就按照這個方式不斷種植下去，現在農場中到處都可見其蹤影，成為最大宗的有用作物了。

我們農場種出來的明日葉和其他地方的最大的不同是，我們的明日葉生食滋味較鮮甜，不會有苦澀的味道。我想這應該歸功於農場的高冷氣候，再加上環境清幽，完全是有利於自然生長所產生的結果。更因為如此，農場的明日葉雖然生長較為緩慢、個

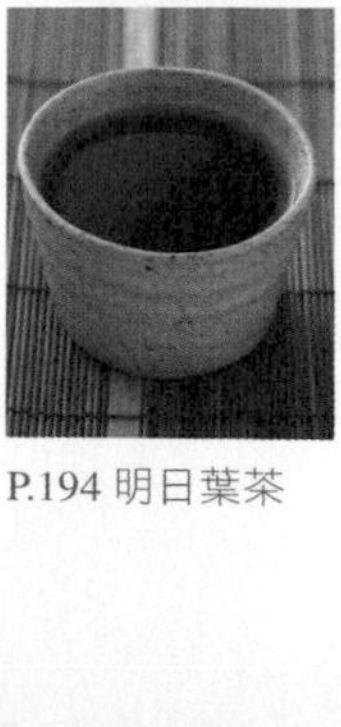

P.194 明日葉茶

子較小，但反而更為紮實。除了口感鮮甜外，肉質也更為飽滿緊實，一株抵得上其他地方的兩株。而有了這樣極品的明日葉後，我也就能大膽而放心地開始將它使用在料理和其他應用方式上了。

我在料理上最常將明日葉曬乾後用來煮茶，或用鮮品打碎，並加入各種醬料中，成為養生食材。煮茶很簡單，只要將整株明日葉的葉子和梗切成幾段曬乾後，和山泉水一起煮開就好了，熱熱喝或喝涼的味道都很好。下山時，我們就帶著方便又好保存的曬乾明日葉，想喝時隨時煮，自然成為全家人喜愛的茶飲之一。

神奇明日葉的療傷能力

一個朋友知道我們的宜蘭農場後，就自願上山來邊玩邊幫我們整理環境，過過幾天回歸自然的山居生活，接觸到茂盛的明日葉後，就想親身體驗它的功效，而他剛好有十幾年的皮膚宿疾，看遍中西醫、吃藥、抹藥都無效，備受困擾。

原本不抱希望地喝了一段時間用整株新鮮明日葉打成的明日葉濃汁後，漸漸發現身上的死皮變少了，持續飲用一段時間之後，這些似疹子又似疣的病灶居然慢慢消下去了。朋友看到這麼有效便再接再厲繼續喝下去，最後再過了一、二個禮拜病灶終於完全消失，也就痊癒了。

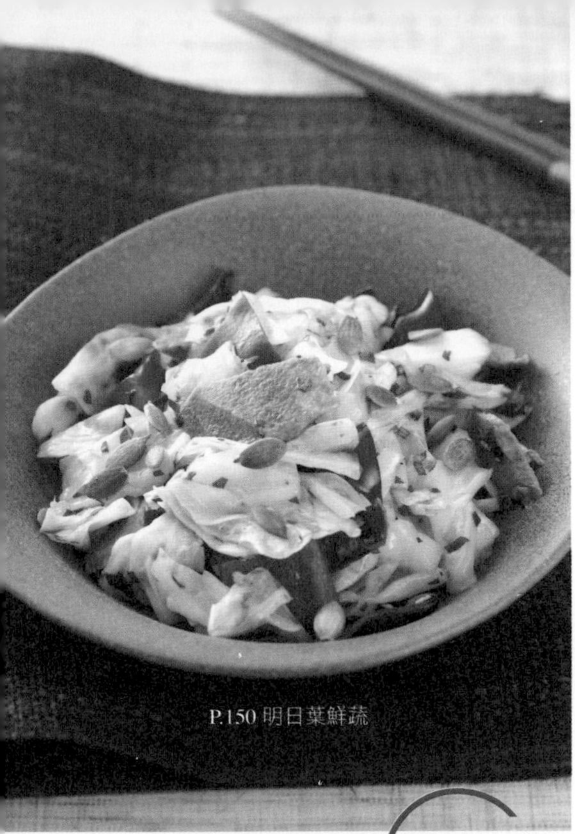

P.150 明日葉鮮蔬

多變化的明日葉

在山上時，我常常早上都會準備一千五百西西的明日葉濃汁，作為一天中的飲品，只要簡單的將果汁機的杯子放滿葉子和梗後，再加半杯的山泉水或乾淨的水，打成汁後再把渣過濾掉，即成為一大杯的新鮮明日葉濃汁了。每天飲用不到一個禮拜，身體不再輕易感到疲勞，做事情也更有精神了。如果喝不到新鮮的明日葉濃汁，也可多喝些明日葉茶，也能有同樣的效果。

打過汁的明日葉渣還可以用紗布袋裝起來，洗澡時丟下去泡澡，就成為「藥草浴」，更是另一種物盡其用的妙用方式。

自製明日葉醬料

如果要將明日葉加入醬料中，需注意二道手續：首先是把新鮮的明日葉連葉帶梗整批摘下洗乾淨後，然後加入橄欖油和海鹽，打成明日葉醬。之後再依照需要分別加入松子青醬、義大利麵醬、素肉燥醬、咖哩醬、香辣醬、香椿嫩芽醬、黑胡椒醬等各式醬料中，讓這些醬料不僅能增添各式食材的風味，也更多了一份健康的保障。而這點也獲得了許多朋友和顧客的肯定，這才是我最高興的地方。

其實單是明日葉本身就已經是很好的配料和調味料了，如炒高麗菜、大白菜或是煮湯時，因為明日葉的葉子味道和芹菜相似，可以切碎後替代芹菜或香菜增色和提香。另外，明日葉梗的嫩心部分，還可以汆燙後淋上沙拉醬，就變成清脆爽口的明日葉沙拉了。

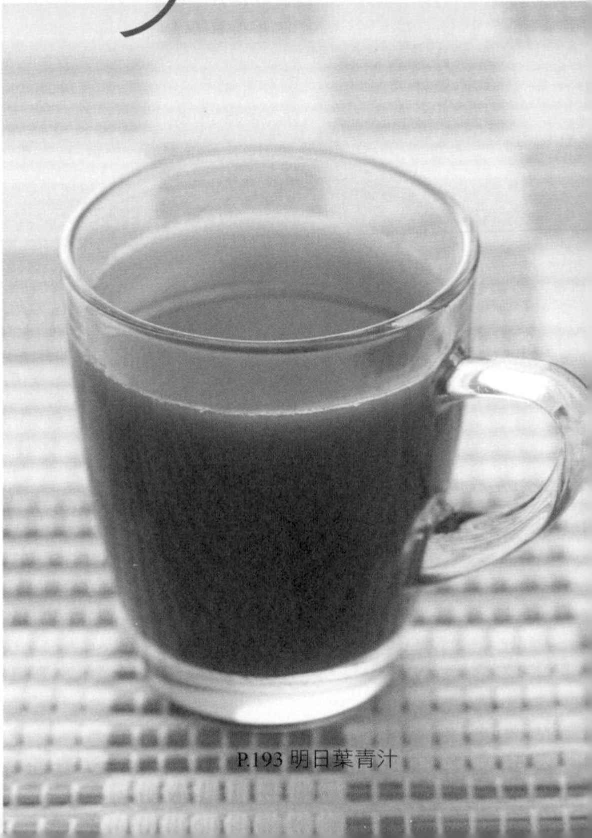

P.193 明日葉青汁

他宛如重獲新生般地滿懷感激和興奮的心情下山了。而這個最佳案例也成為朋友和老顧客間一講到明日葉，就會提到的神奇事蹟，並且讓藉口上山幫忙，實則想來大喝新鮮明日葉濃汁的人為之增加！

而我妹妹一聽到朋友的神奇佳話，也開始喝新鮮的明日葉濃汁。因為妹妹從小身體就不太好，尤其腎臟更是虛弱，皮膚也因此呈現病態的黃色，她持續喝了明日葉濃汁一至二個月左右的時間後，果然皮膚愈來愈好，竟然轉變為白裡透紅的膚色。一輩子皮膚沒有比我好的妹妹，經過這番改造，現在看起來皮膚竟然好像比我的皮膚還好了。

妹妹告訴我說，從她開始喝明日葉濃汁後，就算有受傷的情形，傷口好了後都不會留疤，還會恢復成原來白裡透紅的樣子，我聽了後直呼神奇。有一次我不小心切到手，我想起了妹妹的說法，就把明日葉的梗拿來橫切了一塊五元硬幣的大小，和其中流出來的黃色汁液一起直接用膠布把傷口包覆起來。隔天再打開來看時，就發現那一塊明日葉已經凝結成硬塊了，傷口完全癒合，水也潑不進去，前後只有一個晚上的時間。這真是讓我驚訝不已。

有一次朋友上山來看我，途中受傷，我也依樣畫葫蘆，把明日葉打濃汁塗在傷口上，隔天再塗幾次，過幾天皮膚就恢復原狀，完全看不出疤痕，只能說真是靈驗無比，這種復原的能力還勝過蘆薈喔！

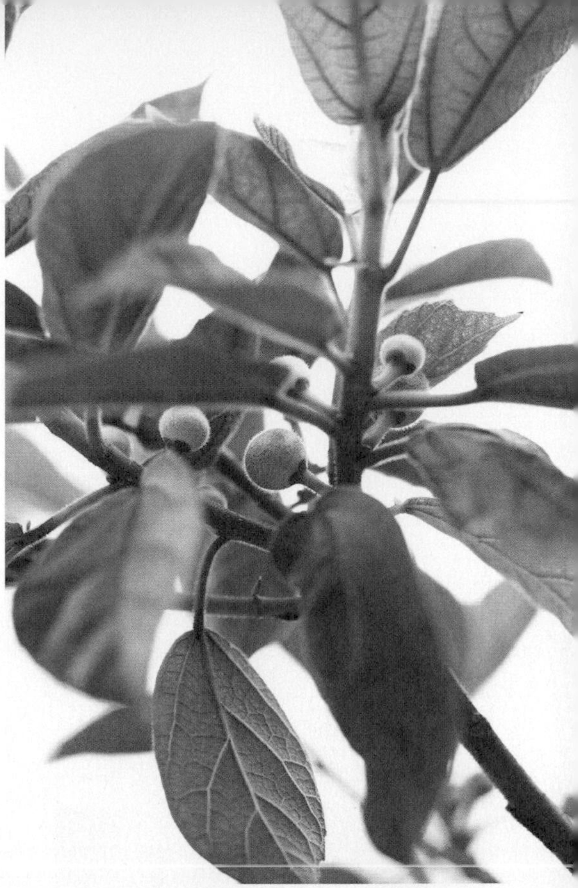

淡淡奶香的牛乳埔

會認識牛乳埔這個好用的植物，要感謝山上的原住民。因為剛買下農場的時候，常常見到有原住民在農場外圍採東西，我好奇之下就問他們在採什麼？他們就說是在「採牛乳埔」。

原來根據他們的說法，牛乳埔是由於根部的味道像極了牛奶香味（但是梗和葉子就沒有奶香味了），所以得名，是一種很可口又對身體很好的食用植物，能幫助小孩發育、大人增強體力。而他們最常見的吃法是將牛乳埔的根部和肉品一起燉煮，若像我一樣的素食者就可以和麵筋、豆包一起熬煮。

聽了原住民朋友的解釋後，不禁眼睛一亮，心想這樣一個益處多多的植物，實在值得瞭解和開發，也就這樣觸發了我想要栽種的強烈念頭。

於是在芒草除得差不多後，我就將附近的野生牛乳埔種子拿回來，放在水中漂洗，將這些細細小小的

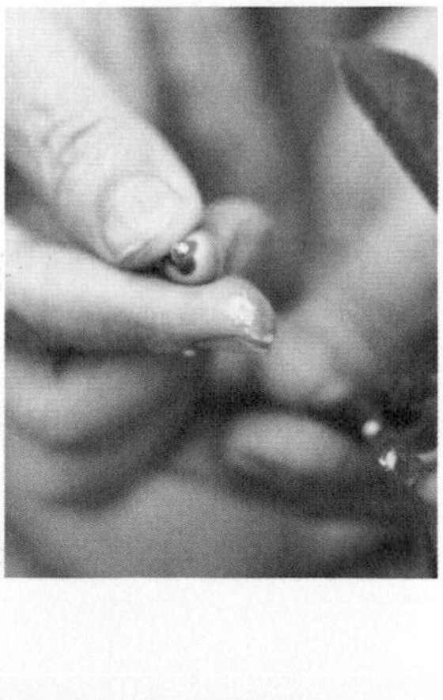

牛乳埔—特徵

是落葉性灌木。嫩葉偏紫紅色，形狀類似木瓜葉，兩面都有絨毛；牛乳埔最大的特徵是它的果實形狀像小龍眼，表皮覆滿絨毛，切開可見乳白色的汁液，因此得名。

種籽打散後再拿起，撒種到農場中，完全不需要肥料，也不需要特別照顧，讓其自然生長即可，所以現在牛乳埔已經散布在農場各處了。

牛乳埔除了燉東西外，最好吃的還是煮湯。我的吃法是先將牛乳埔的根部採收一堆，冰在冷凍庫，要用時再煮成高湯，當做湯底，再和其他材料一起煮，吃起來絕對令人大呼過癮。

牛乳埔、羊奶頭其實是同一科的植物，雖然大小和形狀不一樣，但都是同一種味道，只是羊奶頭個頭較小，算是「小本的牛乳埔」，所以本文就直接稱為牛乳埔而不稱為羊奶頭了，且因為羊奶頭生長速度較牛乳埔緩慢許多，也較為少見，所以目前一般市售大部分為牛乳埔。

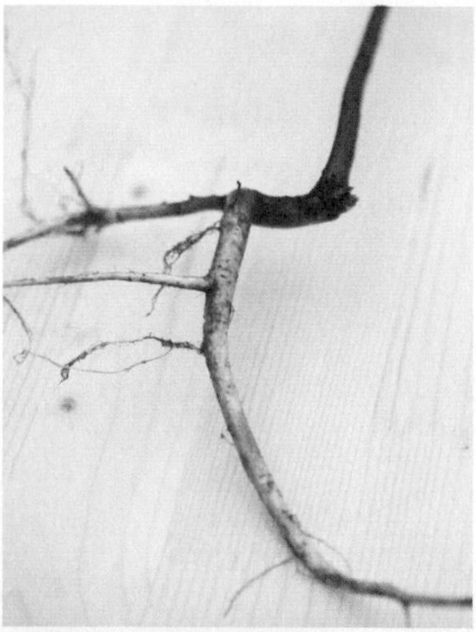

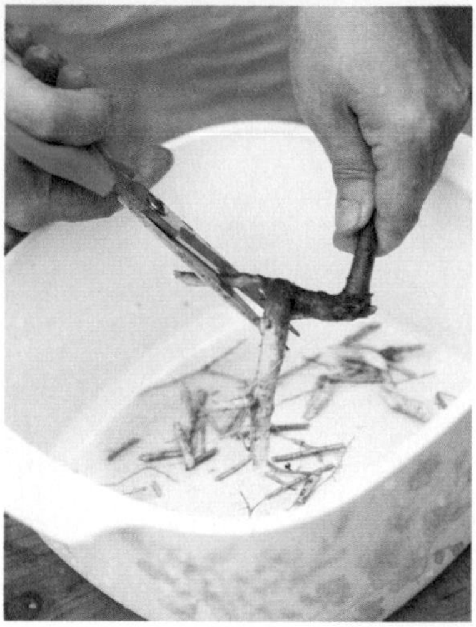

將採收的牛乳埔根洗淨後，用剪刀剪成一段一段，加水熬煮後、即成牛乳埔高湯。

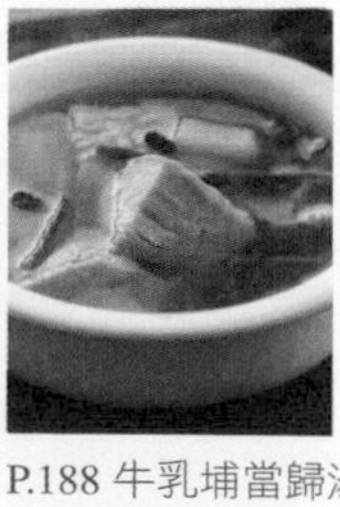

P.188 牛乳埔當歸湯

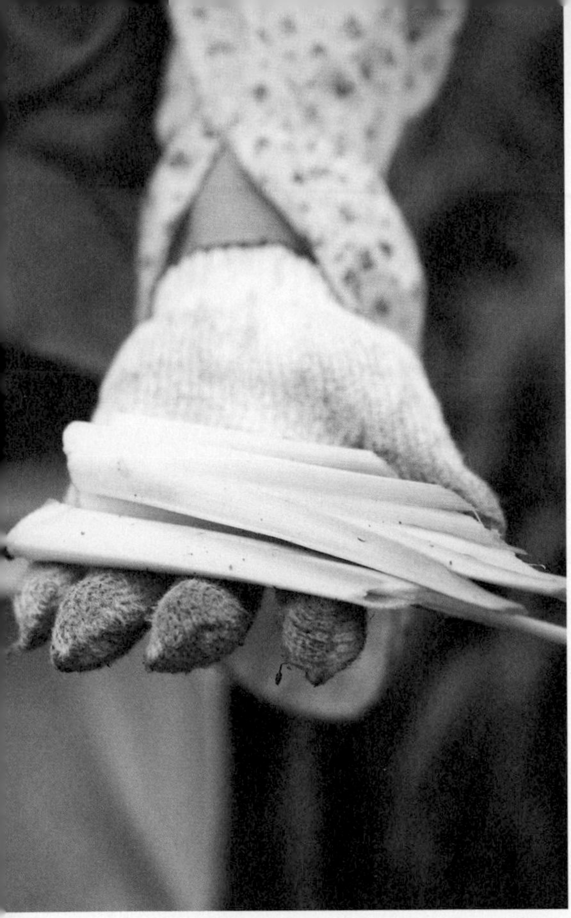

碧玉筍一特徵

碧玉筍是金針的幼嫩莖葉，也有人稱為金針花心，因其色澤碧玉、口感似筍而得名，現今市售的碧玉筍大都是人工栽種，它含有豐富的纖維質，是現代養生最佳的健康蔬食之一。

四季可摘的碧玉筍

碧玉筍就是金針花梗的嫩心（嫩芽），因為剝開外皮，裡面就會露出如碧玉般的完美色澤，所以得名，是名符其實的天然好東西。

它的生長力雖然沒有芒草這麼旺盛，但只要有一小片去除雜草的空地，完全不用施肥，就能長得很好，是很容易照顧的植物。等到夏天開花時，花就可以食用，而且因為農場各種大小植物的掩護作用，所以它直射到陽光的時間不會太多，因此這兒的碧玉筍是一年到頭隨時都可以摘來吃的，非常鮮嫩味美。

碧玉筍在料理上，最常作為沙拉和拌炒，口感清脆無比。我通常是將碧玉筍汆燙，沾美乃滋、和風醬、香椿腰果醬及本書提到的各種醬料，成為一道爽口沙拉。此法不僅可以吃出碧玉筍的原始風味，更不會營養流失，是最簡單又養生的美食了；若要拌炒，可和鮮香菇、杏鮑菇或豆乾（分量多少隨自己喜歡添加即可）一起炒，再加些紅蘿蔔絲、辣椒，並撒點海鹽調味，就是一道即可享用各種食材的原味，又不增加身體負擔的美味料理了。

不過真正能品嚐碧玉筍的原味，其實只要用平底鍋（最好是不鏽鋼的，才不會有鐵鏽味等其他味道跑進來）加點橄欖油煎一下，再放點海鹽（其他的鹽就無法有這個逼出原味的效果），就能感受到碧玉筍最天然的味道，保證讓你大呼過癮！

碧玉筍因其色澤淡綠粉白，切成細絲能當蔥白使用，或配色當成盤飾，恰當地襯托出主菜的豐富與美感，且口感香脆，搭配各式主菜一起入口更讓人愛不釋口，是當主角配角都適宜的食材之一。

最佳料理手的香椿

香椿屬於香草植物的一種，原本知道的人不多，但是近幾年來因其被證實可改善心血管疾病，降膽固醇、血糖、血壓，抗癌等功效，頓時聲名大噪，成為非常受到矚目且開始廣泛運用的天然藥用植物。

我早在擁有農場前，就因為香椿的風味突出且功效多，已將香椿做

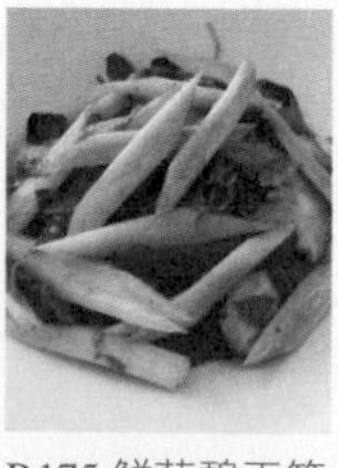

P.175 鮮菇碧玉筍

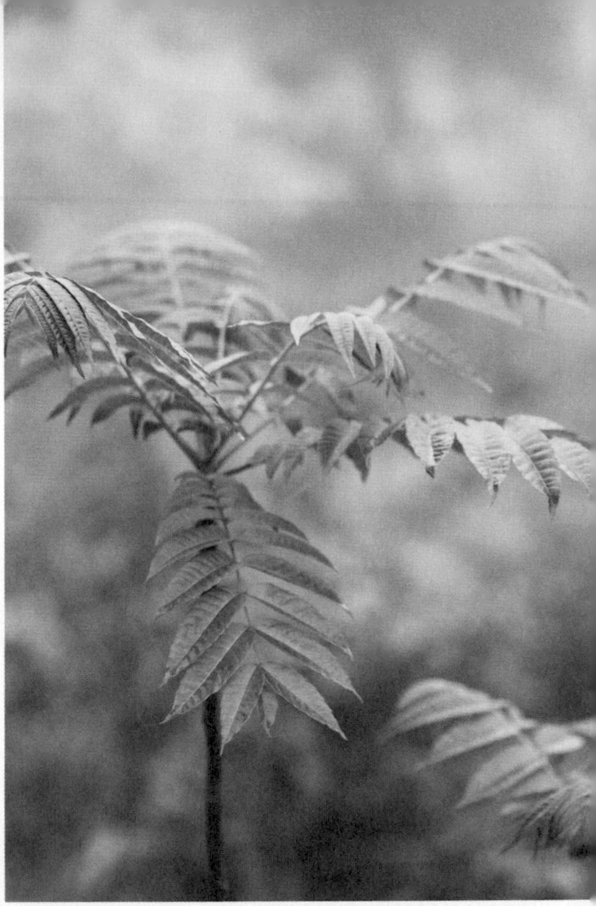

為原料，放進不同料理中推廣多年，也獲得許多學員和消費者的肯定。因此一旦農場整理得差不多後，就會開始思考應該如何移植香椿到農場中，擴大種植。

香椿生存條件不嚴苛，但大體上不算是溫寒帶植物，因此剛開始我把四十棵種苗帶上山時，也沒什麼把握是不是能種得活，心想反正試試看就是了。果然，時間一天天過去了，真是一點消息也沒有，就這樣等了幾個月才終於看到種苗長大了一點。

原來因為農場氣候的關係，種在平地的香椿半年就可採收，而農場的香椿因為生長速度緩慢，種了快三年的時間才收成，足足多了平地五、六倍的時間。但也因為如此，平地的香椿和農場的一比，農場的不只是香氣濃郁許多，根莖質地更是厚實。

香椿產品一般我們接觸到的大都是香椿茶，因為方便好攜帶，隨泡隨喝。但除了泡茶外，烹調時就必須使用新鮮的香椿嫩葉，才不會使得料理走味，而我最常應用在料理上的便是香椿嫩芽醬。

香椿－特徵

是落葉性喬木，高可達五十公尺，整株都有特殊濃郁的清香味。香椿品種有兩個類型：一是紫香椿，其香味較濃，油脂含量高，二是綠香椿其香味較淡，油脂含量較少，是天然的綠色保健食物。

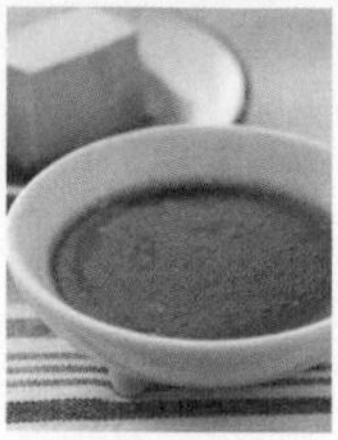
P.115 橙汁拌香椿

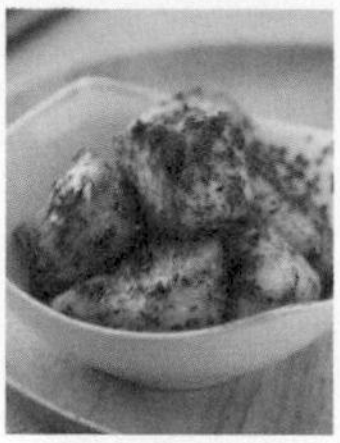
P.137 馬鈴薯煎香椿

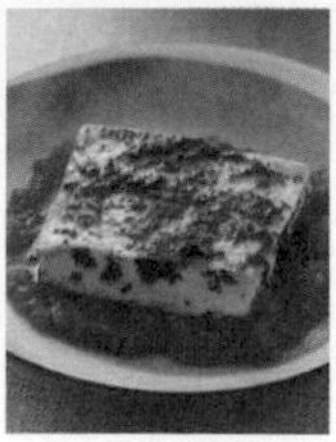
P.168 香椿豆腐蕪茄醬

我在農場都是拿新鮮的香椿葉，用山泉水洗淨後，再和橄欖油或芥花油、明日葉嫩葉及海鹽等材料一起打成香椿嫩芽醬。而在我的家人及學員票選中，香椿嫩芽醬的提味功能可說是第一名，因此被大家公推為「香遍各地無敵手」的最好用醬料。

另外，可用現採的新鮮香椿嫩葉和豆乾、豆腐等豆製品，燜滷或拌炒，都相當好吃，營養又不流失。若是燜滷，要選用整片的香椿嫩葉，香氣才能滷透進入豆乾或豆腐裡；拌炒則可以將香椿葉切碎後再略炒即可。

香椿泡茶先要把梗和葉子曬乾後，加入山泉水煮成茶喝，比一般的香椿茶還要濃醇、好喝，也可加入其他香草植物一起熬煮，會有不同的風味。用來泡澡有鎮靜安神、助眠等效果。

香椿還有一個驅蟲的重要功用。當初因為農場位於山中，蜜蜂、蟑螂、螞蟻、白蟻等各種蚊蟲，甚至小動物等都很自然地會跑進農舍中，造成不小的困擾。剛開始時，我都用艾草煙燻，效果還不錯，不過持久性較差；後來就改用樟樹枝，效果有增加。之後，我靈機一動改用香椿梗，沒想到持久性好很多。只要下山前整個農舍燻一遍，就算一整個禮拜不在山上都不用擔心，再多燻幾次後，幾乎什麼蚊蟲和小動物都不會進入農舍，占地為王了。從此之後，香椿自然就成為我驅蟲的第一選擇了，大家有機會也不妨試試看這個環保又物盡其用的方法。

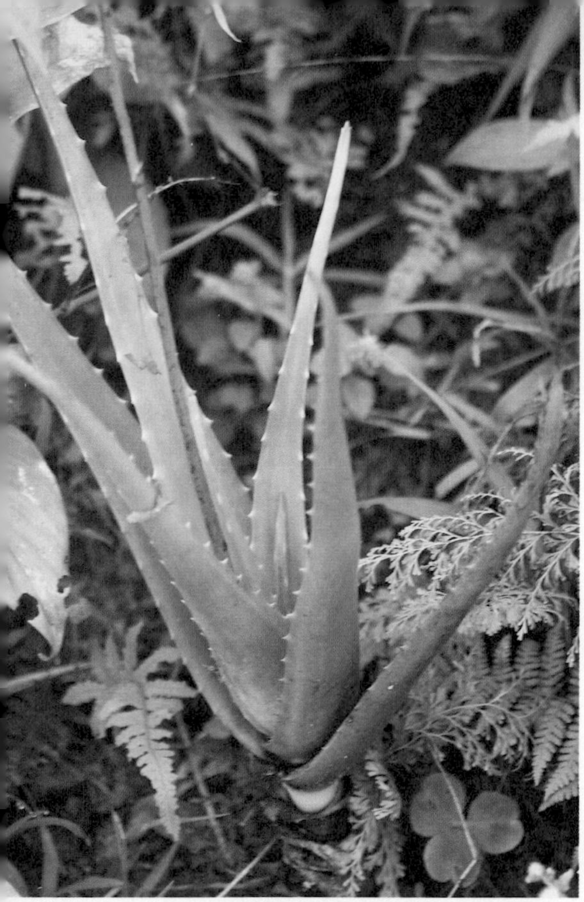

蘆薈｜特徵

是常見的庭園草本植物，種類高達三百多種，葉片果肉厚實，呈半透明狀，其中含黏液。開花期在每年的冬季，有黃、白、紅花之分，喜歡生長在高溫、乾燥、陽光充足或半陰的環境。

晶瑩剔透的美味蘆薈

當初在農場栽種蘆薈其實有一個小故事。

因為喜歡品嚐料理，所以每到一處，總是希望吃遍店裡的所有餐點。有一回和朋友相約出遊，又是無法抑制慾望點了滿桌的美食，沒想到飽餐一頓後，竟然感到些微的頭痛。回到山上後，頭痛狀況不但沒有舒緩，反而更不舒服，胃也開始不適，我只好放下手邊的工作，一邊休息一邊思索解決的方法。

然後，起身走到屋外，摘了二、三支野生芭蕉樹的嫩芽心，放入口中咀嚼，口中充斥又苦又澀的味道，但是因為人不舒服，只好忍耐著把它吃完，過了一會兒，妹妹看我還是很不舒服，就打了一杯明日葉濃汁讓我飲用。

我忽然靈機一動，想到蘆薈的效用！於是馬上摘下兩葉蘆薈，洗淨後削去外皮，切成薄片排盤，再佐以幾顆現採的金棗擠汁，加入少

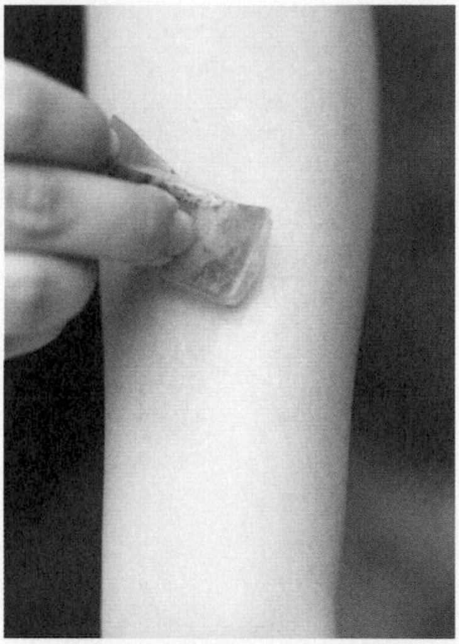

將蘆薈切塊去外皮，以果肉塗抹於皮膚紅腫處，就是最天然的消炎法。

許的醬油當做沾醬。這道「蘆薈沙西米」嚐起來真是美味無比，最重要的是，它一滑入胃裡，頓時紓解胃的不適，頭痛的狀況也減輕了不少，讓我又貪吃了涼拌苦瓜和水煮現採龍鬚菜。

第二天早晨，我還是念念不忘「蘆薈沙西米」的美味和舒服的感覺，又再將沾醬做了些許變化，加入少許薑汁，嚐起來又是另一番風味；另一次我則是將薑汁換成切細絲的越南香菜（一種葉緣有鋸齒狀，味道極似台灣香菜的香草），不同於以往常吃的醬油加綠芥末，但不管哪一種醬汁都非常適合蘆薈的美味。同樣的食材可以有各種不同的吃法，既可以養生又能享受舌尖味蕾的滿足。

我都在初春時分在農場栽種蘆薈，當初除了從山下家裡樓頂移植

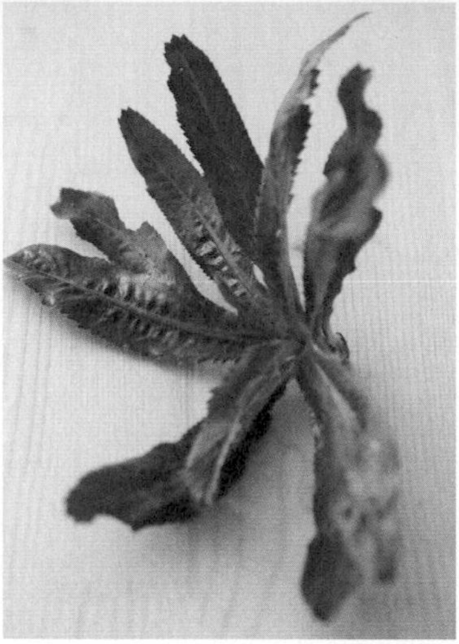

越南香菜

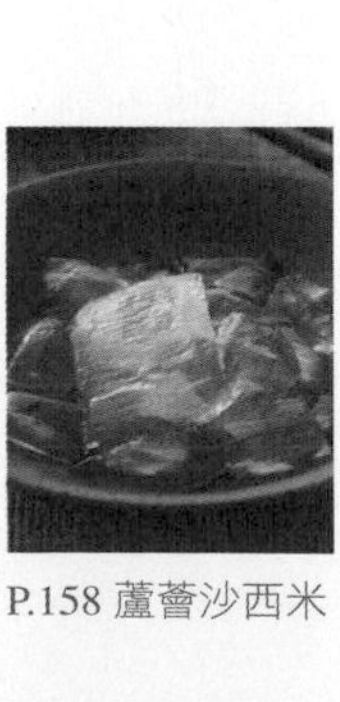

P.158 蘆薈沙西米

上去，還四處向親朋好友收刮了不少。但在農場的蘆薈因為山上較寒涼，生長期較久，也因此長得更為細嫩，肉厚多汁，皮較無苦味，比一般平地更具價值。

蘆薈不只可以內服好處多多，更是一種好用無比的外敷療傷靈藥。不管是小孩還是大人，只要有紅腫脹痛之處，甚至傷口剛結痂時都適用。

例如：我九歲的孫子不知為何腳底長了許多小紅點，不只會流膿，腳碰地時還會痛，於是我將蘆薈去皮，以果肉塗抹在這些小紅點上，只一個晚上，隔天早上竟然就都痊癒了。紅點不見了，膿皰也沒了，整隻腳就像沒發生過任何事情一樣，恢復健健康康的皮膚，還真有點令人不可置信，這就是蘆薈的神奇功效之一。

生命力旺盛的抗癌紅牧草

紅牧草是牧草的一種，而我對牧草的認識是從多年前李秋涼女士提倡以牧草抗癌開始，再加上農場正遇上芒草肆虐而苦無良策。思索許久，終於想到這個和芒草非常類似卻對人類有用處許多的作物，於是決定拿來試試，看看是不是芒草的剋星。

多方打聽之後，我和友人拿了幾支紅牧草移植，因為知道紅牧草的生存條件不高，所以就直接拿到農場插枝栽種。果然過了沒多久，它的生長速度遠超出預期，已有逐漸蓋過芒草的趨

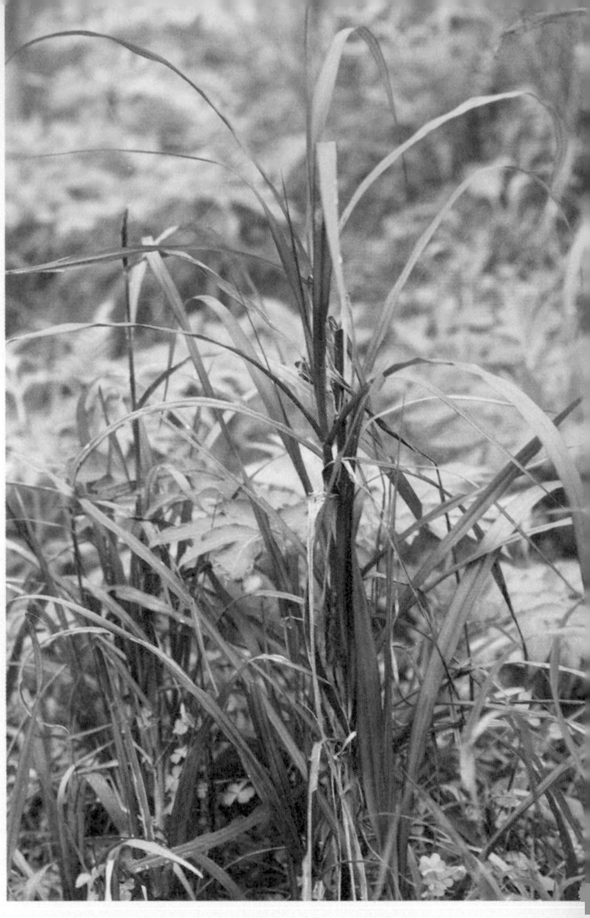

紅牧草—特徵

是多年草本植物，莖、葉外型類似芒草，但莖部可長得比芒草粗壯，甚至類似小型甘蔗，其最大特徵為莖部呈紫紅色。

勢，於是我決定在可控制的範圍內擴大栽種程度，一邊用以抑制芒草，一邊也防止其變成下一個芒草才行。

就在這樣雙管齊下的作法中，經過一、二年的時間後，討人厭的芒草終於逐漸退出農場範圍，而我稱這個為「良幣驅除劣幣」法。

說到紅牧草的作用，其實和芒草很像，但它具有不會亂長、應用範圍更廣的兩大優勢。不會亂長就是上述所說的較容易控制生長範圍；而應用範圍廣則是整株的心（嫩尖部位）和葉（能泡茶）都能用到。

一般的芒草心雖然也可以吃，但味道沒有紅牧草心那麼鮮甜，且必須汆燙過才能食用，無法生吃，但紅牧草心只要剝除外皮，就可以直接生吃，而芒草葉的用途就更少了。

紅牧草夏天還可以打成汁，冬天則可以煮

茶。打汁時加金桔、金棗或檸檬切片（建議優先使用順序由前而後）再加水一起打成汁，然後用濾網過濾後即可飲用；另外，要增添風味的話，可以放些天然蜂蜜。冬天煮茶則是將整株紅牧草含心、葉子和梗切段後，一起放入水中煮開，喝茶汁即可。

由此可知，兩相比較之下就可以看出紅牧草勝出許多，自然要將紅牧草好好栽植和運用了。整排栽植又可以擋風並照顧其他植物，好處多多。

此外，紅牧草更是我們家的三隻狗和兩隻貓每天必吃的天然食品，可見它的好處是絕無虛假了，連貓狗都抵擋不了它的吸引力。

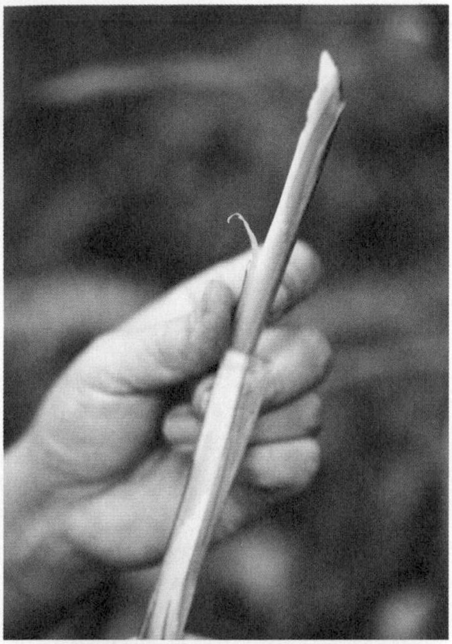

只要去掉紅牧草一層層的外皮，露出嫩白的芽心，就可以生吃。

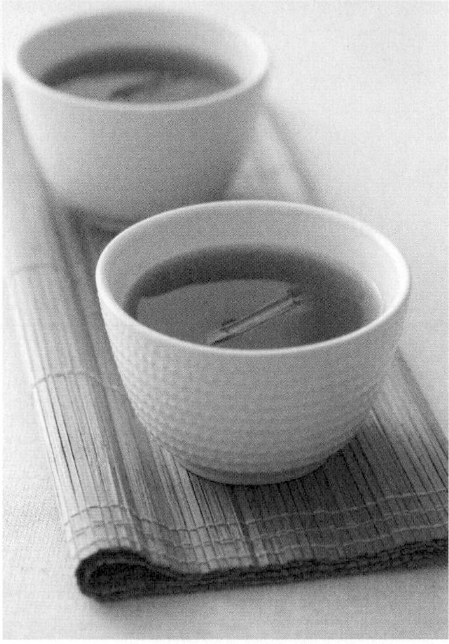

洗淨的紅牧草，將梗及葉切段，放入水中煮開，便是清香的紅牧草青草茶。

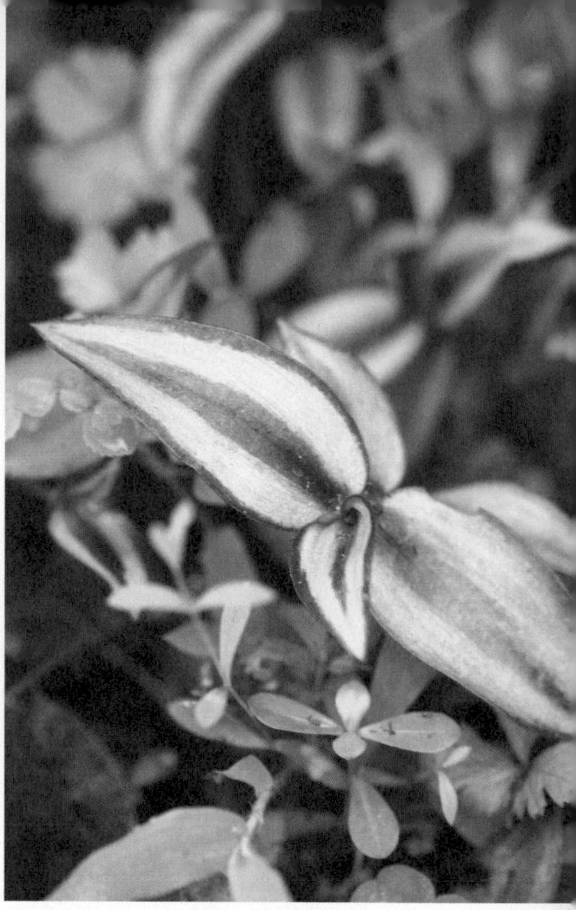

美觀又可食用的金線草

擁有紫紅色的葉子外帶白色紋路的金線草，是當初為了美化環境所栽種，具有「萬綠叢中一點紫紅」的明亮效果，後來我在實用的經驗中，發現其藥用植物的功效，是不可多得的好花草。

金線草除了美觀外，也很好栽種，因此在掃除芒草的過程當中，除了以紅牧草為主力外，金線草也是我大力栽種的植物之一，沒多久就長出了一整排亮眼的葉子。

在好奇心趨使下，我順手摘了一片葉子品嚐，沒想到入口不苦、不澀，更沒有草腥味，還有淡淡的清香味。拿去清炒後有點脆脆的，口感和顏色像極了黑木耳，這種獨特的口感令人難忘。

此外，還可以煮湯和拌生菜沙拉。沙拉可以將明日葉心燙熟，加入紫高麗菜絲、白高麗菜絲、大頭菜切片和金線草，再

金線草｜**特徵**

是多年草本植物，莖枝是匍匐地面蔓生的；葉子呈橢圓形，表面呈銀白色，但中脈及兩側葉緣有紅紫、紫褐或綠色的粗條紋，葉子背面則為紫紅色，葉鞘有柔毛。是一種連莖枝插入水中，也能順利存活的植物。

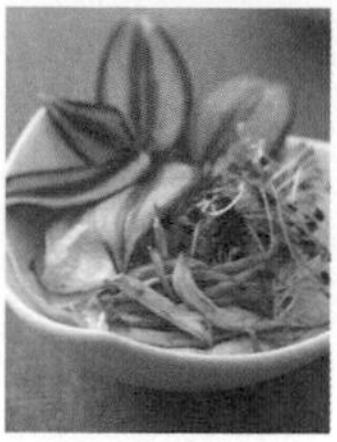

P.166 金線草沙拉

隨意加入本書提到的各式醬料就大功告成。煮湯則可以和碧玉筍、馬鈴薯一起燉煮，味道迷人又好吃。

香味特殊的香茅

香茅是應用廣泛的香草植物，很適合農場這裡的環境。當初是因為上山時經過溪邊，看到有人家種植了一整排，於是就要了幾株移植到農場來。

香茅的栽種方式必須整株移植，而且最好要在春天進行，如此經過夏天和秋天的生長才會

香茅－**特徵**

多年草本植物，全株有檸檬香氣。外觀有些類似芒草，但莖稈粗壯，而且莖節常有白色蠟粉。葉片寬條形，兩面粗糙，而葉鞘光滑。

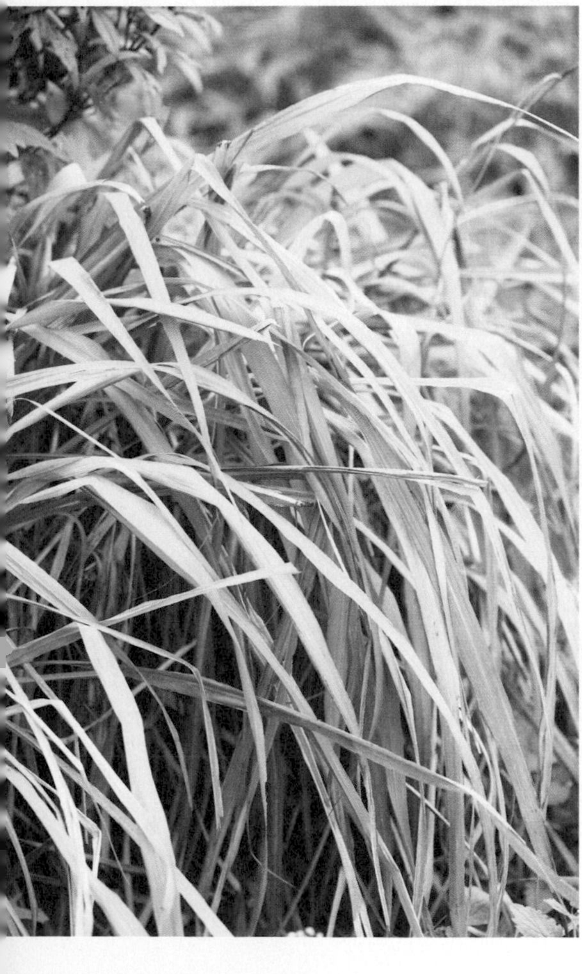

茂盛，到了冬天也才能抵抗寒冷（冬天的香茅，葉子會乾縮，隔年春天會因應季節變換而恢復原狀，繼續生長下去），否則容易死亡。

香茅有三大用處，除了烹調外，就是泡澡和驅蟲。

烹調最常做、最經典的自然是泰式酸辣湯。材料有香茅的嫩心、久藏番茄醬（作法見本書第一〇八頁）、野薑花的根塊、辣椒和檸檬葉等五樣當作基底，其他的材料愛放什麼就放什麼，再用山泉水一起煮即可。在農場中要喝的時候，我都是隨摘隨做，方便新鮮又好喝。

而且在農場中的香草植物都可以拿來泡澡，如野薑花的葉子和根塊（要拍扁，即會散發出似薑又似鬱金香的香氣）、魚腥草、檸檬葉、樟樹葉、艾草、肉

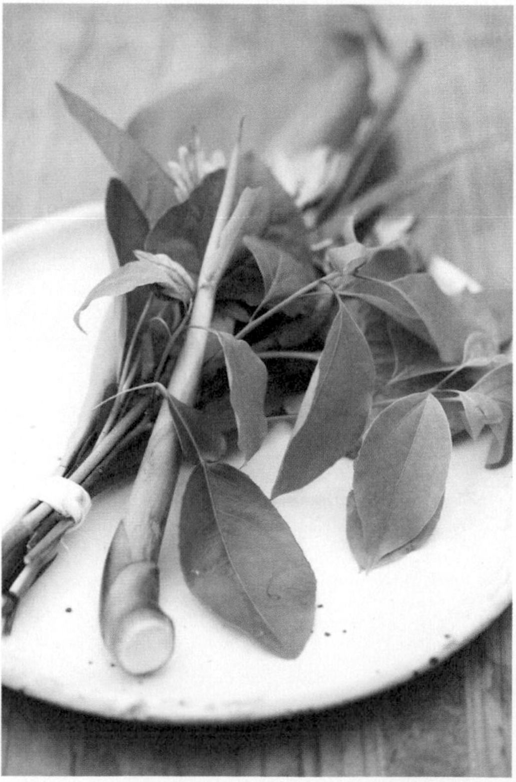

準備野薑花的根莖及葉、魚腥草、檸檬葉、樟樹葉、艾草、肉桂葉，再加上香茅，以水煮開，倒入澡盆，就是天然的SPA。

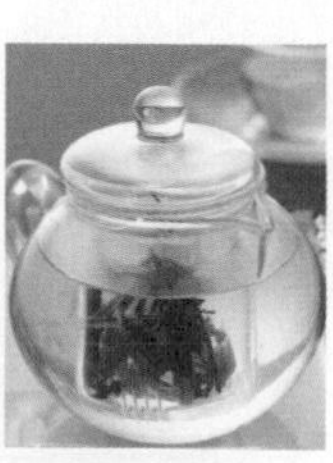

P.196 香草綜合茶

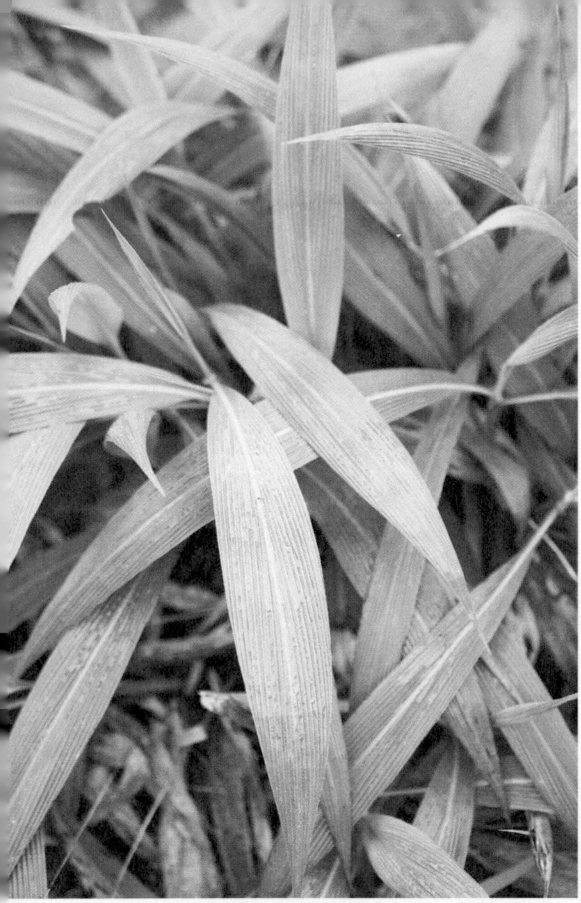

颱風草—特徵

是多年草本植物，總是多株叢生，高約四十至五十公分。葉片是狹長橢圓形、葉尖呈針形，葉面有許多縱向縐褶，葉鞘有龍骨；葉面偶有橫褶紋，古時人們常以此預計當年的颱風數，因此得名。

桂葉及香茅等，一起用山泉水煮開後，倒入洗澡水中，就能享受平地絕無僅有的天然SPA了。這樣泡下來不僅可以促進新陳代謝、消除疲勞，還具有鎮靜、安神、解除壓力等作用，保證讓人一覺到天明。

至於驅蟲方法很簡單，以前我們每次要下山前，都會先以香茅將屋裡屋外煙燻一遍，才不會在上山時一進門就看到滿是蜘蛛網的景象了。但依我實驗多次的驅蟲功效來看，仍然是香椿梗的效果最佳，香茅只能排名第二，第三名則是樟樹。

強身健體的颱風草

颱風草使用上可說是百無禁忌，任何體質的人都可以食用，根據醫書中記載：「颱風草對孩子的發育非常好。」因此我採下整株新鮮的颱風草，用山泉水煮茶，煮開後轉小火，再煮二十分鐘便可。孫子喝了以後，發現味道竟然像玉米一般，香香甜甜，非常好喝，馬上就愛上這道茶飲。我現在三不五時就會煮一次，保持孫子的氣色和體力。

颱風草生長習性和酢醬草類似，只要一有生存空間就會放肆地生長，而在農場的芒草稍微減少後，立刻就看到它的蹤影了，是非常好用的有益植物。

在料理的運用上，最適合的是當成高湯底來使用。因為颱風草的玉米甜味，完全沒有草腥味，所以用來做高湯底的話，能夠大大提高風味，相當好用。也可參照本書第一一二及九九頁的自製醬料中，有用到高湯的無奶白醬和搪塘海苔醬，就很適合加入颱風草。

現在我也會將颱風草茶代替水加入飯中一起煮，就不用加水，將颱風草的精華自然融入米飯中，對健康的效益也很大；或是將加了颱風草茶的海苔醬配飯吃，美味、好吃又養生。

最佳配角的紫花酢醬草

紫花酢醬草多在暖和天候生長，天冷時就較少見，而且具有旺盛的生長力，在農場初期的消滅芒草大作戰時，我們只是先將芒草連根拔起整出一片地，紫花酢醬草就和咸豐草、車前草等植物一同爭先恐後的冒出，可見其生命力的強韌。

而且紫花酢醬草可以改善喉嚨痛，只要將數株紫花酢醬草折成一束，再用少許的鹽揉搓紫花酢醬草後，放入口中含著約三至五分鐘後，再嚼細吃掉，就有消炎鎮痛之效，非常好用。此外，做菜時可以代替檸檬汁使用，味道酸酸的，是完全天然的醋酸醬，難怪叫「酢醬」草（酢就是醋的意思），真是名實相符。

紫花酢醬草搭配料理非常簡單，最常見的就是放在生菜沙拉裡面，當作醋和檸檬汁一樣來用，只要需要酸味的時候就可以放，扮演的角色很多元化，算是料理中的最佳配角，應用範圍非常廣泛。

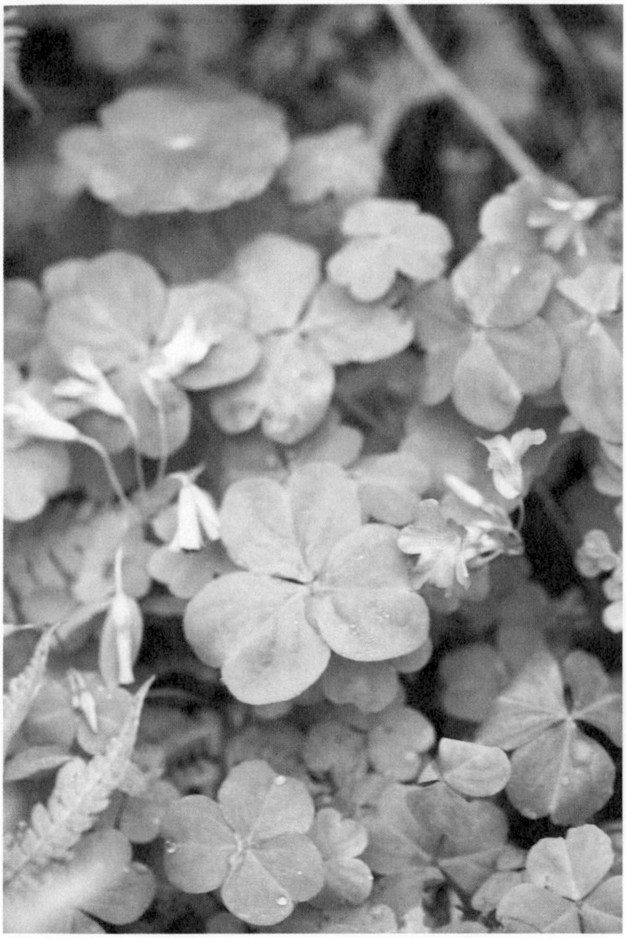

紫花酢醬草－特徵

為多年草本植物，呈叢生狀，全株都帶有酸味。沒有明顯的莖，往往是花朵、葉片下方連接一條粗粗的莖根，其上有微小絨毛；葉片是三片倒心形的集合複葉，如呈四片倒心形複葉，則被人稱做「幸運草」。

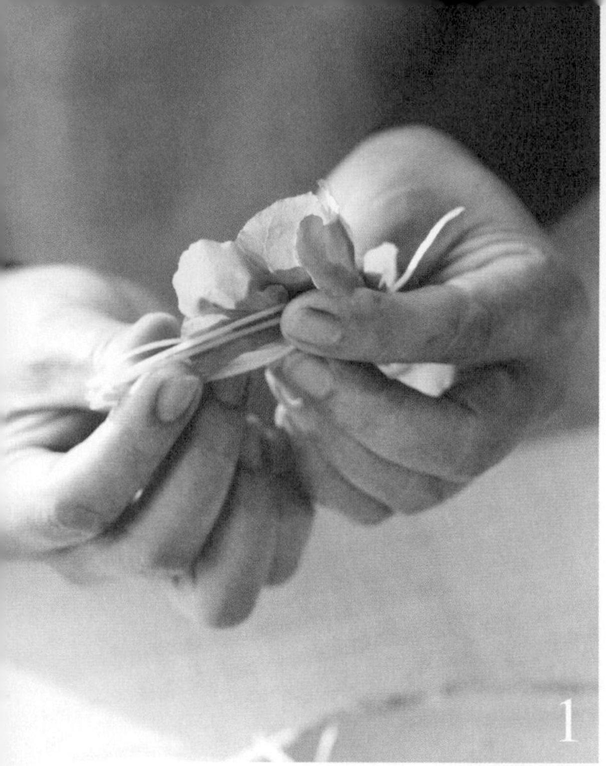

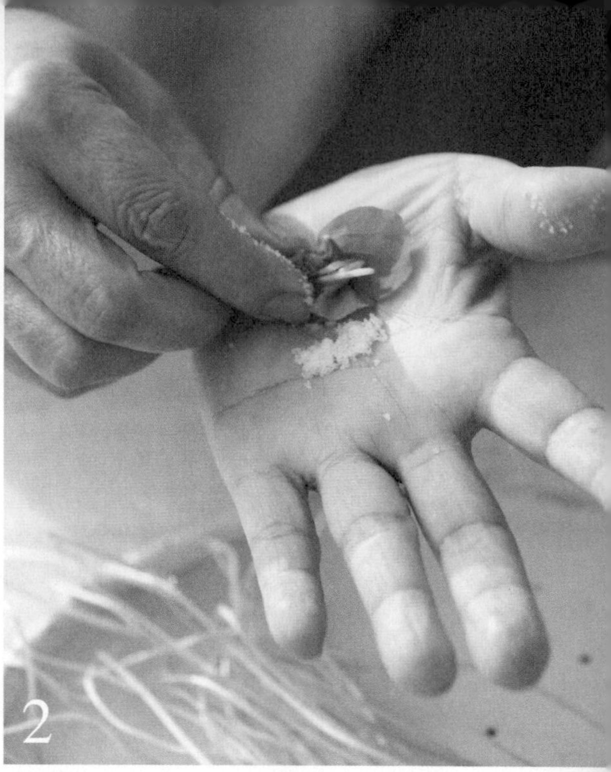

1.先將數株酢醬草折成一束。 2.再用少許的鹽搓揉酢醬草束。

酢醬草消炎

3.手掌以繞圓的方式慢慢將酢醬草束揉成團狀。 4.放入口中含著約3～5分鐘，再嚼細吃掉。

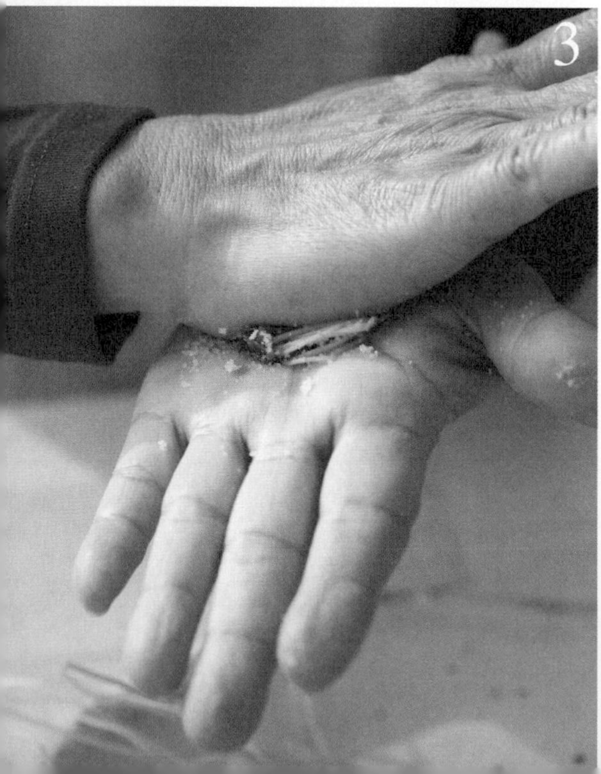

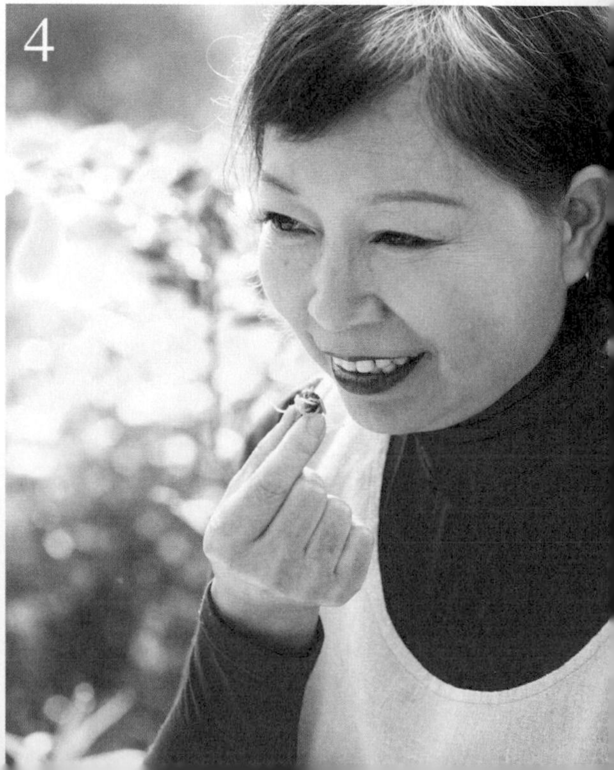

其他農場上的自然健康恩惠

作物名稱		農場栽種情形
五葉松	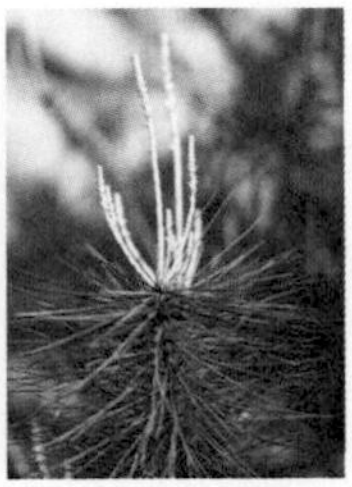	顧名思義就是葉狀或五葉一束的松樹，是我們農場的特色植物。農場雖然海拔不到一千公尺，但因為蘭陽平原位處東北季風的迎風面，所以氣候大都是多雨、寒冷，五葉松的生長期較他處緩慢許多，山上農場更是經年雲霧瞭繞因此長得更為厚實、品質更為理想。
野牡丹	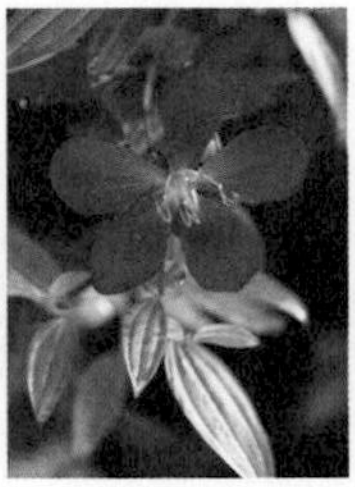	分為巴西野牡丹（花朵為深紫色，如上圖）和本地野牡丹（花朵為淡粉紫）兩種。插枝即可栽種，屬於容易生長植物，對土壤的品質要求較低，到處都可以種，很適合目前的農場。
紫鴨跖草	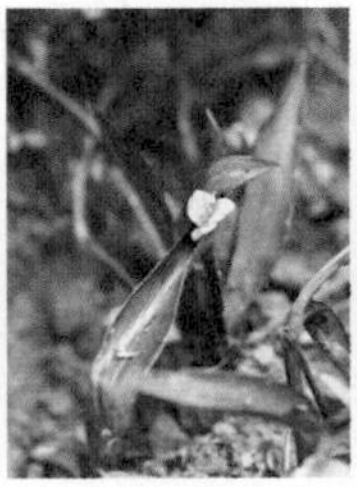	葉子顏色是紫色的，一般將帶葉的枝條插枝在土裡即可順利生長，對各種天然環境的適應力很強，所以農場到處都能夠看到其蹤影。
曇花	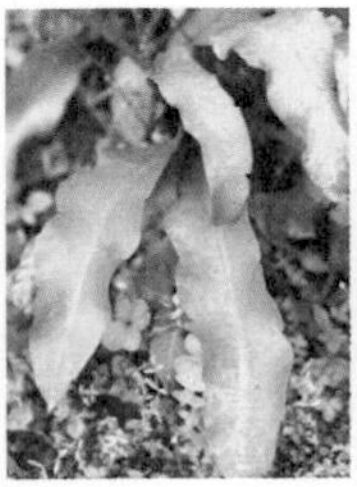	「曇花一現」是家喻戶曉的成語，這是因為曇花只在夜間短短的數小時開花，不容易為人所見，其花朵具食用和藥用價值。目前農場栽植的數量還不多，有幾盆先種在花盆裡，等初春時，再移植到農場裡。我很期待將來可以看到曇花齊放的景象。

朱槿

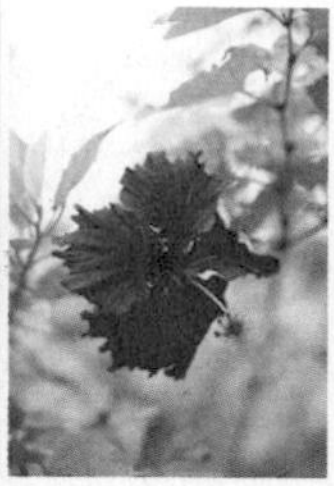

朱槿常見名稱還有扶桑花和中國薔薇。花朵以紅、白色居多，具食用和藥用及觀賞價值。花朵和葉用，不過葉子口感較粗硬，沒有花朵那麼鮮嫩。

茶花

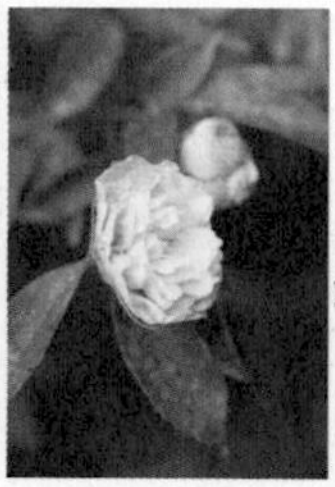

性喜陰不喜陽，陽光大的地方不適合栽種。但農場位處山上，氣候較寒冷，日照較短，雲霧多，很適合種植。也是常見庭院觀賞植物之一。

光臘樹

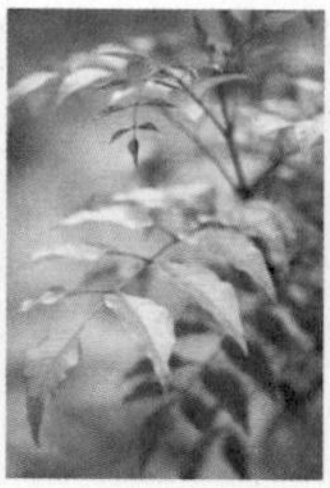

屬落葉喬木，是一種庭園樹木。樹姿優美，令人賞心悅目。同時生長期快速，短時間就能長得高大，可以讓農場土壤保有很好的含水量，達到水土保持功效。

櫻花

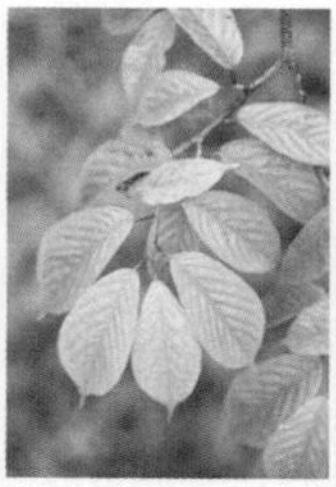

花朵可以泡茶、入菜。這幾年我開始泡櫻花酵素，成效還不錯，只要將櫻花的花朵放入桶子或甕中，加入蓋過花高度的山泉水，再放入適量的黃冰糖，進行發酵後就是櫻花酵素了，是好喝的健康飲品。

檳榔樹

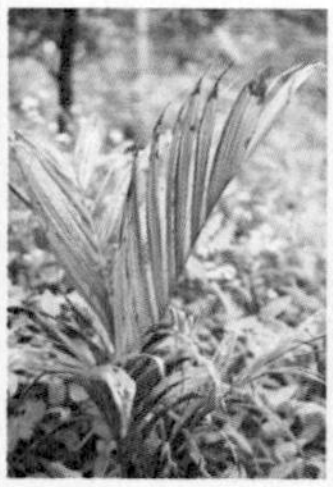

只要正確採用，檳榔其實不是壞東西。我原本種植檳榔的念頭，是喜歡檳榔花的芬芳香味，而且檳榔花在含苞待放時，取其花苞入菜，口感香脆鮮嫩，風味更盛竹筍。

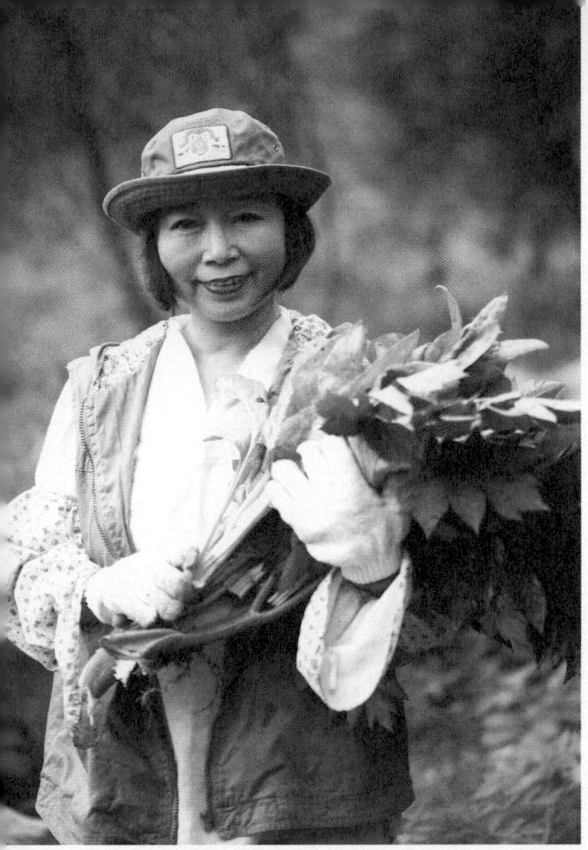

只有返璞歸真，才能從大自然的身上學習到簡單的快樂。

三、返璞歸真的生活魔法

在山上農場裡的作息，和山下方便、快捷的生活完全不同，凡事都要親自動手做，卻也讓我們重新體驗以往那些曾經做過，或不曾做過的事情；從原始不便的地方重新建立起老天爺考驗下獲得的本領，喚醒曾經遺忘或是必須學習新的技能，也因此讓我們在農場生活中，充滿有趣的經驗、滿溢的幸福與滿足，總讓我迫不及待的跟學員及朋友分享。

簡單吃更健康

我喜歡研究料理的熱誠來自於一張愛吃的嘴，也常常說這是個幸福又快樂的工作，每天可以只想吃的、談吃的、做吃的，然後大快朵頤。因為喜歡吃，所以從小就經常會暴飲暴食，這是個不好的習慣，但是我有一些長輩傳授及自己日常經驗累積的方法，可以保健胃腸。

自然甜食最對「胃」

記得我還很小的時候，曾經有過吃了甜食就會吐胃酸的情形，從此我就很少吃甜食，即便是零食也都是愛吃鹹的，偶爾喝喝咖啡時配巧克力，也是淺嚐即止，雖然它們很對味，可是如果吃太多就不對「胃」了。

在農場時就不一樣了，這裡的甜食都是用隨手摘採的植物做成，皆是天然甜味，只要不過量，都不會有問題。因此，

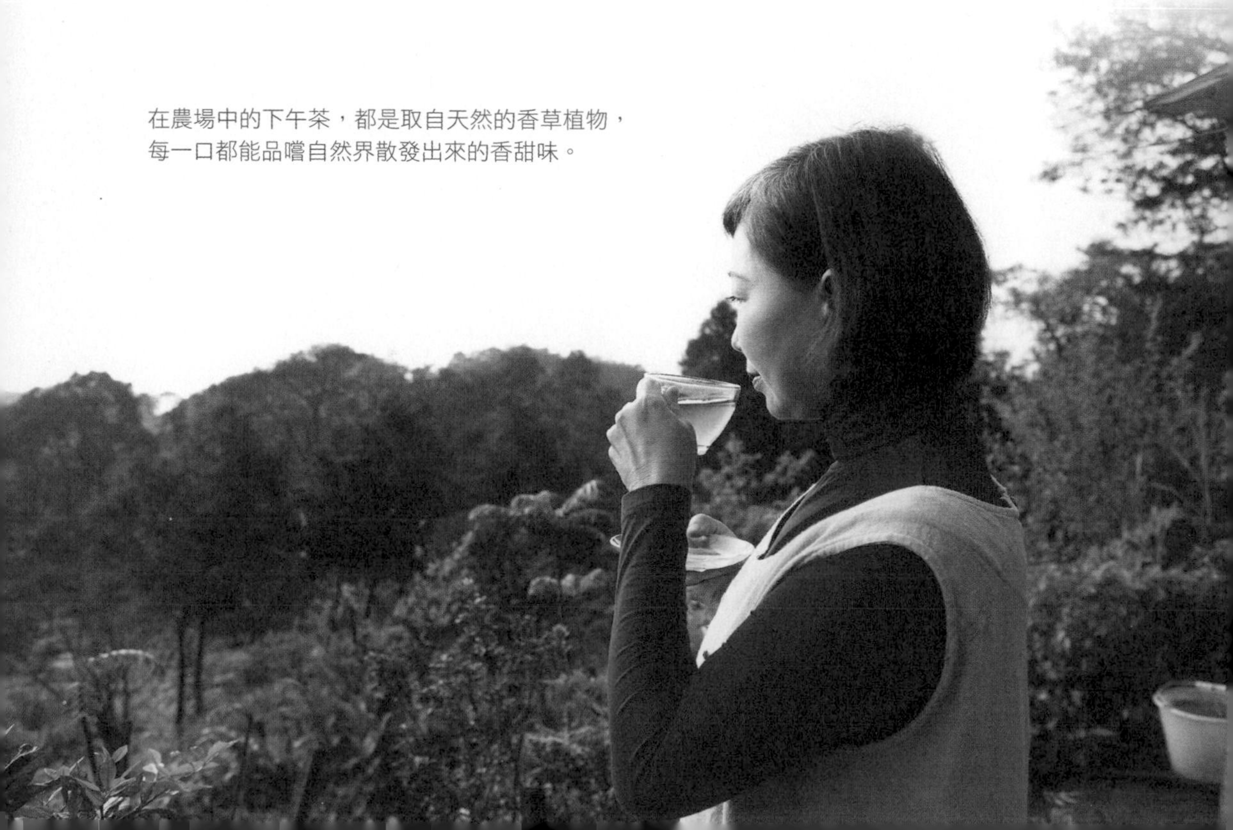

在農場中的下午茶，都是取自天然的香草植物，
每一口都能品嚐自然界散發出來的香甜味。

在這裡最悠閒的，就是找個晴朗有風的午後，在屋簷下或是平台上，喝著咖啡或茶再搭配著點心，同時閱讀著自己喜愛的書籍、吃吃喝喝，累了就瞇一下，或是站起來看看遠方的翠綠山巒、蘭陽平原、太平洋。

這種生活怎能不愜意？怎麼會胃痛呢？嘿，早就拋到太平洋對岸了！

吃油炸物一定搭配生菜

現代每個家的餐桌上，都偶爾會有油炸物，但在我小時候油炸物只有逢年過節時，才會端上桌，所以我從小很少吃油炸食品。直到長大後，難免有外食的機會，上餐廳時就算吃的油炸物，也會搭配生菜一同進食，不只口感更清爽，也不會增加油炸品在胃裡的負擔，減少過量攝取油炸食品的機會。從此，吃炸物配生菜，就成為我永遠不變的習慣，特別是吃日式天婦羅時，會多加一些白蘿蔔泥，幫助消化。

油炸物有生菜搭配，雖然比較健康，但偶爾是為了變換菜色及口感，或研究食材用法時，家裡餐桌上才會出現油炸品，豐富餐桌上的多元性，例如有一回因為盛產皇宮菜，買了很多，極富創意的早乙女老師和我便討論了數種烹調法，皇宮菜天婦羅便是其一。

其實現今的飲食文化中，各種香、酥、脆的油炸物廣告不停地在媒體上出現，誘人的情節和模樣，總是在路邊、在夜市、在餐廳……不停地向你招手，愈吃愈喜歡那種高熱量的風味，

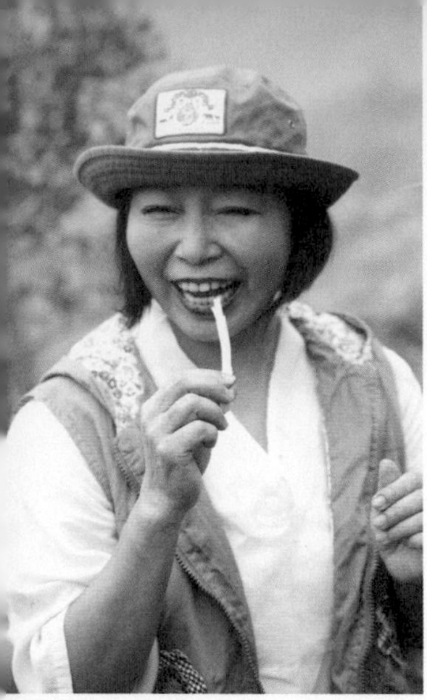

每次在巡視農場時，我總是忍不住摘取野草莓、紅牧草心食用，讓一旁的木炭有樣學樣地，偷吃零嘴。

直到自己身體發出警訊，出現了腸胃不適、容易疲勞、食慾不振、便祕等問題。為了享受人生與健康，少吃油炸物，尤其是動物性的油炸品，才是聰明的選擇。

所以，到了農場後最大的好處，就是完全隔絕了接觸到這些食物的管道，烹調時只用燙、水煮、沾醬料生食等激發食物原味的模式，又好吃又簡單，證明了美味跟健康一點也不衝突。

空腹時不吃垃圾食物

垃圾食物雖然有礙健康，但是有時我還是會忍不住嘴饞，而偷吃幾口。但是我絕不會在空腹時吃這些東西，因為空腹時腸胃和腦袋對食物的記憶力特別強烈，吃下去的東西會讓兩者產生深刻的印象，成為無法抹滅的食物能量，無論是正面還是負面的。

自從來到了農場以後，舉目所見、所接觸的事物，沒有一件和老天爺的恩賜無關，受大自然的感化，我們的想法和行事都自然而然趨向自然簡單。要吃東西就隨手摘採，要喝水就到山泉去取，要看風景就抬頭，要睡覺就躺下，所有的物慾淡化，我們已經變成自然的一份子，連融入的動作都那麼地自然。

在這種情況下，不管是飯前或空腹時，吃下肚的東西也就絕對養生和健康了。別說第一口，就一直到最後一口都能夠保證沒問題。

自然生活更聰明

在農場裡，我不只學到許多新的園藝觀念和種植方法，以及怎麼烹煮出最新鮮自然的食物，還根據以往小時候長輩傳承的經驗，讓自己和家人融入了自然生活中，利用最天然的方法解決生活中的小問題。

自製天然洗髮精

大自然的恩賜何其多，就連清潔頭髮的材料都已為人類備妥了。

記得小時候，媽媽就教我們摘採路邊的牽牛花藤，洗乾淨後，準備一盆乾淨的水，再將牽牛花藤放在石頭上，用洗衣服的木槌搗爛後，放入水盆內搓一搓，水就會變成滑滑潤潤，接著利用布袋把盆中的渣渣過濾掉，擰乾布袋，即成一盆純天然的洗髮精。

洗頭髮時，就把這天然洗髮精放置在矮凳上，先將頭垂下泡入盆中，再將整個頭髮充分沾濕，只要像平常洗髮時搓搓洗洗。再以清水沖過即可。

我在農場時，就依小時候的記憶如法炮製，只是現在我都用果汁機代替木槌，只要是不忙、不偷懶時，就會用這個方法洗頭。我的洗髮心得是：每洗一次，就愈不想再用一般市售的洗髮精洗頭，那種舒暢感只有使用過了才知道。

山居防蟲妙招

山上蟲蟻自然無法避免，剛開始時也是令人很頭疼，但後來我發覺各式香草植物和芸香科植物，不只能夠運用在料理上，驅蟲、防蟲的功效更是化學除蟲劑無法比擬的。

一開始時，我只是知道不同植物的功效不同，如香椿梗可以驅趕各種蜂類和蟑螂；魚腥草可以驅趕螞蟻和蚊子；樟木則對驅趕蚊子最好，如此針對不同問題各別使用，效果不錯。但後來為了一勞永逸，想說乾脆把它們統統聚在一起，一次搞定，免得夜長夢多，所以就把香椿、艾草、魚腥草、檸檬葉、樟樹葉、肉桂葉等綁在一起用煙燻，在屋裡屋外施行一遍

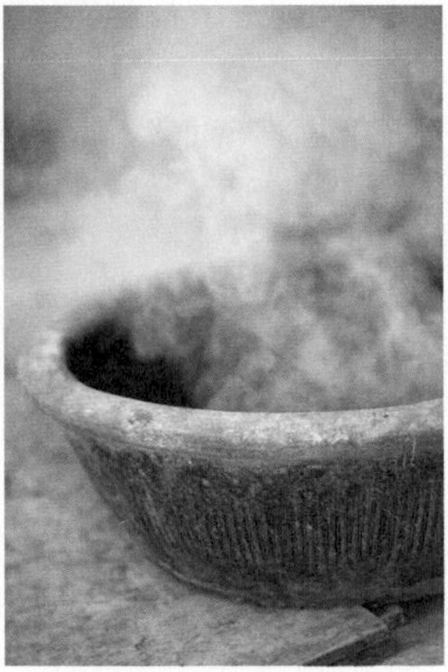

只要順手採收香椿、艾草、魚腥草、檸檬葉、樟樹葉、肉桂葉，就是最天然的防蟲靈藥。

後，果然農舍就此成為百蟲莫入的禁地了，非常神效。

此外，如果要消除白蟻危害的話，則只要將魚腥草打成汁，澆灌到樹根、木頭底部，或是直接灌進白蟻穴裡，就能防白蟻肆虐，既使已有白蟻也會很快消失，是一大驅蟲利器，大家不妨一試。

初期感冒處理法

人吃五穀雜糧，沒有不生病的，山上氣候多變，雖然體質比以前好很多了，但工作之餘，流汗或是衣服沒有適時添加，一樣很容易著涼或發燒。下面提供兩個方子給大家在感冒發燒初期時使用，百試百靈，日常使用也能增強體力及免疫力。

●紅蘿蔔蘋果汁

將有機紅蘿蔔約九百公克、蘋果一顆、檸檬一顆，一起洗淨，切成條或塊狀，再以榨汁機榨出原汁飲用，就能緩解感冒症狀。

這是全家人的感冒良方。最好一次喝，效果較佳，如果一次喝不完，可分次喝，但是要愈早喝完愈好。這個簡單的配方讓我們家人多年都不曾因為感冒而看醫生，除了有一次因為懶惰拖延，導致症狀嚴重，才去看醫生外，只要一有初期感冒症狀，馬上喝都可痊癒。

還記得有一次傍晚，我剛踏進家門，就發現小孫子發燒躺在床上，全身無力、不想吃飯，隨即打了一大杯紅蘿蔔蘋果汁給他喝，不到一個小時，他就精神抖擻地說：「我的感冒好了。」隨即在家中滿場跑的玩耍，吃飯也吃得津津有味。

●檸檬鹽水

準備二片連皮約一公分厚度的檸檬片，和少許的鹽放入杯中，沖入溫開水（約攝氏三五～四〇度），再以湯匙將檸檬片稍微壓一壓，喝下即可。

有一次到山上，傍晚時分，才工作完畢，就感覺到喉嚨有粗啞粗啞的感覺，到了睡覺時，開始出現流鼻涕及發燒的症狀，因此無法入眠；就拿出檸檬片加鹽水試試看，喝了之後，即感覺較舒服，隨即入睡。到了早上四點半起床，再喝一杯，一天中多喝幾杯就改善了很多。

當然以上方法都是我個人的經驗分享，所以還是請大家在參考之餘，應該依自己的身體情況處理才是，畢竟，照顧身體的方法愈多愈好。

PART 2
和粗食一起慢活

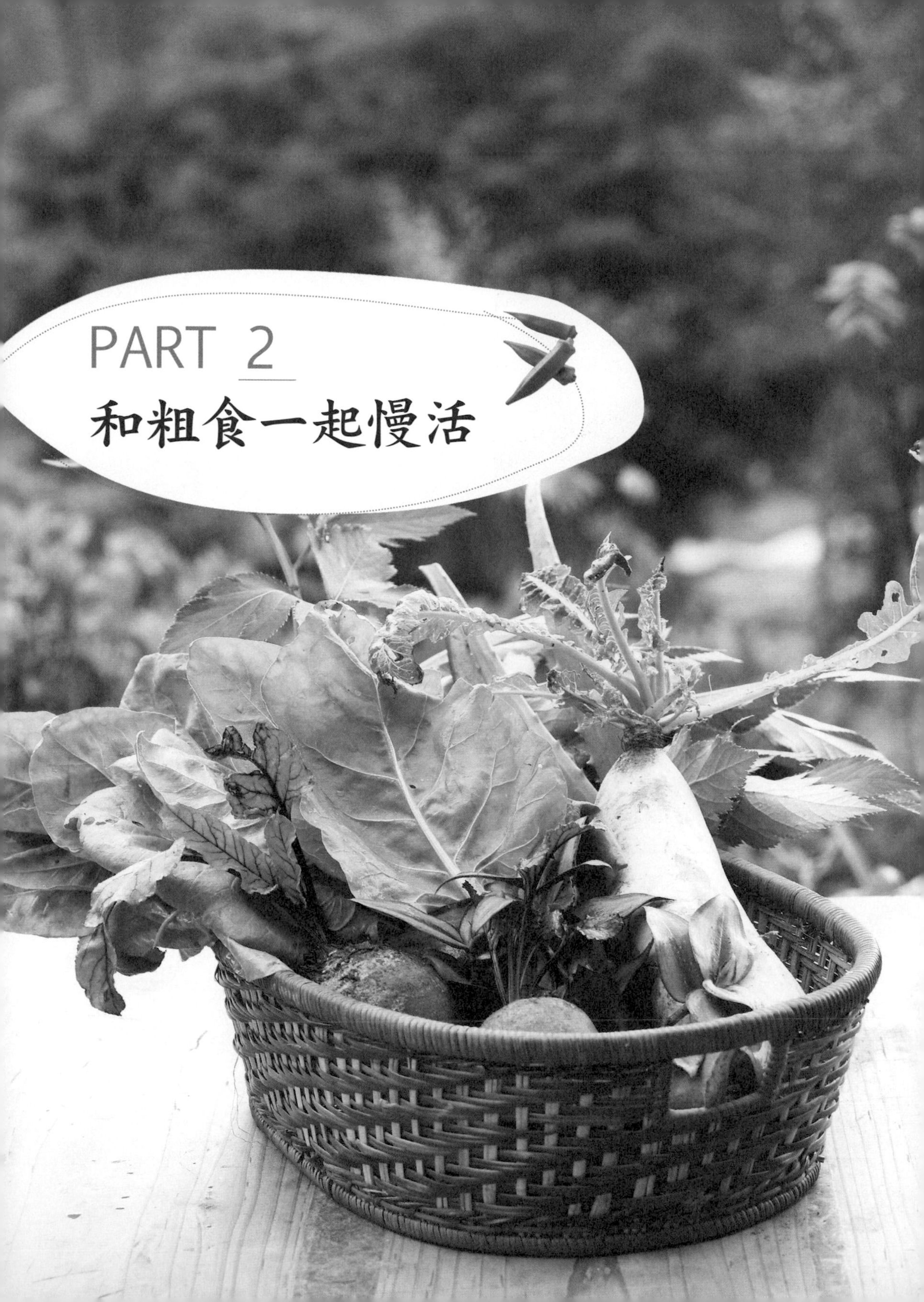

一、我們家的粗食養生

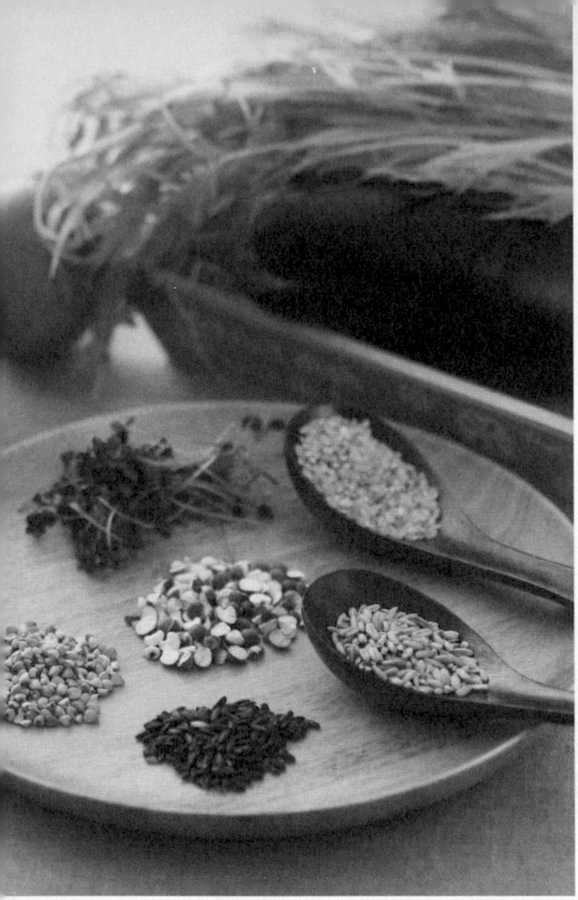
回歸最傳統與自然的粗食生活，才能遠離疾病與污染的來源。

我們常聽到「粗茶淡飯」、「吃粗飽」等話語，意思都是食用未經加工的不精緻飲食，或是隨意食用簡單的食物獲得飽足，可以說是以前不富裕的年代老祖宗傳下來的飲食原則。只是沒想到進入二十一世紀後，過去崇尚天然粗食的原則，如今竟成了現代健康飲食的圭臬：不要吃太多、太好，七分飽就好。

粗食就是純天然的好食物

我所追求的粗食養生，就是符合以下的原則，也是幫助我們延年益壽的飲食法：

● **未經加工的食物**——最好是栽種後直接收成拿來烹煮的，例如：米就選糙米，少用精米；蔬菜要以原味烹煮，盡量蒸、燙、煮、滷，盡量少煎、烤、炸。另外，食材能以有機為主是最好，若沒有辦法也盡量選擇愈自然愈好。

● **不暴食只要七分飽**——傳統的「粗飽」並不以撐飽肚皮為目的，而是每餐只要七分飽，而我所追求的粗食，就是要好吃又吃得剛剛好，才是健康飲食的一貫原則。

● **不吃葷食**——在食材的選擇上，最好都用蔬食，而且要懂得選擇無污染的來源。我因為茹素，深深體會蔬食的好處，自然以蔬食為提倡原則。

這些其實都是老生常談，但也更是亙古不變的健康法則，要「吃粗食較健康」，總的來說，就是要咀嚼出食物的原味，依據食材的屬性搭配出原味的菁華，完全吸收到其中的能量，這就是粗食真正的定義，如此也才能真正地吃出健康，延年益壽不過是再正常不過的結果。

人土不二，健康就是重回自然

人從自然來，攝取來自大自然的食材營養，是對待身體最好的方法，這就是所謂「人土不二」一語的來源。這裡講的「不二」，就是「合一」的意思。「土」自然是指土壤，「人土」就是泛指人與大自然的關係，表示人是從大自然而來，要依靠土壤而生成的各種作物活下去，甚至人本身就是住在土壤之上。

因此，這句話總歸起來則是：

人要生存在世間，就是要善於利用因土地而來的萬物，尤其是成為我們食物的作物，最好不要經過加工，以免減損了食物原本的能量和營養，其中的功效才能彰顯出來，使人成為大自然的維護者。

現在環顧整個世界的生態，地球暖化、資源濫用、過度開發等諸多環境變遷的問題，其實都是從人與土地的疏離而來。大家試想，自己有多久沒有赤腳踏在土壤上了，更不用說玩沙子了！所以，我和早乙女老師之所以決定要在農場生活，其實最主要的原因就是「我們想回到大地這個母親的懷抱中」。

我們想要和「母親」生活在一起，吃「母親」給我們的東西，和「母親」賜給我們的萬物比鄰而居。每天都能呼吸到最清新的空氣，喝到最純淨的好水，看日落日升，甚至受風吹雨打的試煉都無所謂，因為，我們知道，我們就在「母親」的懷裡，她會護佑我們這些懂得珍惜的子民的。

所以，人土不二更正確的說法是「天人合一」的飲食觀。配合大自然的陰晴圓缺，順應萬物的特性，盡量去除人為的干擾，使作物能夠各自發揮各自的天性，達到最佳的成長狀態，這才是真正的自然，就是人土不二的精義。

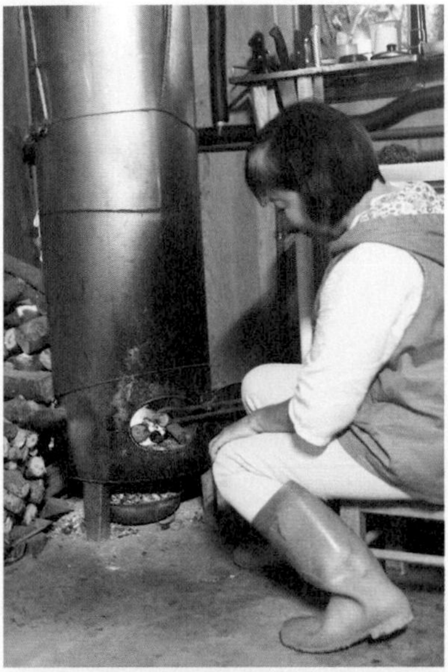

為了回歸最原始的生活，在宜蘭農場中，日常生活中所用的熱水，都是我們自己砍柴燒水。

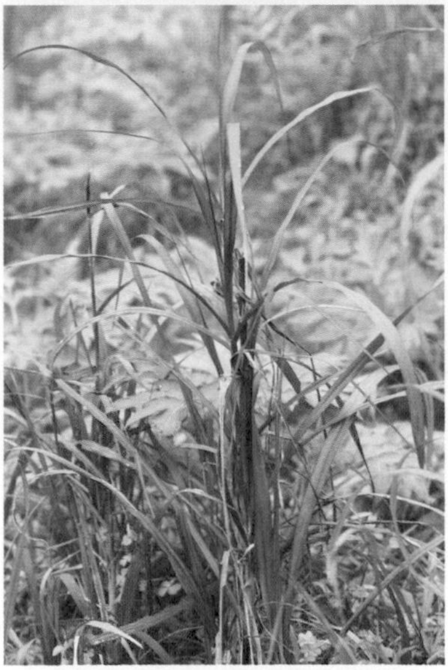

紅牧草就是我觀察農場環境，配合大自然的特性，所選擇的除芒草作物。

舉例來說，農場中取代芒草的利器之一——紅牧草，就是一種可以適應各種環境、生命力強韌的植物，經過我多方嘗試後發現，只要選對時機栽種及如何栽種等符合該作物的生長時鐘，在農場內各處隨意栽種，竟然就成長得非常良好，且用處多多。因為紅牧草生命力強韌，和芒草不相上下，所以多栽種紅牧草就能壓縮芒草的生長空間，再配合PART1已經提到的遮黑布策略，就能有效消除芒草的困擾。

二、穀物蔬食養生法

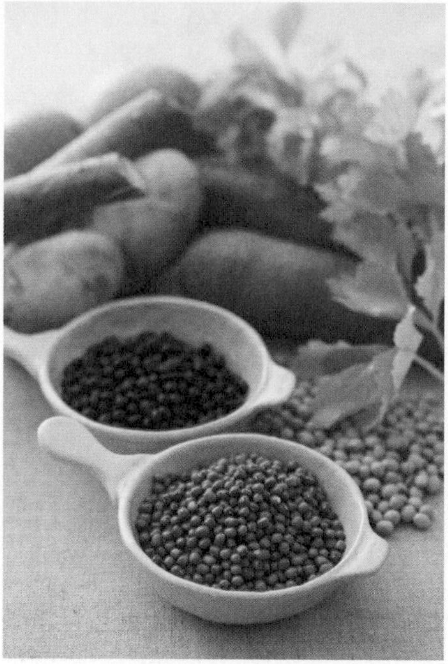

粗食飲食有豐富的纖維素來源，可降低腸癌、糖尿病等慢性疾病的罹患率。

食物不只能維持我們健康的生命，同時也能帶給身體能量與滿足。但如果吃進了有害毒物，就會對身體造成影響，因此選對食物才能真正提供身體所需的營養素。

營養素分為六大類，正確攝取和利用食物中的各種營養素，能達到促進生長發育、提高身體機能、防治疾病和延緩衰老等功能。因此選擇食物的方法，就關係到健康的維持和壽命的延續，而粗食是經過營養界、醫界和科學界多方共同認定標準的好食物，帶給人體的營養成分及功效，將於下文詳述。

粗食營養帶給人體無負擔的能量

一般人以為粗食和蔬食沒有葷食所含的蛋白質和必需脂肪酸，就認定粗食和蔬食營養不夠；其實粗食和蔬食只要搭配烹調得當，便有充分的營養可以供給身體各式需求養分，維持運作無虞，而且粗食通常是不含任何人工添加物，因此不會造成人體不必要的健康負擔。

纖維素粗食含量最豐富

纖維素不能被人體吸收，卻能吸收水分，使食物殘渣膨脹鬆軟，也更容易通過消化道，縮短食物在體內停留的時間，擁有良好的腸道清理的作用，同時也能幫助控制食慾，有助保持適當的體重及控制血糖，因此就能降低罹患腸癌、糖尿病、便秘的機率。而含大量纖維素的食物來源有粗食雜糧、蔬菜、豆類等。

纖維素一般分為水溶性及非水溶性纖維素兩種：

- 水溶性纖維素——大麥、紅蘿蔔、黃豆、黑豆、紅豆、綠豆、柑橘類以及燕麥等食物。
- 非水溶性纖維素——芹菜、地瓜、馬鈴薯、芋頭等等食物。

只要食物選擇得恰當，就可以自各種食物來源中獲取充足的纖維素，不需要進行額外的補充。

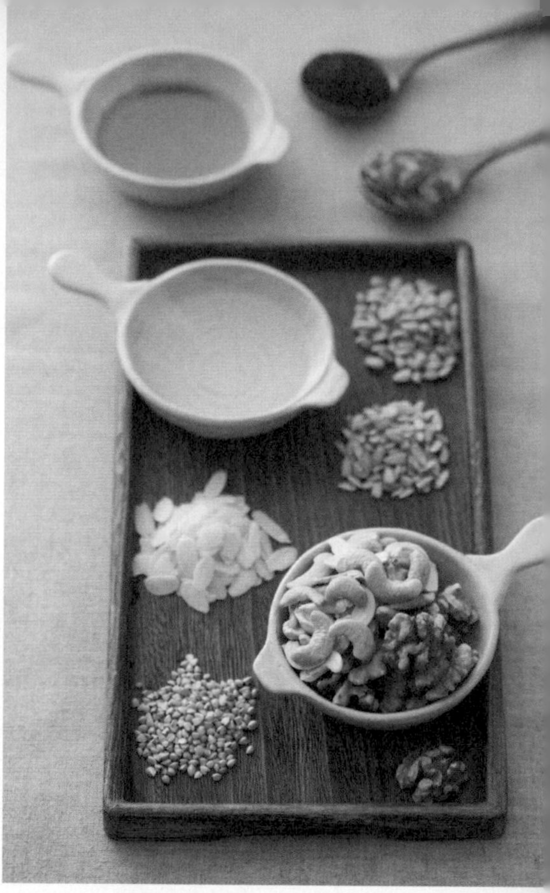

粗食中的種子、穀物、豆類等多為優良的脂肪來源。

粗食的植物性脂肪是優良脂肪

脂肪是重要的營養成分，包括植物性油脂及動物性脂肪，而粗食中的植物性脂肪大部分都屬於優良脂肪，且賦予食物烹調時的色、香、味，促進食慾，產生飽足感。

粗食中常見的優良脂肪來源有：植物油、種子和穀物、豆類及堅果等幾大類，如：橄欖油、葡萄籽油、大豆油、芝麻油、小麥胚芽油、玉米油、紅花油、核桃、葵瓜子、南瓜子、花生、花生醬、杏仁、米糠、芝麻、蕎麥、玉米、豌豆、高粱、菜豆等。

蛋白質可多選擇穀類或豆類

蛋白質是構成人體細胞和各組織器官最重要的基礎元素，等於是建造身體這座建築物的鋼筋水泥，攝取不足容易影響身體運作。因此，怎樣攝取優良的蛋白質是進食的首要任務之一，而蛋白質最主要的構成分子就是胺基酸。

粗食中的穀類、豆類、乾果所含的植物蛋白質就是優質蛋白，常見如：小米、小麥、燕麥、大麥、玉米、花生、葵瓜子、西瓜子、南瓜子、松子、杏仁、腰果等。

穀物為較佳的複合碳水化合物

碳水化合物又稱為醣類，可以供給人體能量，是身體最重要維生物質之一，但如果過度攝取也會導致疾病，如肥胖問題。碳水化合物大致分為複合碳水化合物和單一碳水化合物兩種。前者以澱粉質為主，穀物和堅果等粗食類食物含量豐富，是較佳的碳水化合物；後者則主要在精緻糖和蔗糖等單醣物質中，常見於巧克力、含糖碳酸飲料和甜點中，對身體健康負擔大，建議要控制攝取量。

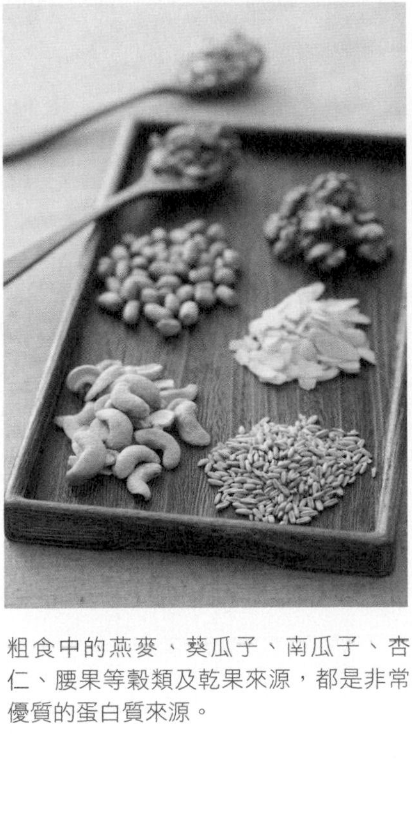

粗食中的燕麥、葵瓜子、南瓜子、杏仁、腰果等穀類及乾果來源，都是非常優質的蛋白質來源。

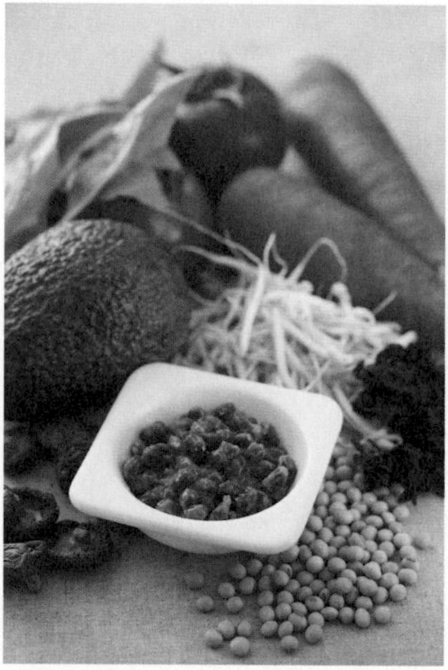

紅蘿蔔、香菇、納豆、酪梨、綠豆芽、番茄等都富有維生素。

礦物質是維持人體健康的來源

礦物質也可稱為微量元素，雖然在人體中含量微小，但卻具有非常多的生理功能，是人體維持健康的重要工具，在一九八〇年代以後，和維生素成為營養學界最關注的兩大維持人體健康的營養來源。由於人體無法自行合成微量元素，因此必須從食物中攝取。

粗食中的核果類、未精製穀類、綠色蔬菜等均有豐富的微量元素，如芝麻、杏仁、無花果、花生、核桃、葵瓜子、南瓜子、腰果、海帶、豆腐、豆類、燕麥、小麥胚芽、啤酒酵母、蘆筍、綠花椰菜、香蕉等食物來源。

維生素是幫助延續生命的潤滑油

維生素可分為脂溶性維生素（A、D、E、K），及水溶性維生素（B、C）。維生素B又可以分為B1、B2、B6、B12等維生素B群。維生素是有機化合物，可調節生理功能，協助應付體內的各種反應，就像是機器中的潤滑油，是維持正常運作不可或缺的能量。

紅蘿蔔、黃綠色蔬菜、香菇、小麥胚芽、植物油、核果類、綠葉蔬菜、納豆、海藻、糙米、燕麥、花生、黃豆、穀類、南瓜、草莓、酪梨、綠豆芽、高麗菜、番茄、柑橘類水果、奇異果、芭藥、木瓜及本書中所提的各種堅果、十穀雜糧、香椿、明日葉、蘆薈、紅牧草、牛乳埔等都富含維生素。

體內大掃除從粗食開始

吃粗食是一種生活方式和生活態度，並不能因此斷定就是絕對健康，只能說是相對於其他不好的飲食和生活觀來說，是較為健康的。這也就是說，依循著這個好的飲食方式前行，就能將人的身體調整到與大地契合的程度，達成「天人合一」的生活觀，天地間的良好精氣自然會藉由食物匯集到身上，幫助身體獲得健康。

因此，粗食的主要功效就在於清理身體廢物、降低三高和預防癌症。正確攝取粗食的營養後，身體就會慢慢改變，你也能感受到每天排便變順暢、脂肪不會囤積，身材也會變得較修長，每天夜晚都可一覺到天明，早上起床精力充足，這些健康的轉變都是因為飲食的改變，而展現出粗食的神奇功效。

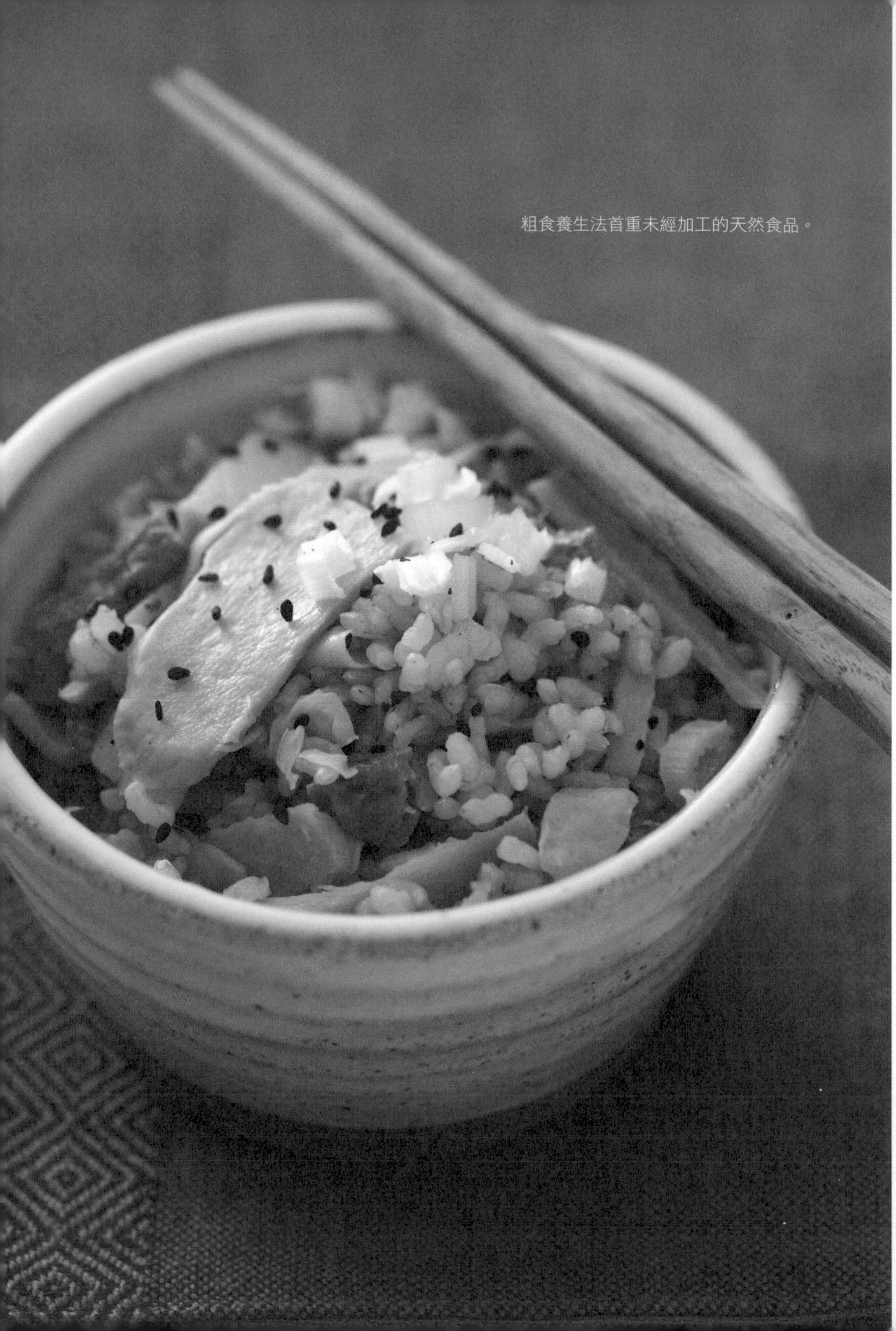

粗食養生法首重未經加工的天然食品。

清理身體廢物

粗食對身體產生功效的主要原因就在於藉由纖維素、碳水化合物等營養素，清理身體各器官組織的廢物、毒物，也就是強化消化吸收和新陳代謝的作用。因為其中寡糖、多醣等優良的碳水化合物，能夠強化消化系統的吸收能力、促進血液等運送系統的功效，讓各種組織液在細胞和組織中加快步伐進行新舊交換，加強新陳代謝，達到除舊換新的作用、保持身體機能正常運作，這也是所謂的粗食療法。

降低三高和慢性病

愈來愈多的研究資料顯示，營養與飲食是導致感冒、咳嗽、肥胖、失眠等各種症狀和引發糖尿病、心血管疾病等慢性病的重要病因之一，更是預防和治療這些疾病的重要方式之一。

粗食的特色就是包含高纖、低升糖指數（俗稱低GI）、無魚肉奶蛋、無味

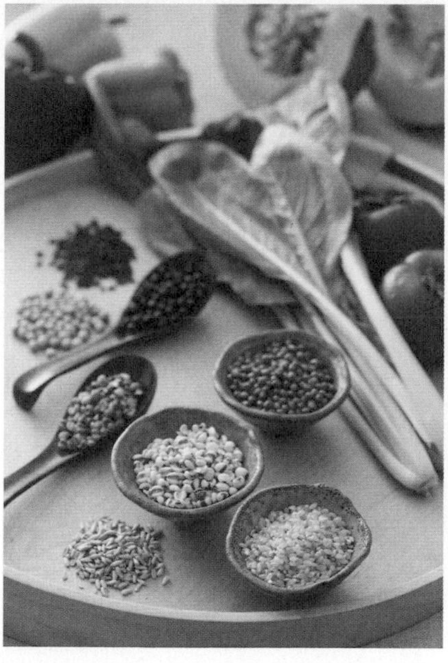

執行粗食療法能降低罹患癌症及各種慢性病的發生率。

精等「一高一低二無」的四大健康特性。而且，因為粗食中本來就有很多植物性蛋白質可替代奶、蛋，本書中就以腰果奶等無奶白醬代替，不僅有雞蛋的味道和奶油的香味，更有其沒有的營養價值，所以雖然沒有這兩樣材料，但是絕不會讓營養減少，反倒去除了奶蛋的缺點，更兼顧了健康和美味。

現在仍有許多人認為，味精是增加菜餚美味的關鍵因素之一。但食用過多的味精可能會抑制骨骼生長、影響發育等健康危機，也是有其研究證實的依據。本書PART3就教你如何利用昆布、海帶高湯等天然粗食替代，激發食材中的鮮、香、甜的美味和原味，吃出真正健康的好味道。

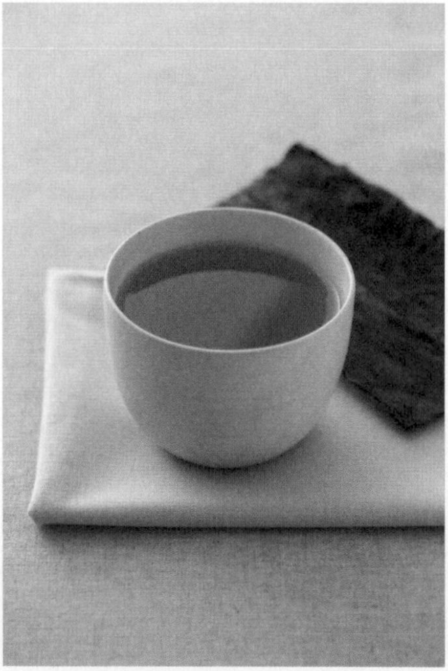
利用優質昆布的自然甜味，煮成高湯，就能取代過多的調味料。

預防癌症

癌症的產生是非常多種因素集合而成的，包括：遺傳、飲食、環境和心理等因素。而根據不同研究的結果顯示，其中飲食習慣所占的比例約有四成，可見飲食的好壞對身體健康的影響力有多大。

而值得一提的是，在世界癌症基金會和美國國家癌症研究所兩大機構多年的研究綜合出來的十四項防癌膳食指南當中，和粗食有關的就有六項：

- 以植物性食物為主的多樣化膳食。
- 多吃蔬菜和水果。
- 食用多種富含澱粉和蛋白質的植物性食物。
- 限制總脂肪和油類。
- 鹽的攝入量每天不超過六公克。
- 烹煮食物應避免炸、燻、烤等高溫烹調方式。

以上六項的防癌原則和粗食療法中的食物選擇不謀而合，因此只要切實執行粗食療法，便能夠徹底降低癌症的發生。

粗食療法從根本的體質做改善，讓你每天吃進好食物，不只維持健康的身體，也能改善各種慢性病的困擾。

塘塘家常用的粗食食材

糙米（玄米）

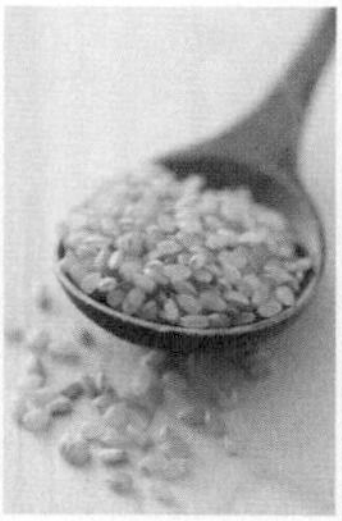

糙米又稱做玄米，比一般的白米含有更多的營養成分，它的纖維質含量豐富，可幫助消化、促進新陳代謝。糙米比白米更有飽足感，可減少攝食量，是減重的好食物，但它含有胚芽，如果保存不當，容易產生黃麴毒素，最好是放在冰箱儲存。

胚芽米

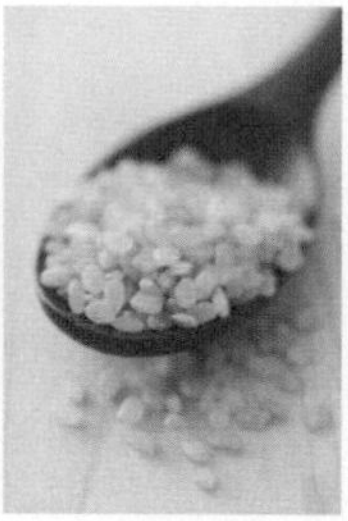

是含有胚芽部分的白米。胚芽米的口感比糙米還要柔軟好吃，對抗老、美膚及健腦有良好的作用，而其豐富的維生素，對過敏體質及糖尿病也有一定的改善效果。

黑糯米

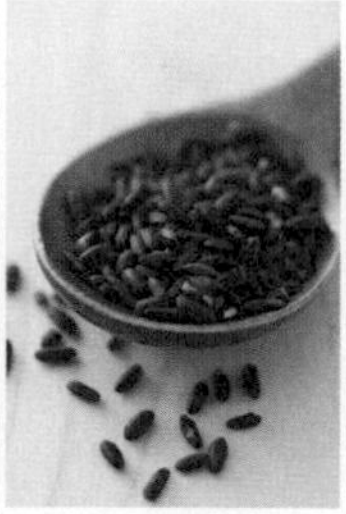

又稱紫米、紫糯米，被譽為稻米的黑珍珠，是補血養氣的長壽米，它的熱量只有糙米的一半，具有恢復體力、健脾及促進生長發育等作用。

蕎麥

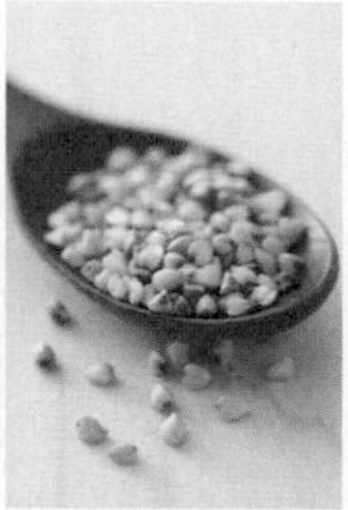

別名花蕎、蕎子，是蓼科植物。其纖維質含量是白米的六倍，因此有「淨腸草」的稱號。蕎麥富含多種營養成份，能夠降低膽固醇、體內血脂肪，有益心血管健康。

小麥

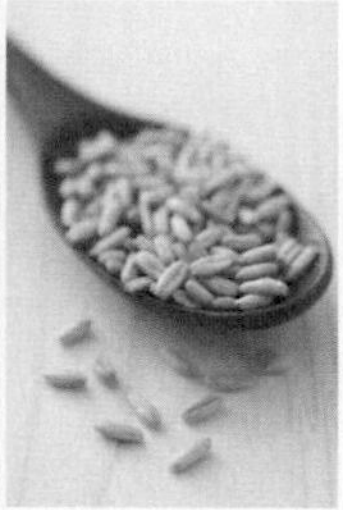

小麥是人們常食用的主食之一，是防癌延壽最佳的保健食品，含有豐富的維生素Ｂ群及礦物質，具有養心、益腎、調理脾胃、抗疲勞、提神等作用。

油菜

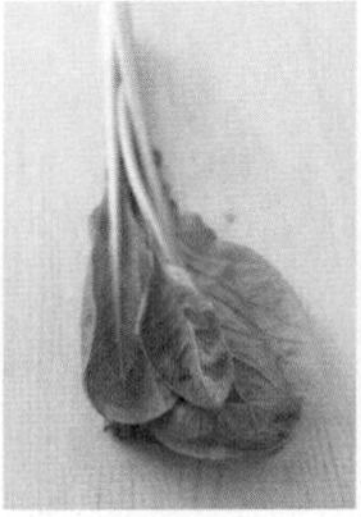

油菜又名小松菜、胡菜、寒菜，外型類似菠菜，耐寒性強，盛產期是在冬季，口感較清甜，其營養成份及食療價值，堪稱為蔬菜中的佼佼者，尤其是鈣質含量豐富，相當於菠菜的五倍。

鴨兒芹

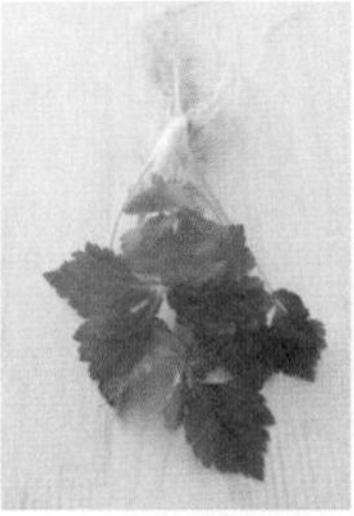

又名山芹菜、三葉芹，葉片形狀像鴨掌，夏季會開白色小花，有時略帶紫紅色。鴨兒芹有濃郁的芹香味，是美味的野菜，其纖維質含量高，可改善食積、減少腸胃不適。

甜菜根

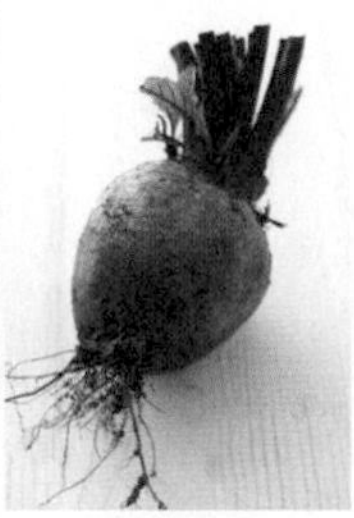

甜菜根是近年來生機飲食界裡的明星，它的外型類似大頭菜，切開來果肉是紅紫色，含有豐富的鐵質和維生素B群，是補血的最佳天然營養品。

金棗

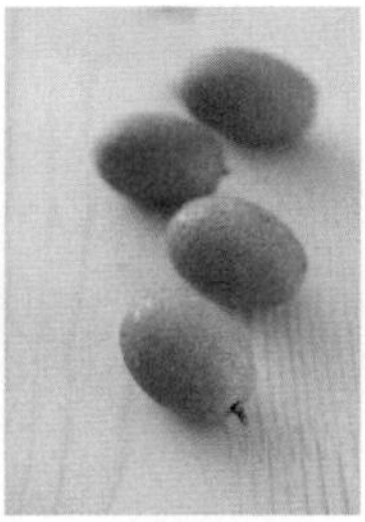

又名金柑或金橘，在台灣宜蘭最適合種植，當地人稱為牛奶柑，盛產期是在每年十一月至隔年三月。金棗的維生素C含量豐富是止咳潤喉、顧肺、預防感冒最佳的食物。

珊瑚草

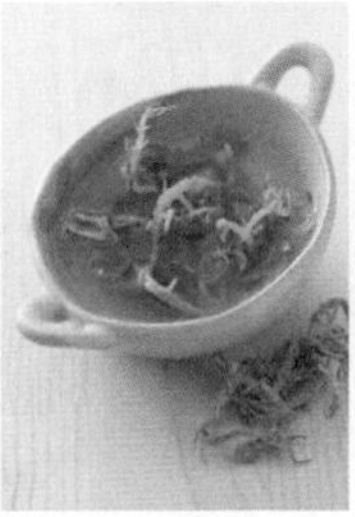

外形類似珊瑚，所以稱為「珊瑚草」，其營養價值高，又有「海底燕窩」的稱號，它含有大量膠原蛋白質、天然酵素及豐富的礦物質，是養顏美容最佳的聖品。其豐富的纖維素，對於宿便、高血壓、減重有相當的助益。

魚腥草

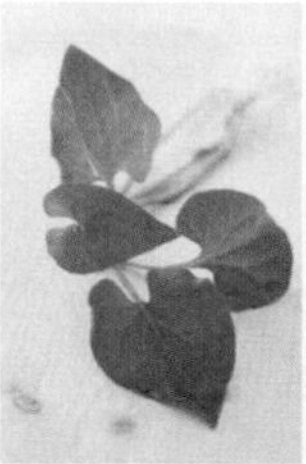

是多年生草本植物，種植在陰涼潮濕處會生長較漂亮，因為莖葉搓揉會散發出魚腥味，便以此命名為魚腥草，具有清熱、解毒的作用。

車前草

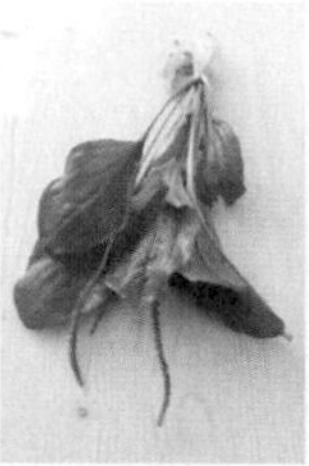

葉片形狀如飯匙，又稱為飯匙草，是民間常見的藥草，也是通俗好用的解熱利尿劑，對於腎炎、尿道感染、膀胱炎有良好的改善作用。

月桂葉

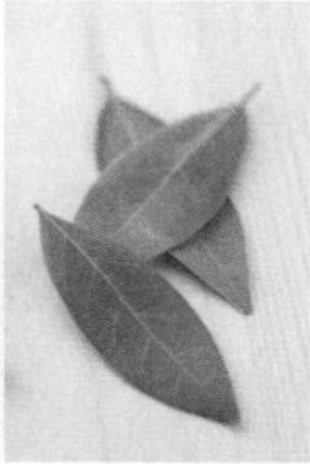

又稱香葉、月桂冠，乾燥後的月桂葉擁有濃郁的香氣，是料理常用的食材，它還具有強烈的除臭及防腐的作用。

桂花

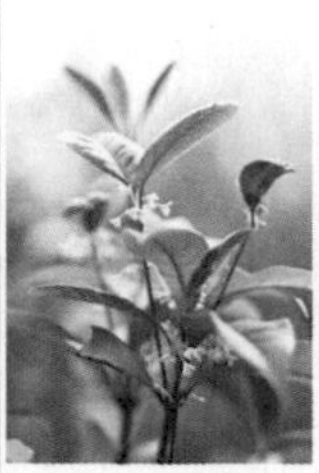

桂花喜歡溫暖、通風和排水良好的環境，常用插枝的方式繁殖。性溫味辛，其香味能夠刺激攝食中樞作用，讓食慾大增，還具有化痰散瘀的作用。

艾草

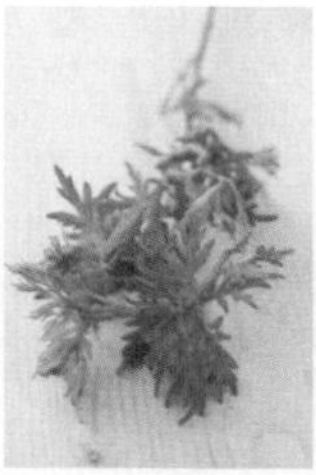

又稱艾絨、灸草、餅草。是多年生草本植物。莖和葉子都有特殊香味。除了常見的驅蟲、針灸之用外，還可以製成艾草糕等食物。

檸檬葉

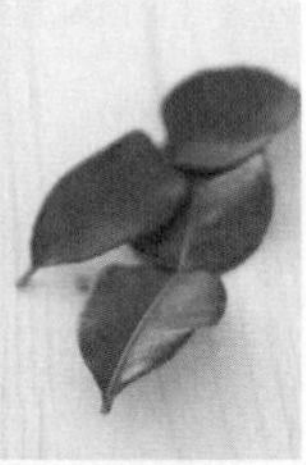

檸檬葉會散發出類似柑橘類的香味，屬芸香科柑橘屬植物。含黃酮類多酚物質、香豆精類物質、有機酸、揮發油等物質。是料理中常用的增味植物。

三、粗食清洗與烹調

我喜歡吃和做菜大概是天生的！

因為根據我母親的說法，有兩件事情可以當作明證。一是我剛會爬還不會走路，大約不到一歲時，有一天我竟然趁著大人不注意時，就爬到屋外，見到門外種的辣椒，便摘下來往嘴巴裡面塞，結果當然是被辣得大哭，但長大後卻不改愛吃本性，依然是愛辣成痴。

二是我會走路且會講話沒多久後，就一直纏著母親教我做菜煮飯。四歲時，有一天母親從外面回到家，卻訝異地看到飯已經煮好了，一問之下才知道竟然是我自己煮的。母親聽完後大驚失色，因為那時候根本沒有瓦斯和電，煮飯、煮菜都是要先升火才能做，而我才四歲就統統搞定了！

也因為娘家吃素，自己又喜歡做菜，就這樣做素菜做了幾十年，這些年更進一步發覺粗食的領域，而自己農場就是實驗場，不知不覺中愈種愈多，愈種愈有興趣，自己也研究各種作物的特性，採用不同的烹調法，豐富自己的飲食圖書館，而根據四十多年的做菜經驗，我對於健康飲食有下列幾個堅持的原則：

選材重天然、新鮮、合乎季節

我採用的食材和調味料，皆選用天然、新鮮又符合當季，才能享用食物的品質與療效。

食材部分（包含調味料），其實都是很簡單就可以買得到。因為我幾十年追求天然、有機的經驗，認識各地的廠商和農民，所以可以知道哪裡的東西比較好，更有許多人會毛遂自薦上門推銷自己的農產品，因此憑著豐富經驗和資訊，才能夠找到許多好的食材。

但是，如果要吃得比較安心，建議最好找專門賣天然食材的有機商店（或稱為生機店）。台灣的有機認證雖然受到很多爭議，但起碼是一種機制，也可以期待以後能夠愈來愈好，愈來愈成熟。

如果你是住在產地，且又對相關食材熟悉，最好可以自己學著直接透過農場，取得物美價廉的食材，來源更安全。

而本書PART3中採用的青草藥材，一般來說，除非是住在鄉村地區，或年紀較大的讀者，或對中藥和青草藥已有基本認識的人，不然對這些藥材要自行辨識或取得都有些許的困

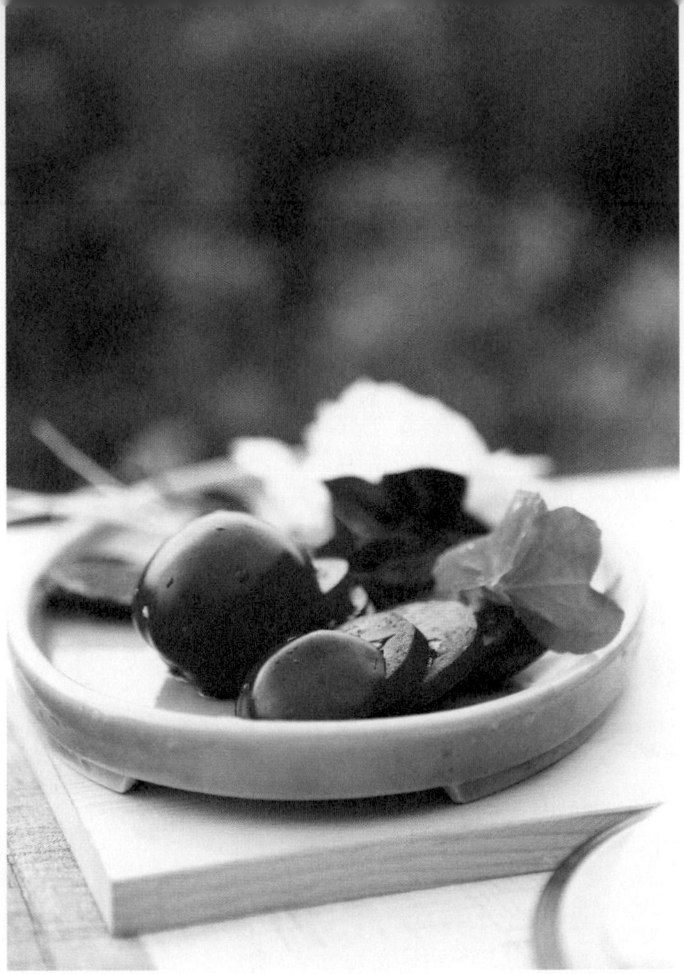

平常家中的食材來源，除了是農場中現採之外，有些是和熟識的有機商店或農家採買，天然新鮮又無毒。

難。不過現在一般中藥店和青草店大都可以買到，而且青草店原料都比較新鮮，選購上不用擔心太多，建議選擇經營較久的店家較有保障。

也許有人說，這樣找材料實在太辛苦了。可是想想，如果能夠找到新鮮優質的材料，做出來的粗食餐自然最好，一切不就都值得了！

清洗首重乾淨的水源

平常在農場時，我都是利用農場上的山泉水清洗食材，不只水源乾淨，飲用時甘甜美味，礦物質含量也充足，再加上因為農場原料都屬天然，絕無污染，所以不管是葉菜類、豆類、根莖類、藥草類，用

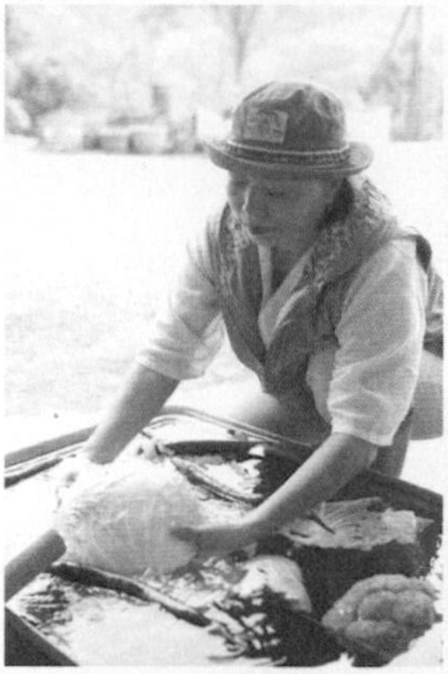
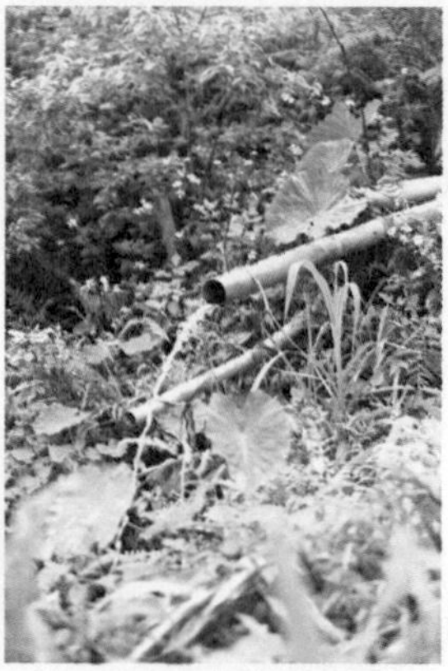

在農場時都是利用天然的山泉水清洗食材及灌溉作物。

以生吃、拌炒、煮湯、泡茶……搭配起來，都是原汁原味，百分百是符合「粗食健康原則」。

而且我每週都會運送十、二十桶的山泉水下山，當作家裡和工廠的飲用水。若山泉水不足時，我在家裡裝了大型濾水器，過濾自來水後作為清洗用水。而且在蔬果和其他食材清洗後，再用濾水器的水多次沖洗，就能夠達到較徹底清洗的作用了。

烹飪不宜過熟，剛剛好最健康

我的烹調方式多以涼拌生食、半熟起鍋、燙、蒸、沖泡或水煮為主，這樣做除營養不流失，更能利用激發出來的食物原味，達到提味的功效。

有時為了一些重口味或嗜葷食的朋友們，偶爾也會有一些煎或烤的料理上桌。

因為現代人都太喜歡吃油炸、烤，甚至麻辣的食物，再加上精緻加工，使得許多食物的營養素和原味都流失，再加上環境的毒化，自然導致各種疾病纏身。所以在所有解毒排毒餐的烹製過程中，都只使用蒸、炒、沖泡、水煮、涼拌等，保存營養素和原味的方式，讓大家在食用的過程中，能夠細細品嚐其中的好滋味，並且也能讓身體好好地吸收營養素，達到預防保健和改善疾病的效果，才是健康的烹調原則。

對我而言，做了幾十年的健康蔬食和粗食，對每一種食材都抱持著「物盡其用」的宗旨，盡量想辦法使其都能夠適合不同的烹飪方式，且還能盡展其滋味，達到「美味健康二合一」的原則，讓大家都能享受美味又健康。舉例來說，筆筒樹芽（也就是筆筒樹葉的嫩心），在農場時直接摘下來去皮就可以生吃，清甜可口、水嫩多汁，此外還可以炒成一盤山菜，煮湯更是鮮甜，充滿山珍情懷，所以粗食的真正關鍵就在於——愈原味的食材愈見真性，才能呈現食材的精華。

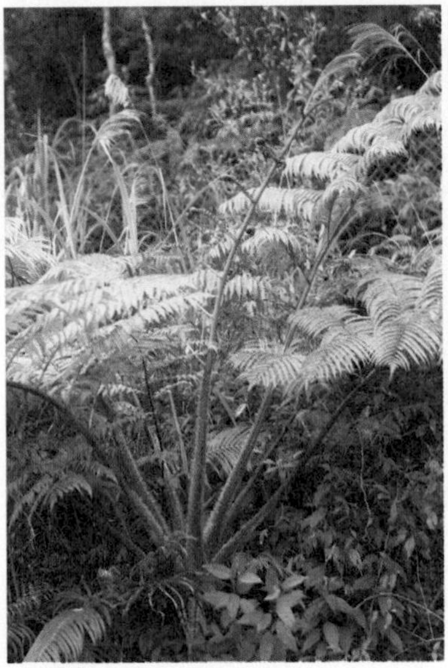
筆筒樹

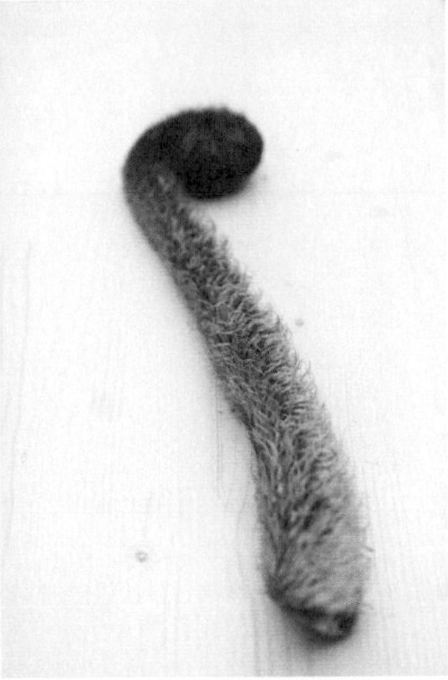
筆筒樹芽

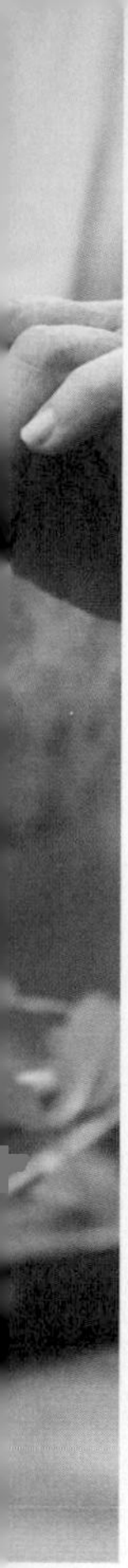

只要準備好薄荷、迷迭香、月桂葉等天然香料，除了作為盤飾外，還能剪碎加上橄欖油、醋等調味料，就成為菜餚的沾醬或佐料。

天然香料巧搭配，美味無負擔

以天然香料做配料、醬料、沾料與盤飾，有畫龍點睛之效，除了可調出最美的顏色之外，還能讓食物變美味，促進食慾。在烹煮的過程中，天然香草、辛香料的運用，是讓餐點變美味的關鍵之一。

如果運用得宜，就具有畫龍點睛的作用，讓整個餐點立刻好吃起來。薄荷、迷迭香、百里香、香椿、茴香、七葉蘭、肉桂、月桂葉、檸檬葉等香草原料，除了可以當做盤飾外，還能與味噌、橄欖油、醋等調味料調合，變成味噌醬、和風醬、油醋醬等醬汁，搭配沙拉、餅乾、麵包，就能成為風味獨特的美食。

我從小在鄉下長大，時常接觸這些辛香料植物，除了朋友鄰居的餽贈外，香草植物有一些是在花市採購回來栽種的。如果有興趣的人，也可以買來自己栽培，要用到的時候再摘需要的下來搭配或做菜，又健康又有趣，一舉多得，更充滿生活情趣。

我採買植物盆栽的習慣是先向賣家詢問清楚後，買回家試種看看，如果生長得不錯，再整盆移植到農場，若是無法適應農場環境，就再帶回山下的家，而那些搬到山上的盆栽植物等到可以適應山上的環境和氣候，再移植到農場的土裡，然後逐漸擴大栽植面積。這樣不僅增加農場作物的多樣性，更能壓縮芒草的生長空間，實為一舉兩得的好事情。

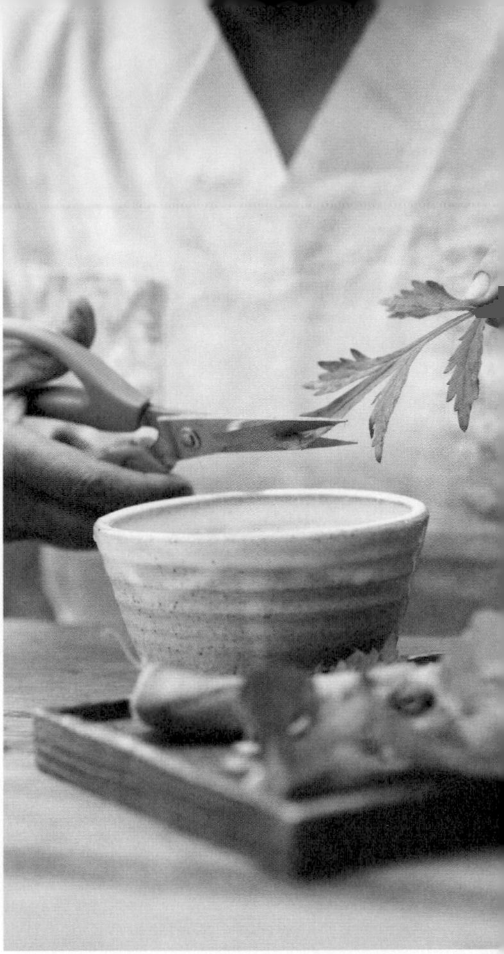

創意與愛心，人人都可以成為食神

為了家人的健康，在為家人做菜時，保持愉快的心情、滿滿的愛心，創意，菜色，遵循均衡、營養、清淡的烹調原則，再加上主菜配料、盤飾、器皿等的搭配，讓菜色多些變化，便可做出一道色香味俱全的健康美食。如此，同樣做一道菜、一頓飯，達到的效果就不一樣，除了保有健康蔬食的食療功能，更主張要能「好吃、好看」，讓做菜者、食用者都開心。

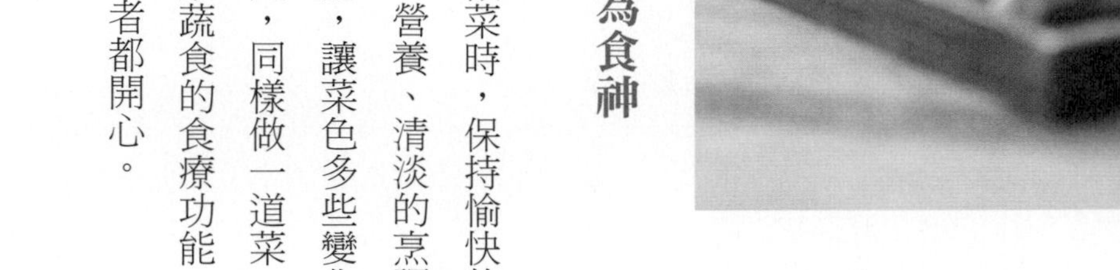

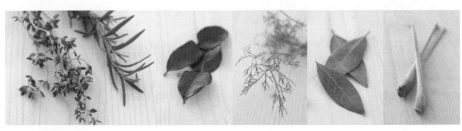

百里香　迷迭香　檸檬葉　茴香　月桂葉　香茅嫩莖

塘塘老師教你天天吃好飯——發揮創意多變化

很多人都說吃五穀米、十穀米很健康，甚至很多人直接去買配好的綜合米。這樣雖然也很健康又方便，但是我個人卻覺得這樣經年累月下來，很容易吃膩。我和早乙女老師是喜歡吃多樣化東西的人，所以我們總是把各式各樣的東西嘗試著不同的搭配。因此，我們煮的飯幾乎常常都不一樣。

今天也許是糙米加黃豆、薏仁，明天或許是黃豆、紅豆、糙米加芡實，後天又是糙米黃豆、燕麥加小米……，諸如此類，變化多端就是希望家人吃得健康又快樂。基本原則就是，先認識食材的特性後，再把這些健康食材靈活的搭配，並沒有拘泥所謂的比例原則，因為只要活用這些穀物食材，就已經對維護健康有所幫助、跨出養生習慣的一大步，隨自己和家人的喜好，常常做不同變化即可。以下提供我常做的「糙米薏仁飯」給大家參考。

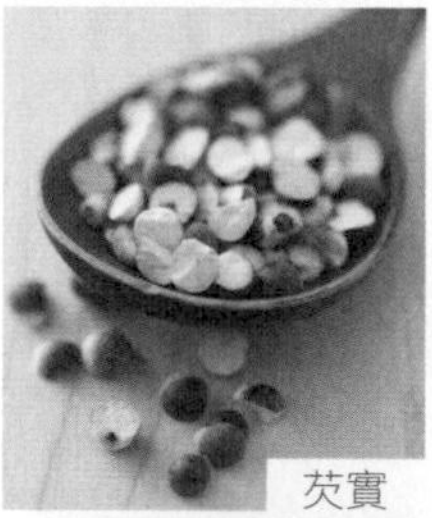
芡實

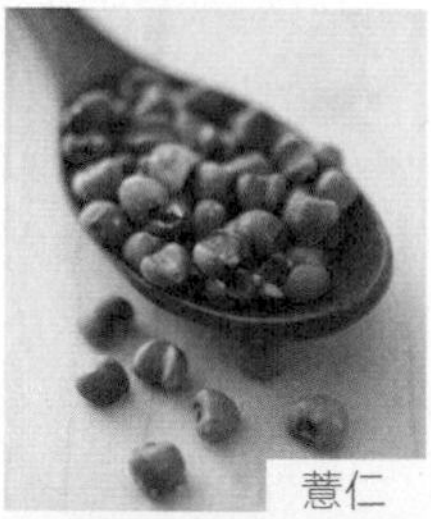
薏仁

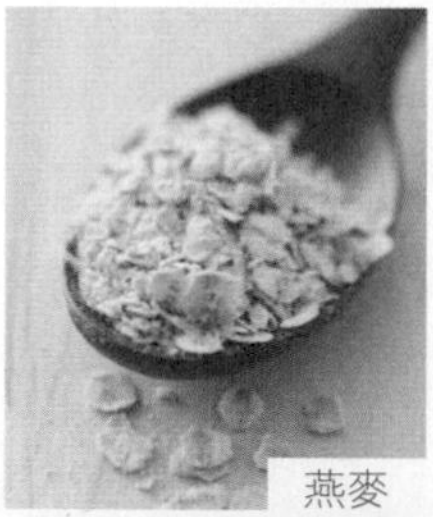
燕麥

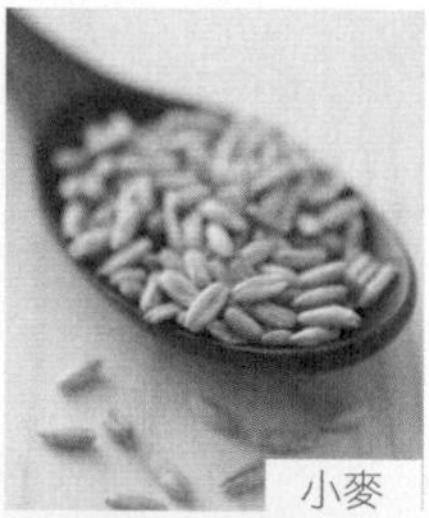
小麥

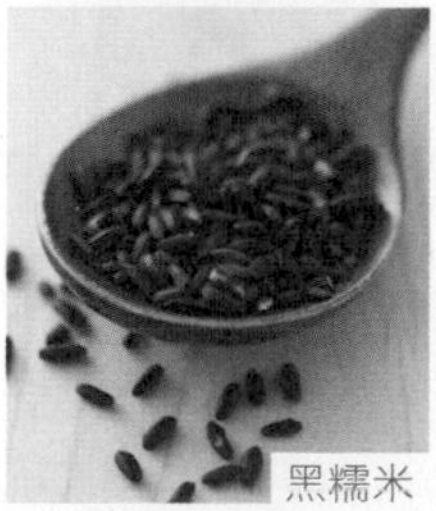
黑糯米

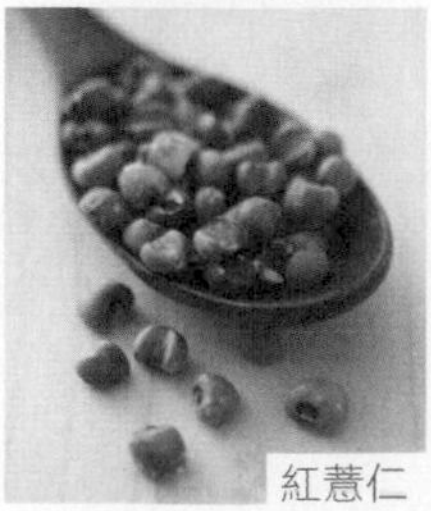
紅薏仁

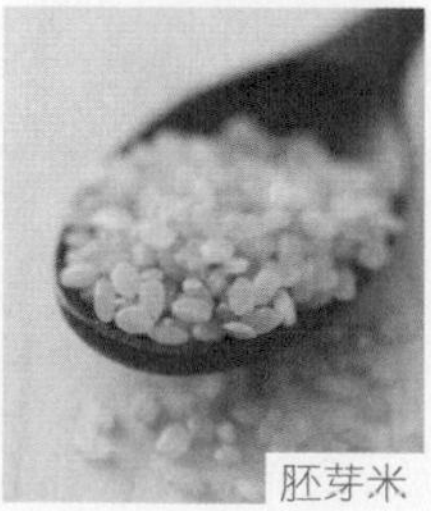
胚芽米

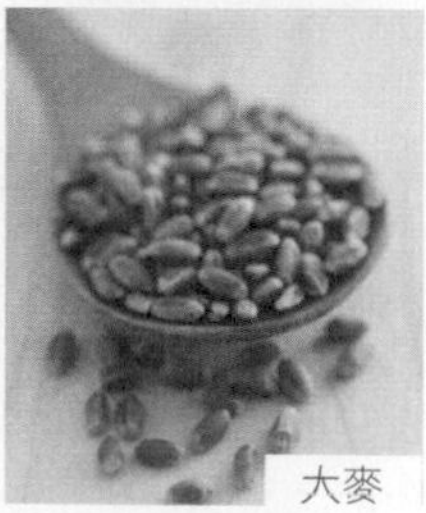
大麥

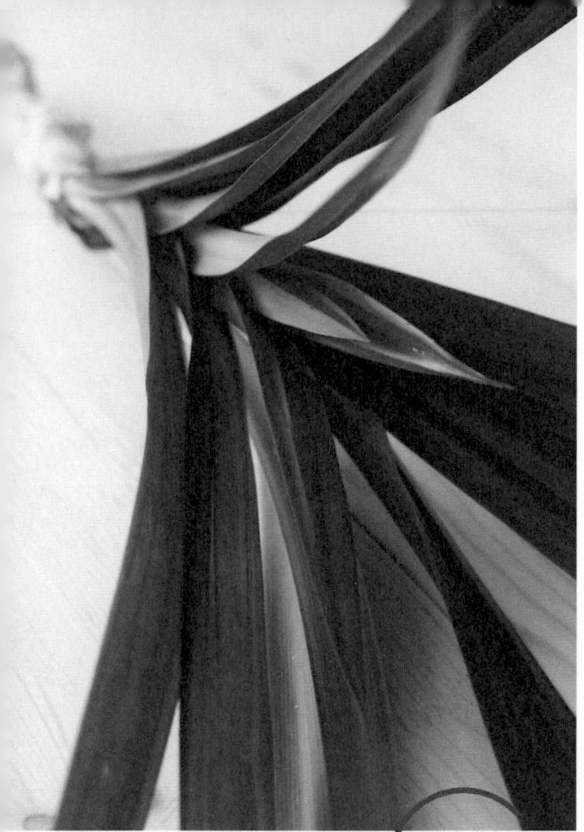

糙米薏仁飯

材料：
糙米3杯、黃豆1/2杯、紅薏仁1/2杯，水4又1/2杯，橄欖油1小匙、米醋1小匙，海鹽少許

作法：
1. 糙米、黃豆、紅薏仁一起放入鍋中洗淨。
2. 加入水、橄欖油、米醋、海鹽浸泡一晚。
3. 再移入電鍋中煮至熟即可食用。

活用七葉蘭

在我每天煮的飯中，最喜歡加一樣東西，那就是「七葉蘭」。七葉蘭是一種香草植物，東南亞人做菜時很喜歡用，幾乎每餐都會放一些在食物中。而且，七葉蘭的葉子因為外型類似鳳梨（波蘿），所以越南人就稱之為「香波蘿」。

因為七葉蘭的香味濃郁，每次煮飯時，將七葉蘭的葉子捲起來綁好，放入米中一起煮，要吃時打開飯鍋就會馨香滿溢，保證令人不自禁地多吃了幾碗飯。

七葉蘭除了可用來煮飯添香之外，煮成茶飲有一股濃郁的芋香味，具有清涼降火的作用。如果想要栽種七葉蘭，到花市就可以買得到，剛開始可先移到較大盆子裡，栽種一段時間後，即可摘下來使用。

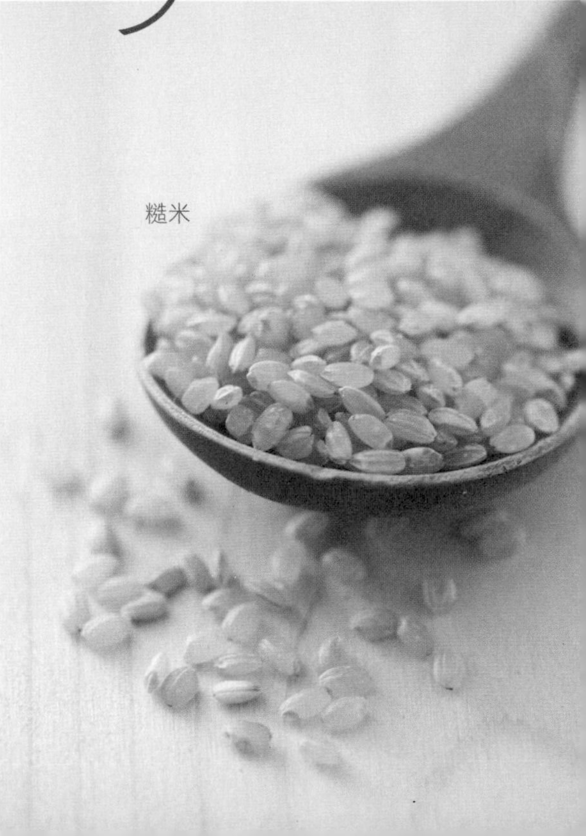

糙米

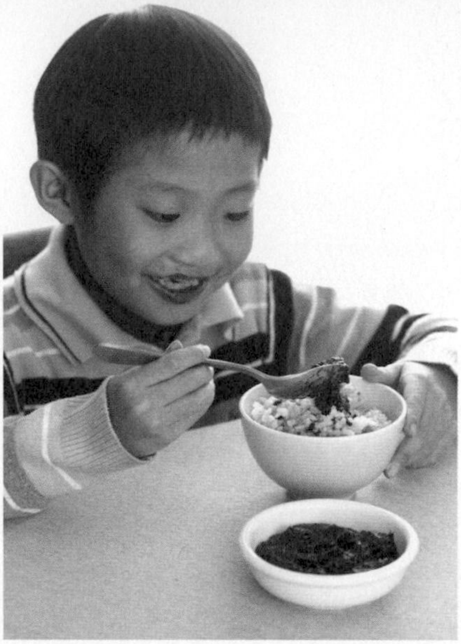

自製海苔醬配飯

我有個增加全家食慾的祕密武器——自製海苔醬，這道料理深受小孫子的喜愛，原本體弱多病的他，經過我這幾年來細心的飲食照顧，除了每天飲用我特調的「健康ㄋㄟㄋㄟ」（詳細作法見本書第一二六頁），再加上這道自製海苔醬，讓原本食慾不好的小傢伙，現在每餐都能吃下兩碗飯！

不只擺脫了藥罐子，還比以前更顯得健壯，難怪人家說「人是鐵，飯是鋼」，可真是一點也沒錯，更何況我煮的飯可說是加了愛心與營養的「加強版的鋼」。

自製海苔醬的味道和市售的海苔醬不一樣的地方，就在於多了昆布的天然鮮味與甘甜。配上一碗健康五穀飯，熱騰騰的飯香及七葉蘭香，讓美味留在口中，滿足溢上心頭。

很多學生和朋友嚐過海苔醬後，都在詢問作法，因此我特地在本書中公布這道我獨家特製的「塘塘海苔醬」。

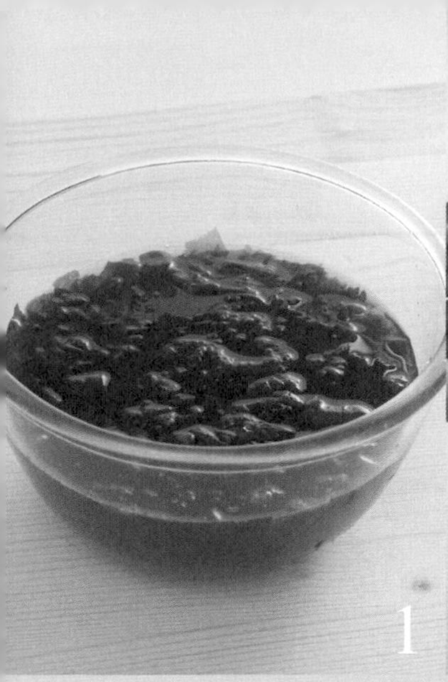

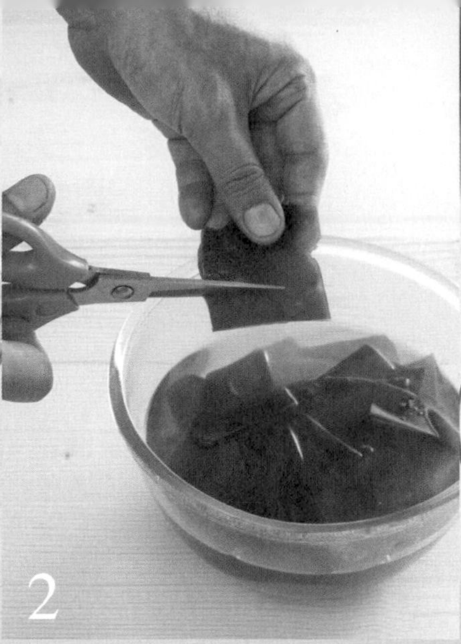

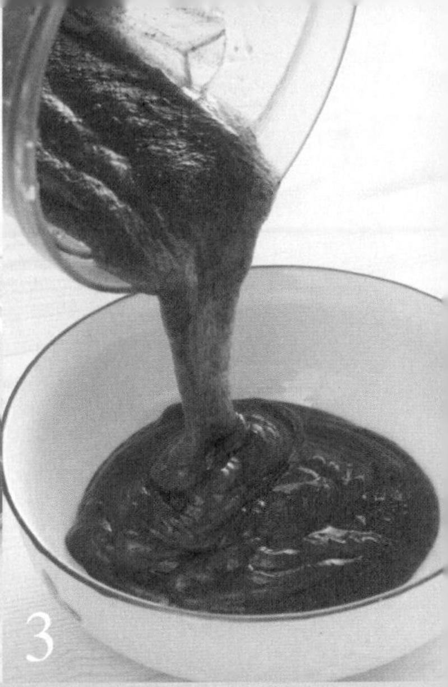

塘塘海苔醬

● **材料**

乾海帶芽10公克、煮過高湯剩下的昆布250公克、包壽司的燒海苔5片、昆布高湯600c.c.

● **調味料**

醬油150c.c.、糖70公克

● **作法**

1. 將乾海帶芽洗淨後，泡水2小時以上
2. 再將昆布剪成小片、燒海苔撕成碎片，備用。
3. 將昆布高湯、昆布、燒海苔、醬油倒入果汁機中，攪打成泥狀後，倒入湯鍋中。
4. 加入海帶芽、糖，以小火邊煮邊攪拌約40～60分鐘，煮至濃稠狀即成。

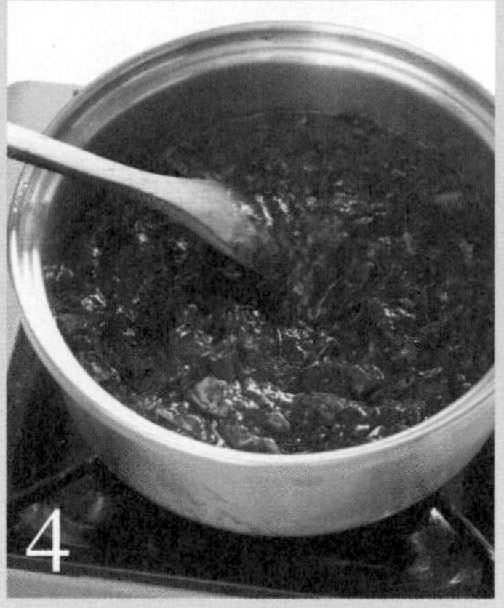

● 塘塘老師美味小秘訣

烹調技巧

● 在作法3中燒海苔和昆布注意要打得夠細綿無顆粒狀，口感更佳。

● 海帶芽也可改泡一個晚上，變得夠軟，才有口感和風味。

● 煮好的海苔醬可分裝到較小的保鮮盒中冷凍（待食用前移至冷藏退冰即可，不需再加熱），若每餐進出冰箱冷藏室約可保存5天。

● 海苔醬不論是拌麵、配飯、做佐料或搭配稀飯都很適合，既方便又美味。

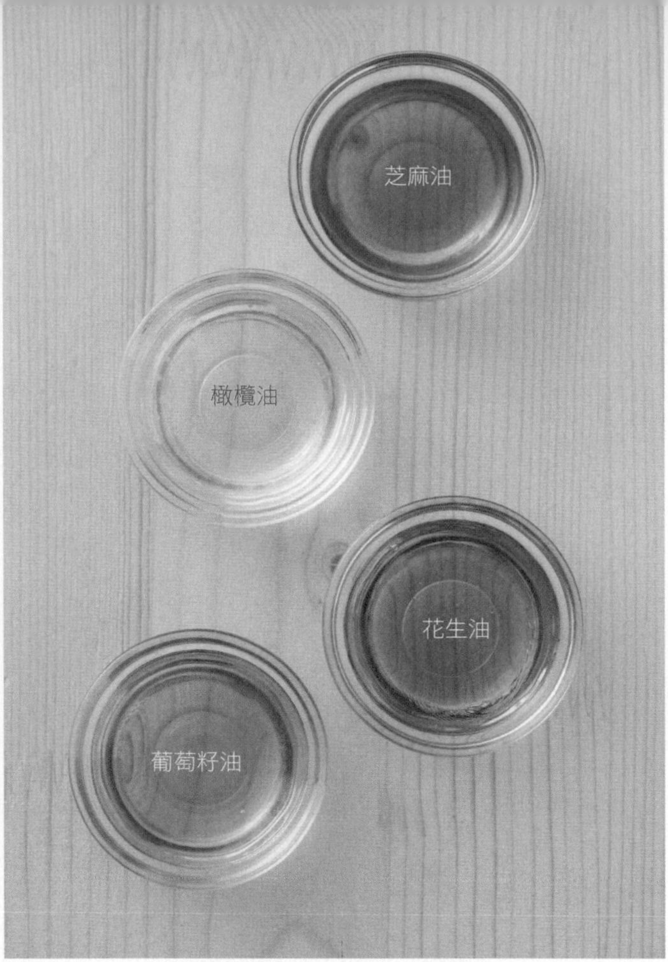

四、分享我們家的天然調味料

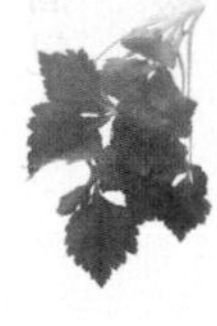

我選擇調味料的首要原則，就是天然、不加工、不造成人體負擔，在烹調上大多利用香草植物來增香提味，這樣才不會造成食過多人工添加香料，而身體不適的反應。天然的植物香料像是我的烹調魔法棒，具有畫龍點睛的功效，也不會喧賓奪主突顯不了新鮮食材的原本美味。

首選健康天然的植物油

我以前常用的油是花生油和芝麻

油，尤其愛用芝麻油，因為又香又純，成分也健康，花生油則是小時候用慣了。不過自從健康意識抬頭，一些醫學研究指出花生油中的Omega-3多元不飽和脂肪酸DHA和EPA，沒有芝麻油和葡萄籽油及橄欖油多，且起油煙點較低，高溫烹煮時較易變質便較少使用了。我常用的花生油都是從農友處購買的新採收現榨油，使用時不加熱，只用在拌麵、麵線、生菜和燙青菜等用途上。

現在芝麻油就變成我用油的主力了。葡萄籽油和橄欖油有獨特的風味和濃厚的健康元素，所以現在也進入了我用油的範圍。橄欖油因為適用溫度較低，且多為冷壓製成的，所以煎炒較不適用，涼拌甚至直接食用（尤其沾法國麵包一起吃風味最佳）都很好。

在實際烹調中，以涼拌來說，西式沙拉我會用橄欖油；日式或中式的菜色則用橄欖油加芝麻油；拌炒和煎煮則會用葡萄籽油，有時也會用對身體好處多多的芝麻油。

神奇的黑麻油

關於黑麻油的好處，我有兩個親友的親身見證可以分享給大家。兒子的女友有一位從美國回來的朋友，無論是神采或外表看起來都比實際年齡小了許多，追問之下才知道她多年來的養生秘訣，就是每餐都食用爆過老薑的黑麻油。

作法很簡單，就是以純黑麻油在炒鍋中預熱，加入大量的老薑片，小火慢慢爆至乾酥，待涼之後，去渣裝入乾淨的玻璃瓶即可，每餐吃飯時，可滴少許的老薑黑麻油於飯中，或用來拌青菜、拌麵，又香又好吃。

年前妹妹因為身上的傷口碰到不乾淨的水，竟罹患了敗血症，好不容才救了回來。自鬼門關走了一趟回來之後，她身體變得非常虛弱，於是每餐用這種老薑黑麻油煮食（通常是將菜煮好或燙熟之後，再滴入老薑黑麻油）。

神奇的是，過了一個星期左右，就覺得體力變好了，就連旁人也看得出來她在精神、體力、氣色等各方面，都有明顯的進步。她個人更感覺自從吃老薑黑麻油之後，手腳就變得很暖和，不像以前那樣怕冷了。因為妹妹的親身體驗，所以我在烹調時也常會利用老薑黑麻油。

選用海鹽，增加礦物質攝取

食用鹽，我較建議的是天然海鹽，因為它物美價廉，且含有豐富的甜味和鮮味，這兩味純是從大海中蘊藏的諸多海產寶藏集合形成的，經過曝曬後化成的菁華。沒有多餘的程序和加工，質地單純、乾淨，吃在嘴裡，更能因其純淨讓不同

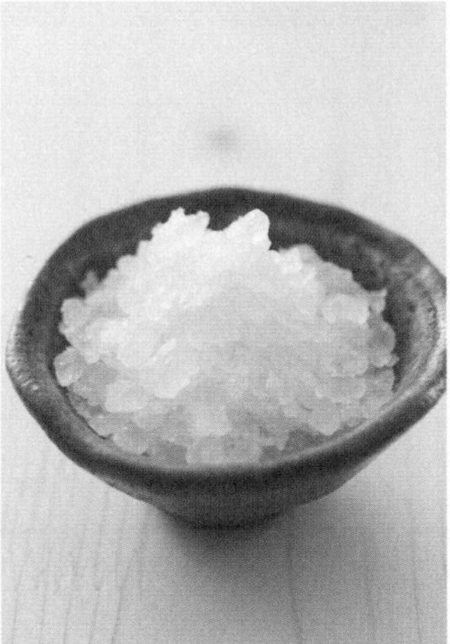

海鹽的外觀為粗顆粒，礦物質含量高。

食材融合在一起，並同時發揮各自的特色。

海鹽從外觀來看是粗顆粒，和一般精製鹽不一樣，但是，現在有機店也可以買得到磨成細狀的海鹽。海鹽因為沒有多餘加工程序，礦物質含量自然高，所以可以全面取代精製鹽，因此將海鹽稱為料理魔術師也不為過，所以我極力推薦——海鹽是粗食料理的最佳調味料之一，歡迎大家多多使用。

天然釀造醬油

我對醬油的基本要求是，一定要選用沒有防腐劑等添加物的天然釀造醬油，如原豆醬油（以黃豆、鹽釀製）或純釀造醬油。若能達到有機標準的話是更好，只是有機醬油數量少且價錢較高，至於採買地點，一般有機店或是超市的有機商品區都可買得到，如果有信任的有機商店自然是採買的首選。

另外，再提供一個選購醬油時的小祕訣，就是要看醬油的外觀、內容成分和味道等三點。

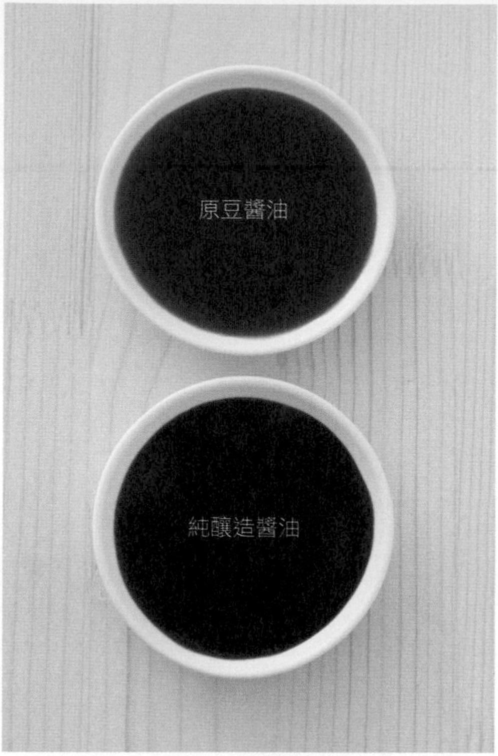

從外觀來看，可以把醬油拿起來搖一搖，天然純釀造醬油搖動時，產生的泡沫較細緻綿密，但化學醬油的泡沫則較大。

內容成分上，請注意內容標示，天然純釀造醬油必須要含有胺基酸（麩胺酸等）、有機酸、醣類（單醣、雙醣及多醣）等成分，且總氮含量要超過1.2（這是甲級醬油的國家標準），愈高愈好，表示胺基酸含量愈多。

最後，味道方面，天然純釀造醬油會散發出天然的豆香味，而化學醬油則無豆子的香醇味道，兩者相差蠻多的。以上三點可提供大家選購時的初步參考。

二號砂糖和黑糖

市面上糖的種類繁多，琳瑯滿目令人目不暇給，但我較常使用二號砂糖和黑糖，因為二號砂糖是甘蔗提煉出來的蔗糖，糖度在98％以上，是甘蔗經過壓榨、去雜質、結晶而成的棕色砂糖，品嚐起來有會甘蔗蜜香味，是風味極佳的

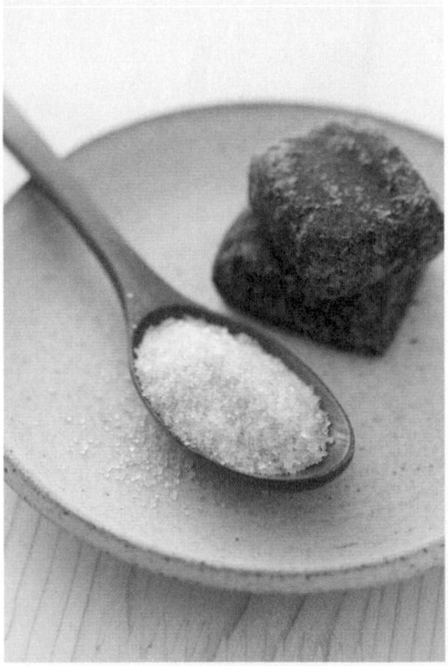

黑糖及二號砂糖都保留較多的原始風味，並且應用範圍較廣。

結晶糖。

和其他的砂糖比起來，二號砂糖雖然也經過提煉而成，但保留的原始風味最多，且能夠應用的範圍較廣，所以在黑糖之外，是我比較樂意使用的糖類之一。

黑糖因為近年來被研究出有極大的健康功效，因此名氣開始響亮，不過黑糖在烹調上，和粗食搭配起來還需要注意較多的細節。因為黑糖的味道較濃，所以要看搭配食材而定，如做甜點和果凍類食品時，就可以加黑糖，味道還不錯，所以大家可視自己的口味，去調整黑糖的運用。

無奶烹調更健康

因為家中的小孫子對奶類過敏，從他回來與我們一起同住之後，我家餐桌上的食物皆改為無奶料理，而小孫子也因此不用再吃些過敏的藥物了。無奶料理其實很簡單，也有很多的變化，最簡單的就是以腰果等堅果類替代奶油，在書中第一一三頁將有腰果奶作法介紹，這種自製天然的無奶白醬富含植物性蛋白質和不飽和脂肪酸等健康營養素，味道還有奶油般的口感，對健康有甚大的助益。

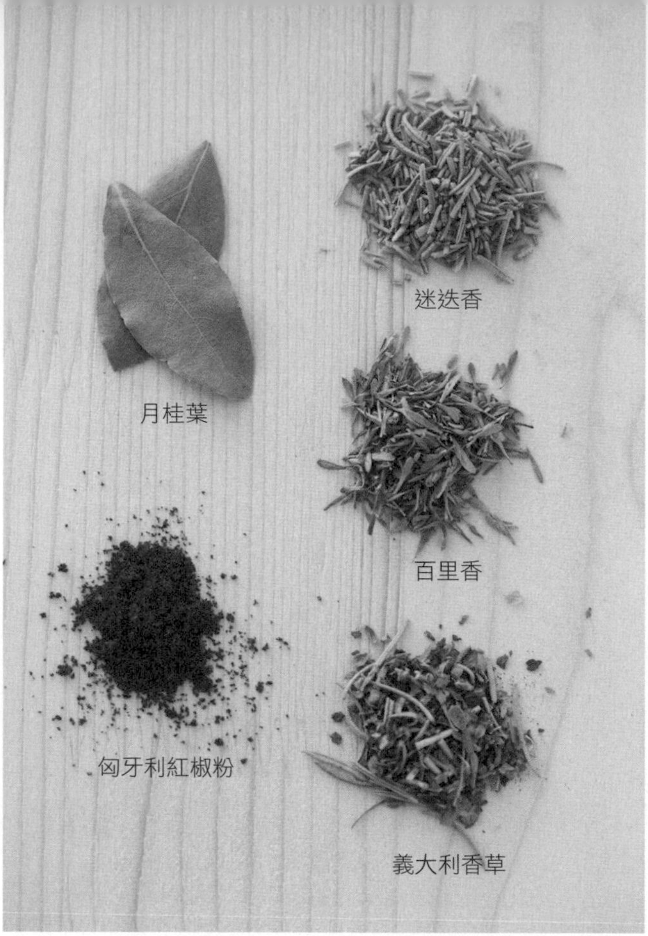
迷迭香
月桂葉
百里香
匈牙利紅椒粉
義大利香草

善用天然辛香料

現在因為辛香料應用的範圍愈來愈廣泛，同時我的農場栽種的種類和數量愈來愈多，所以我對辛香料的使用，除了一般常見的如九層塔、月桂葉、義大利香草、香椿、迷迭香、肉桂、荳蔻、百里香等之外，還使用野薑花、香茅、檸檬葉、艾草等更自然、更原始，也更富特殊香味的純天然香料，這部分也是我持續向邁自然栽種的初步成果之一。

除了點心之外，目前各式香料我運用最多的是在醬料中。因為經過這些年的發展和推廣，我們夫妻研製的醬料種類已愈來愈多，這當中香料的加入是功不可沒的。有關醬料部分在下個單元會繼續詳細介紹。

五、分享我們家的天然自製醬料&高湯

我喜歡在烹調時，運用一些醬料來讓餐點更加美味，但是市售的醬料有些會都添加了過多的人工香料，不是十分健康，因此我常常利用自己栽種的天然蔬果和香菜，嘗試調配出滋味和市售同樣好吃的自製醬料。

這些自製醬料既天然，味道也不輸一般市售的調味醬，拌飯、拌麵、炒菜、煮湯，甚至是單吃，都十分美味，很受到親友們的歡迎，他們總是向我要這些醬料的製作食譜。現在，我就將我在烹調上最常用到自製醬料食譜，做個總整理，分享給大家。以下，就是塘塘的私房醬料大公開！

久藏番茄醬

醬汁口味：鹹帶甘、微酸
保存期限：冷凍保存2～3月
變化應用：拌麵、義大利麵醬、炒菜、湯品調味料
運用食譜：P.164印度風香草蔬菜串、P.168香椿豆腐蘸茄醬、P.176甜菜根濃湯、P.178羅宋湯、P.184香草印度蔬菜濃湯

材料

紅透番茄2斤、橄欖油3大匙、海鹽2大匙

作法

1. 紅透番茄洗淨，切碎備用。
2. 將鍋子加熱，放入全部材料以中火炒，等煮滾後，再轉小火燜約30分鐘即可。

發現粗食好味道

烹調技巧

這道番茄醬宜選用紅透的番茄才會煮出好風味，而且它可說是廚房新手的大幫手，吃過的人都讚不絕口，做菜時只要適量加入，不需要另外加油或鹽。

適用料理

久藏香茄醬不管是拌普通乾麵、義大利麵、煮湯麵、炒豆腐、煮湯都很適合，甚至加入各種香草，例如茴香、百里香，即可變成各種不同風味的異國料理，真是妙用無窮呢。

應用變化

此道再加入月桂葉、香茅、檸檬葉、辣椒等材料，就可以煮成泰式酸辣湯。

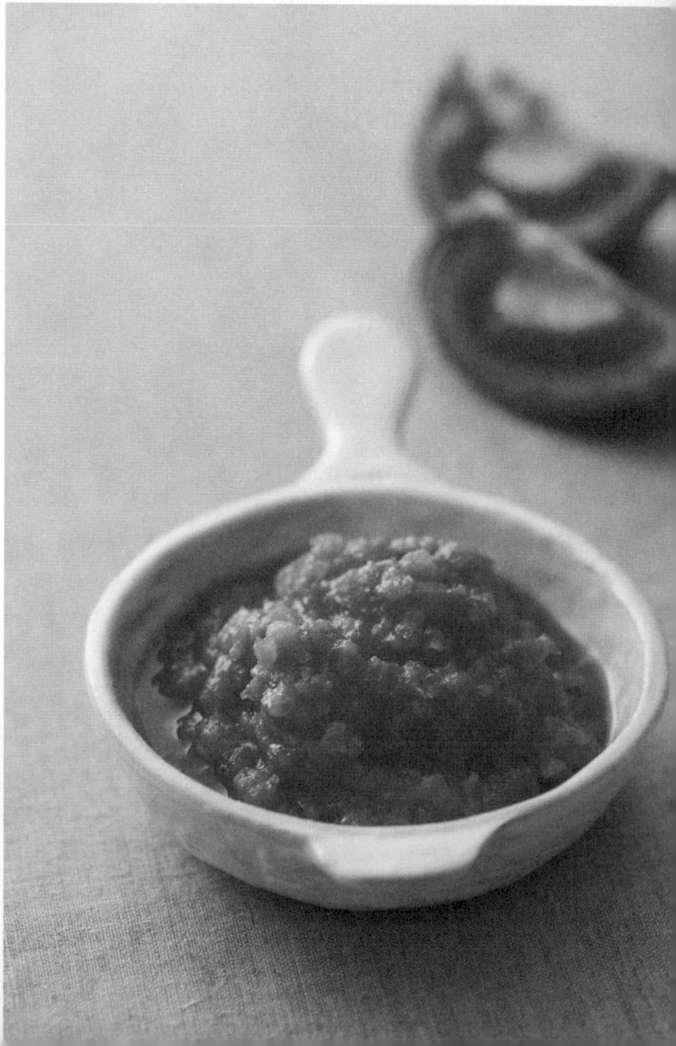

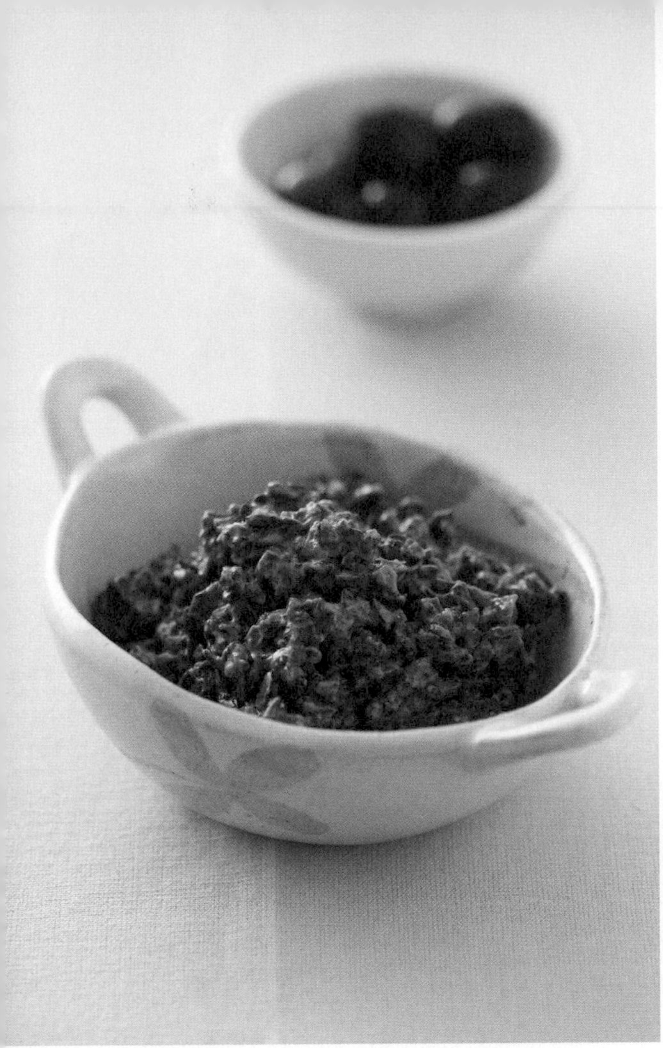

● 發現粗食好味道

應用變化

此道素魚子醬味道濃郁，只需蘸以少許就很夠味了，不喜歡甜食的朋友，可以拿它來當作零食蘸醬，也可以當開胃前菜，或是小點心等。

採買需知

黑橄欖罐頭則在有機店和較大的超市可以買到。

適用料理

用口袋麵包或法國麵包撕成小塊蘸著吃，或以各種生菜，如小黃瓜、白蘿蔔、西洋芹、紅蘿蔔、高麗菜等蔬菜及小餅乾蘸食均宜。

愛心素魚子醬

醬汁口味：微鹹帶香
保存期限：冷凍保存1～2月
變化應用：麵包、餅乾和生菜的沾醬

● 材料

黑橄欖（罐頭）15粒、黑糯米1杯、傳統土黃色豆腐乳（不辣的）3塊

● 作法

1. 先將黑糯米洗淨後，倒入內鍋水1又1/2杯，再移入電鍋中煮至開關跳起，悶約10分鐘備用。
2. 黑橄欖切成綠豆般大小的碎粒。
3. 將豆腐乳放入碗中搗成泥後，加入黑橄欖碎粒及黑糯米飯半碗攪拌均勻即可。

松子沙拉醬

醬汁口味：香濃微鹹
保存期限：冷藏保存5～7天
變化應用：可取代一般的沙拉醬
運用食譜：P.111多蔬素鮪魚醬、
P.164印度風香草蔬菜串、
P.171松子味噌醬焗鮮菇

材料

烤熟的松子200公克、昆布高湯1杯（200c.c.）、中型馬鈴薯1顆

調味料

海鹽1/2小匙、糖1/2小匙、黑胡椒粉少許

作法

1. 馬鈴薯用菜瓜布刷洗乾淨後，移入電鍋中蒸至熟，取出。
2. 將煮熟的馬鈴薯撕去薄皮，切成小塊放入果汁機中，再倒入昆布高湯。
3. 加入松子、海鹽、糖、黑胡椒粉攪打成泥狀即成。

昆布高湯

作法

1. 昆布10公克不需要清洗，只要以乾布略輕輕擦拭表面灰塵即可。
2. 昆布放入湯鍋中，倒入水1000c.c.以大火煮沸，再轉小火煮約5分鐘，即成鮮甜的昆布高湯。

• 昆布高湯除了可作沙拉醬，另可用來煮湯、煮麵及炒菜之用。

發現粗食好味道

烹調技巧

馬鈴薯的營養素多藏於薄薄的那層皮下，所以連皮一起煮熟再剝皮，可避免營養素的流失！

若是要製作給10歲以下的小朋友食用的話，也可以減少或拿掉全部的調味料。

應用變化

此道養顏松子沙拉醬調味非常簡單，可同時感受到松子和馬鈴薯的香綿口感，及味道中天然的清純之美，想要酸一點可視自己口味加入適量的檸檬汁或醋；或想要甜一點的可加入糖，輕鬆的變化自己喜愛的口味。

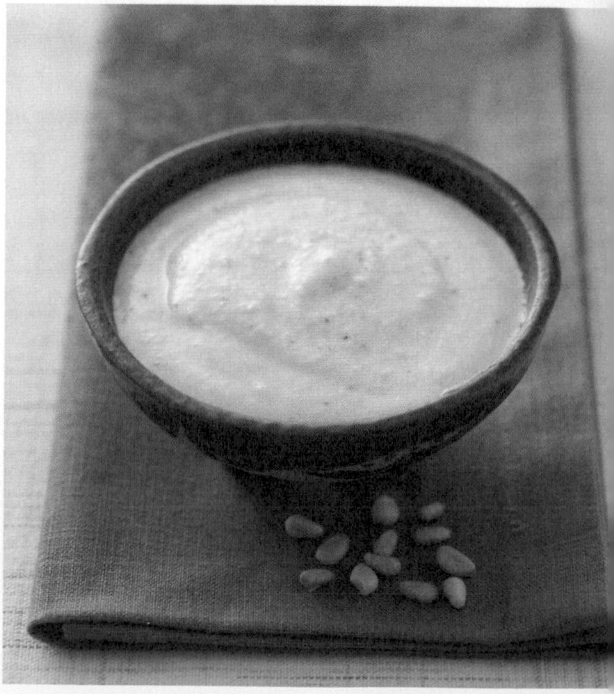

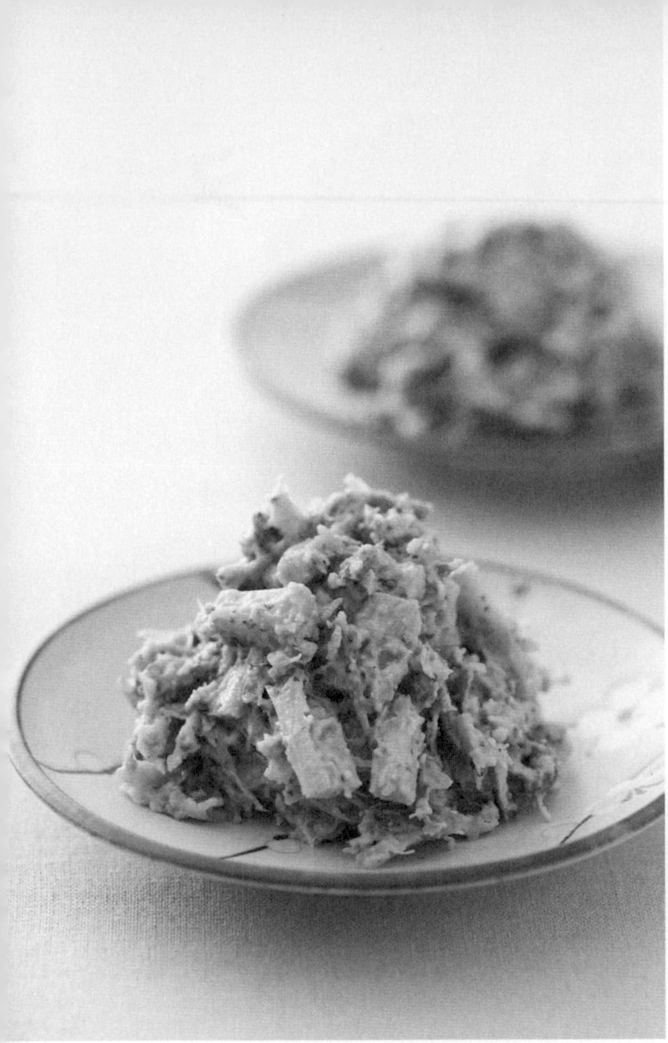

● 發現粗食好味道

烹調技巧

● 牛蒡和高湯一同熬煮到水快收乾時，記得要趁熱用桿麵棍打碎（不可用果汁機或調理機攪打，否則會太碎，就沒有鮪魚的口感了），不管在口感或外型，都很像真正的鮪魚醬，只是少了腥味而已。

● 昆布高湯作法見本書第110頁。

採買需知

香椿嫩芽醬、口袋麵包可在各大有機店採買。

應用變化

只要半個口袋麵包，塞入素鮪魚醬和各種現成的生菜與水果，既可吃得飽飽又可讓頭腦清醒、腸胃舒服。如果想要更有飽足感，可以再加一些水煮馬鈴薯即可。

多蔬素鮪魚醬

醬汁口味：紮實香濃
保存期限：冷藏保存5～7天
變化應用：夾口袋麵包或三明治、搭配生菜沙拉

● **材料**

牛蒡1支、昆布高湯2杯（400c.c.）、香椿嫩芽醬1大匙、松子沙拉醬4大匙、黃芥末醬1小匙

● **作法**

1. 牛蒡不去皮以小毛刷刷淨外皮，切1公分小段備用。
2. 將牛蒡與昆布高湯放入鍋中，以大火煮沸後轉成小火，煮至牛蒡熟軟湯汁收乾。
3. 取出牛蒡，放入較厚的耐熱塑膠袋中，用桿麵棍敲碎成小片狀。
4. 加入香椿嫩芽醬、松子沙拉醬、黃芥末醬拌勻即可。

百用無奶白醬

醬汁口味：微甜香濃
保存期限：冷凍保存2～3月
變化應用：煮濃湯或焗烤
運用食譜：P.131毛豆仁蕎麥麵

材料
中筋麵粉80公克、葡萄籽油3大匙、月桂葉2片、腰果奶1000c.c.

調味料
粗粒的黑胡椒粉1小匙、海鹽1大匙

作法
1. 先將中筋麵粉、葡萄籽油和月桂葉一起放入湯鍋中，以小火拌炒出香味。
2. 再將腰果奶慢慢倒入湯鍋，邊倒邊以打蛋器攪拌均勻。
3. 加入黑胡椒粉、海鹽煮沸，盛入容器中即可。

發現粗食好味道

烹調技巧

- 製作的過程中，需要利用鍋鏟，將鍋底邊圍的直角處的麵糊，刮出一起攪拌均勻，才不會煮出焦味。
- 腰果奶作法見本書第113頁。

應用變化

此道百用無奶白醬的用途廣泛，可用於各類的濃湯，如馬鈴薯濃湯、玉米濃湯、花椰菜濃湯、毛豆仁濃湯、或是焗烤醬等，作法簡單，更是長輩與嬰幼兒的美味天然食品。若是作法中不想用腰果奶，也可以用豆漿來代替。

保存方式

此道醬料做好之後，可分裝到保鮮盒內，放入冷凍庫保存，再依每次用的分量取出解凍，以免重覆解凍會縮短保存期限。

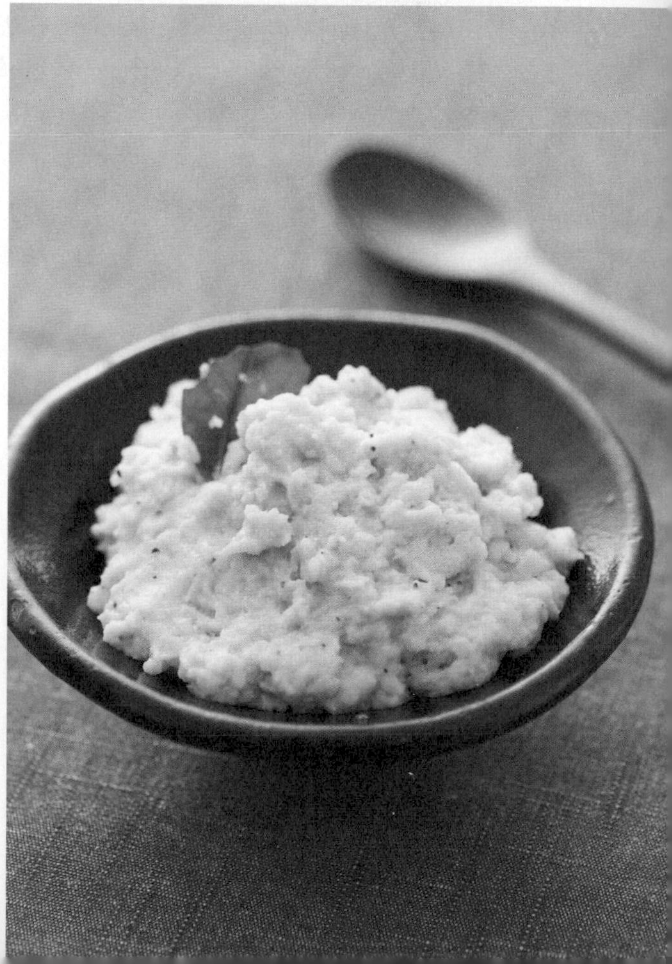

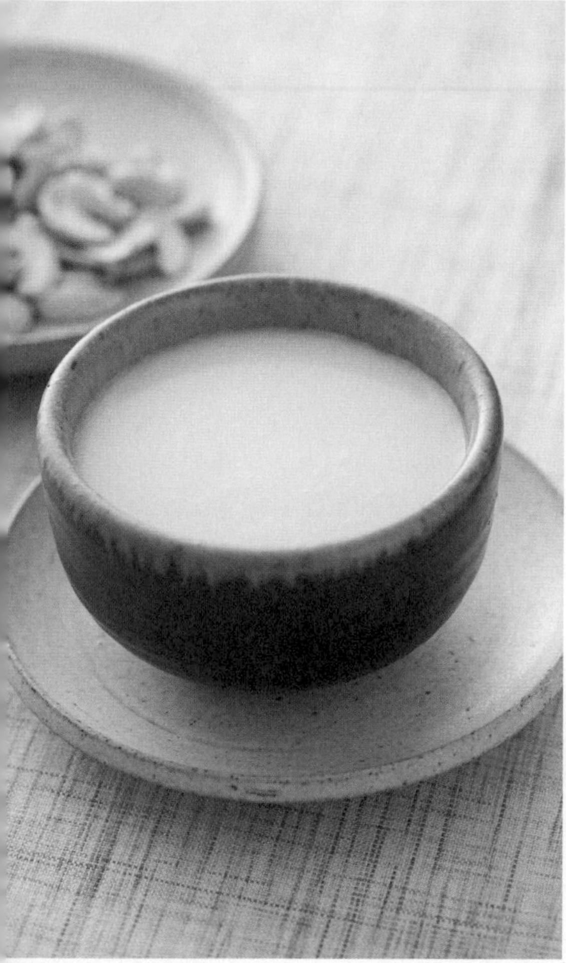

腰果奶

醬汁口味：淡淡堅果香
保存期限：冷凍保存2～3月
變化應用：代替牛奶，應用在各類需要用奶蛋的料理中
運用食譜：P.131毛豆仁蕎麥麵、
P.179高麗菜南瓜濃湯、
P.180馬鈴薯紅蘿蔔濃湯

材料

昆布10g、水 1000c.c.、腰果80g

作法：

1. 昆布以乾布輕輕擦拭過，剪成小塊狀，放入鍋中，倒入水以大火煮沸後，再轉小火煮約5分鐘，即成鮮甜的昆布高湯。
2. 將放涼的昆布高湯與腰果一起放入果汁機，攪打至腰果粉碎，變成白奶水狀即可。

＊不再過敏——腰果奶

自從家裡有一個對牛奶過敏的小孫子之後，餐桌上開始有了各種料理的變裝秀，這個腰果奶即是變裝秀的靈魂，它可以變化萬千，讓無奶料理更美味更滿足，任何要用到奶的料理，都可以用它來取代，再也不用擔心過敏的問題了。

發現粗食好味道

保存方式

腰果奶如果冷凍保存，最長可放3個月，但我仍建議盡早食用完。

應用變化

腰果可以用生的，也可用烤熟的，兩種風味略有不同，美味卻是各有千秋，兩種都有很好的味道，生的腰果打出來的奶比較原味，有堅果的甜味，而烤熟的腰果則有較濃郁的香氣，想用哪一種，依個人喜好決定即可。

無奶蛋沙拉醬

醬汁口味：微甜順口
保存期限：冷藏7天
變化應用：沾生菜、麵包、水煮馬鈴薯或三明治等
運用食譜：P.162芥末茄子

材料

涼的無糖豆漿200c.c.、松子30公克、腰果80公克

調味料

海鹽3/4小匙、黃芥末醬1小匙、糖1大匙、糯米醋3大匙

作法

1. 先將烤箱預熱至100度，放入松子、腰果烤約10分鐘，取出，待涼備用。
2. 將腰果稍為切碎，放入果汁機中，再加入松子、豆漿及全部的調味料，攪打至綿密狀即成。

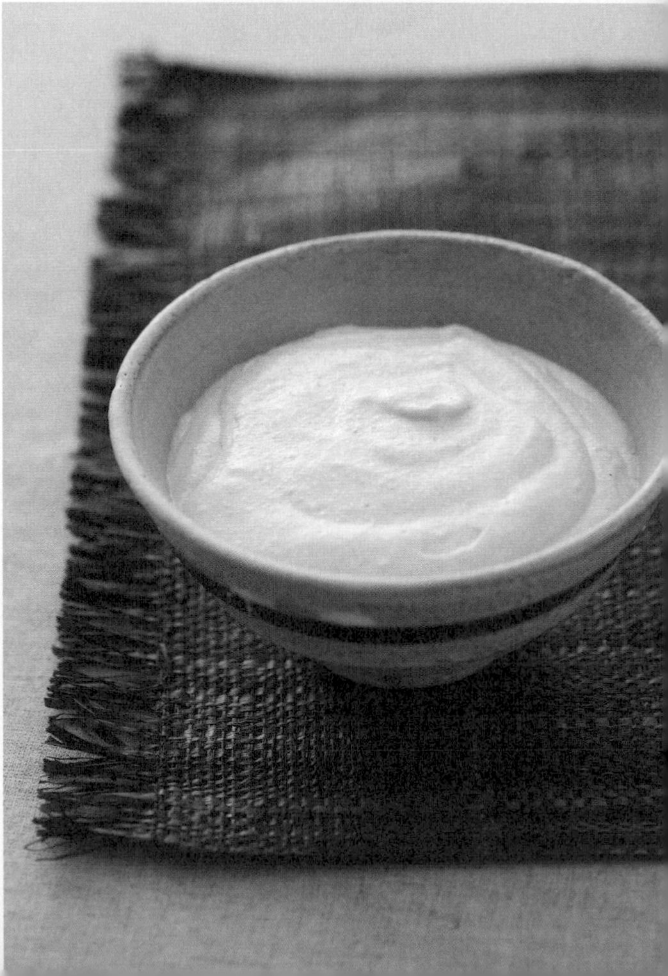

發現粗食好味道

烹調技巧

將腰果稍為切過可以較快速地將堅果打細，縮短果汁機攪打的時間，避免沙拉醬打到發熱，影響品質。

採買需知

購買松子和腰果時，應注意品質的新鮮，未用完的應放入冰箱內存放，已經不香或味道不新鮮時，則不可再食用，以避免吃到致癌的黃麴毒素。

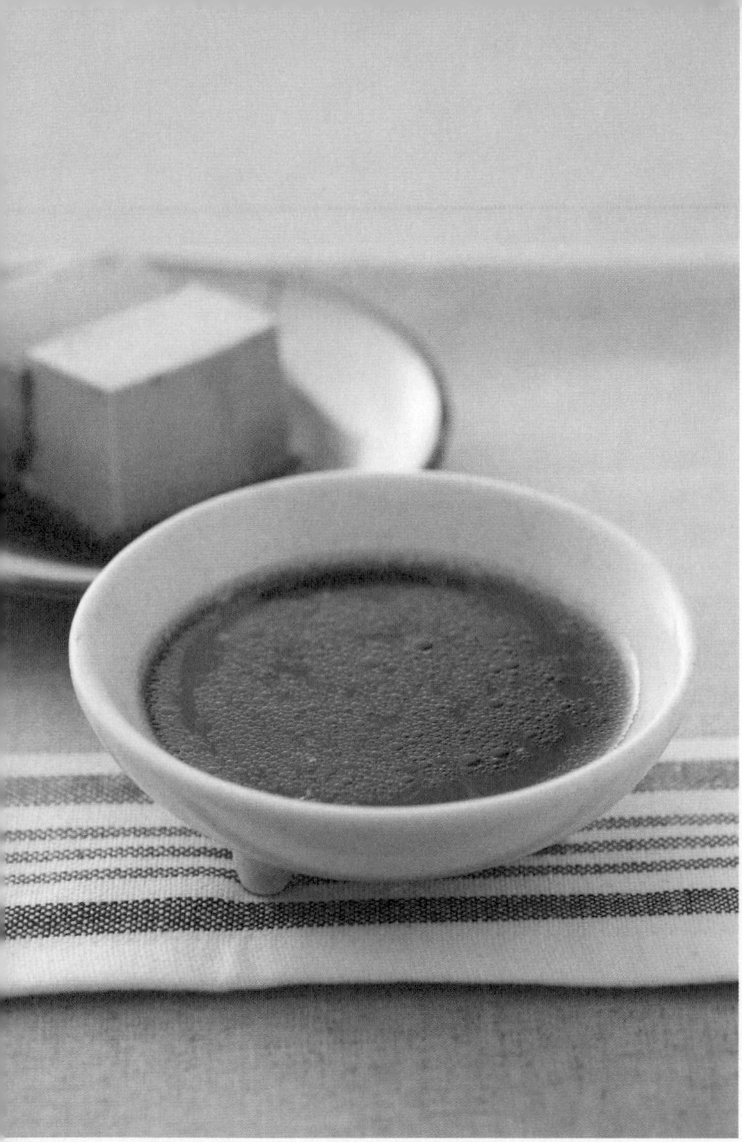

● 發現粗食好味道

應用變化

可將此道醬料靈活運用，例如準備有機豆腐400公克，將豆腐切2公分立方塊狀，再將此醬汁澆在豆腐裡，泡半個小時即可享用不同風味的拌豆腐。

採買需知

香椿嫩芽醬可在各大有機、生機店採買。

橙汁拌香椿

醬汁口味：類似和風沙拉醬
保存期限：冷藏可保存7～10天
變化應用：淋生菜沙拉，或者拌涼麵、醃漬各種蔬菜如小黃瓜、白蘿蔔、大頭菜等，還可以將有機豆干、麵腸、杏胞菇等醃漬入味之後，再利用煎烤，即成美味的BBQ。

● 材料

醬油150c.c.、純柳丁汁250c.c.（現壓的或是盒裝100％原汁皆可）、香椿嫩芽醬1小匙、薑汁1小匙、香油1小匙

● 作法

1. 將醬油、柳丁汁、香椿嫩芽醬、薑汁、香油放入碗中拌匀即可。

阿拉伯黃豆醬

醬汁口味：香濃醇厚、微鹹
保存期限：冷凍保存3個月、冷藏可保存3～5天
變化應用：可塗在口袋麵包、法國麵包或全麥吐司上直接享用，或者加上番茄片、美生菜等作成三明治，當做早餐、下午茶點心及聚會餐點等。

材料

黃豆2杯（200c.c.的杯子）、
昆布高湯4杯（800c.c.）

調味料

鹽1小匙、醬油1小匙、
粗粒的黑胡椒粉1/4小匙、
芝麻醬5大匙、檸檬汁1/4杯、
香椿嫩芽醬1大匙

作法

1. 黃豆浸泡水一晚後，瀝乾水份，再放入昆布高湯中煮至軟（約是手指可捏壓碎的軟度），瀝出湯汁備用。
2. 將煮軟的黃豆搗爛成泥狀，加入全部的調味料拌勻，如果太乾，可加入少許作法1留下的湯汁，調成果醬狀即成。

發現粗食好味道

烹調技巧

- 黃豆以昆布高湯來煮，會釋出蛋白質特有的香氣，比用水煮的味道更香濃，如果用快鍋（壓力鍋）煮，可較節省時間與燃料，風味也更佳。
- 昆布高湯作法見本書第110頁。

採買需知

香椿嫩芽醬可在各大有機店採買。

保存方式

此道阿拉伯黃豆醬做好後可裝在保鮮盒中，放入冷凍庫保存，冷藏的話勿超過5天，並且不要在室溫中久放，才可享用到新鮮的美食。

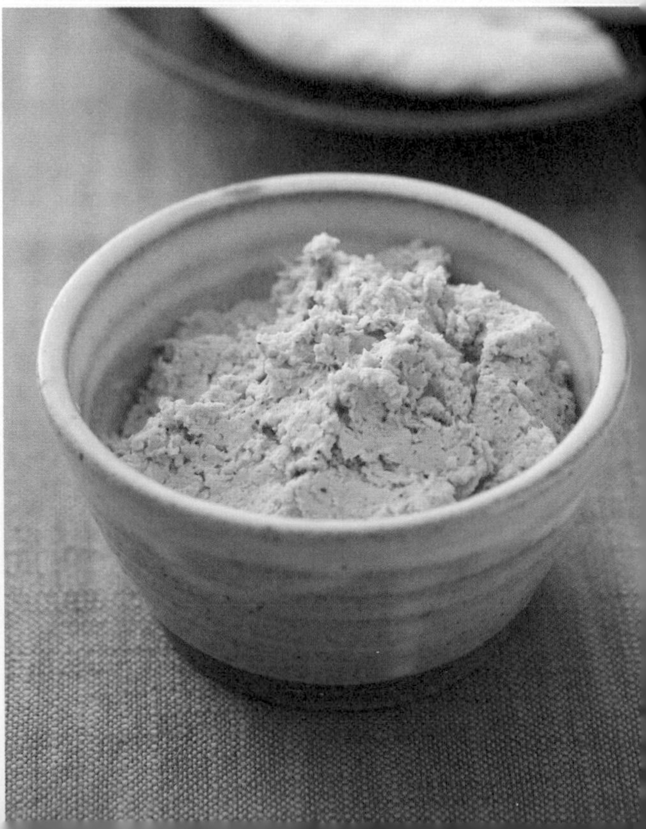

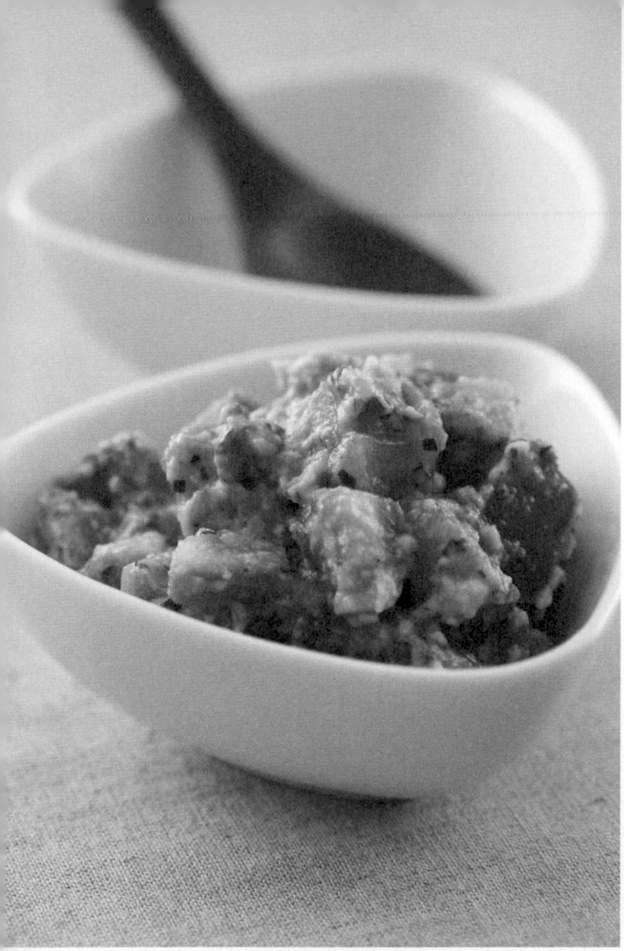

● 發現粗食好味道

烹調技巧

家中如果有小朋友的話，可減少或全部拿掉調味料中的鹽、黑胡椒粉和Tabasco酸辣醬，只加天然的香椿嫩芽醬和檸檬汁即可。

採買需知

- 紫色皮的酪梨品種，口感較綿密、味道較甜，如果無法買到的話，綠皮的酪梨也可以當作第二選擇。
- TABASCO辣醬可至較大的超市採買。
- 香椿嫩芽醬可在各大有機店採買。

應用變化

此道醬料可塗抹在口袋麵包、法國麵包或全麥吐司、蘇打餅乾上直接享用，或是作為義大利麵或各種通心麵的拌醬。

爽口酪梨醬

醬汁口味：清爽略酸微辣
保存期限：冷藏保存3～5天
變化應用：夾口袋麵包、生菜沙拉等
運用食譜：酪梨醬拌麵

● 材料

紫色酪梨1個、中型紅番茄1個

● 調味料

香椿嫩芽醬1小匙、海鹽1/2小匙、
粗粒的黑胡椒粉1/4小匙、
檸檬汁1小匙、Tabasco辣醬1/4小匙

● 作法

1. 所有食材洗淨；酪梨切半剝皮去籽，用湯匙壓打成泥狀；番茄切成約1公分丁狀備用。
2. 取一湯碗，放入香椿嫩芽醬、海鹽、黑胡椒粉、檸檬汁、Tabasco辣醬，充分拌勻後，放入酪梨泥、番茄丁拌均勻即可。

味噌高纖拌醬

醬汁口味：蔬香鹹味
保存期限：冷凍保存1～2月
變化應用：拌飯、拌麵醬

材料
紅蘿蔔350公克、牛蒡350公克
青椒2個

調味料
香油1大匙、橄欖油1大匙
黃細味噌120公克、黃砂糖4大匙

作法
1. 將所有食材洗淨；紅蘿蔔、牛蒡、青椒切成小碎粒備用。
2. 取一炒鍋倒入香油，以中火加熱後，放入作法1材料拌炒至熟軟，盛至盤中。
3. 再將橄欖油倒入炒鍋中，放入黃細味噌及黃砂糖拌炒，待黃砂糖溶化後，放入作法2拌勻，即成。

發現粗食好味道

烹調技巧
由於紅蘿蔔和牛蒡近表皮處，含豐富的維生素，所以建議如果食材表皮較光滑完整，最好不要去皮，只要將表皮刷洗乾淨即可。

應用變化
此道醬料作法容易，用途多又好保存，很適合料理新手。可用於拌飯、拌麵、小黃瓜沾醬或壽司裡的調味醬等用途。

保存方式
此道完成之後，分裝到保鮮盒內放入冷凍庫保存，依每次使用的份量解凍，以免反覆解凍影響品質。

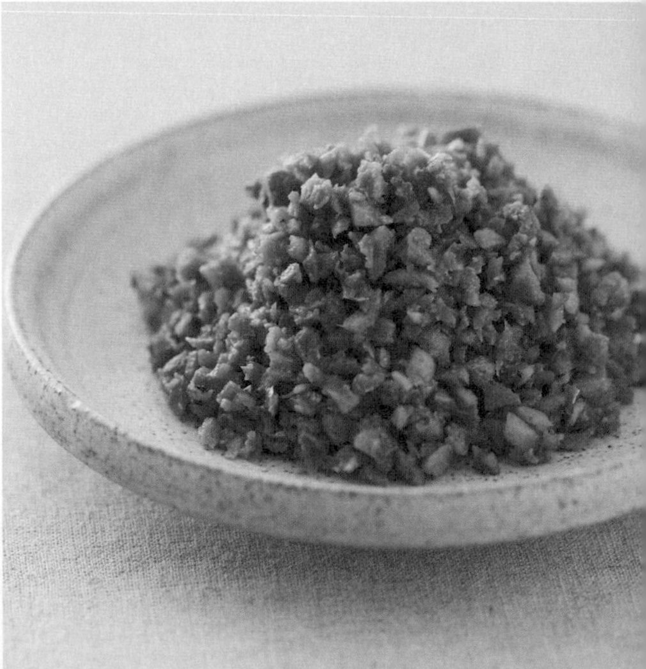

PART 3
和健康一起上菜

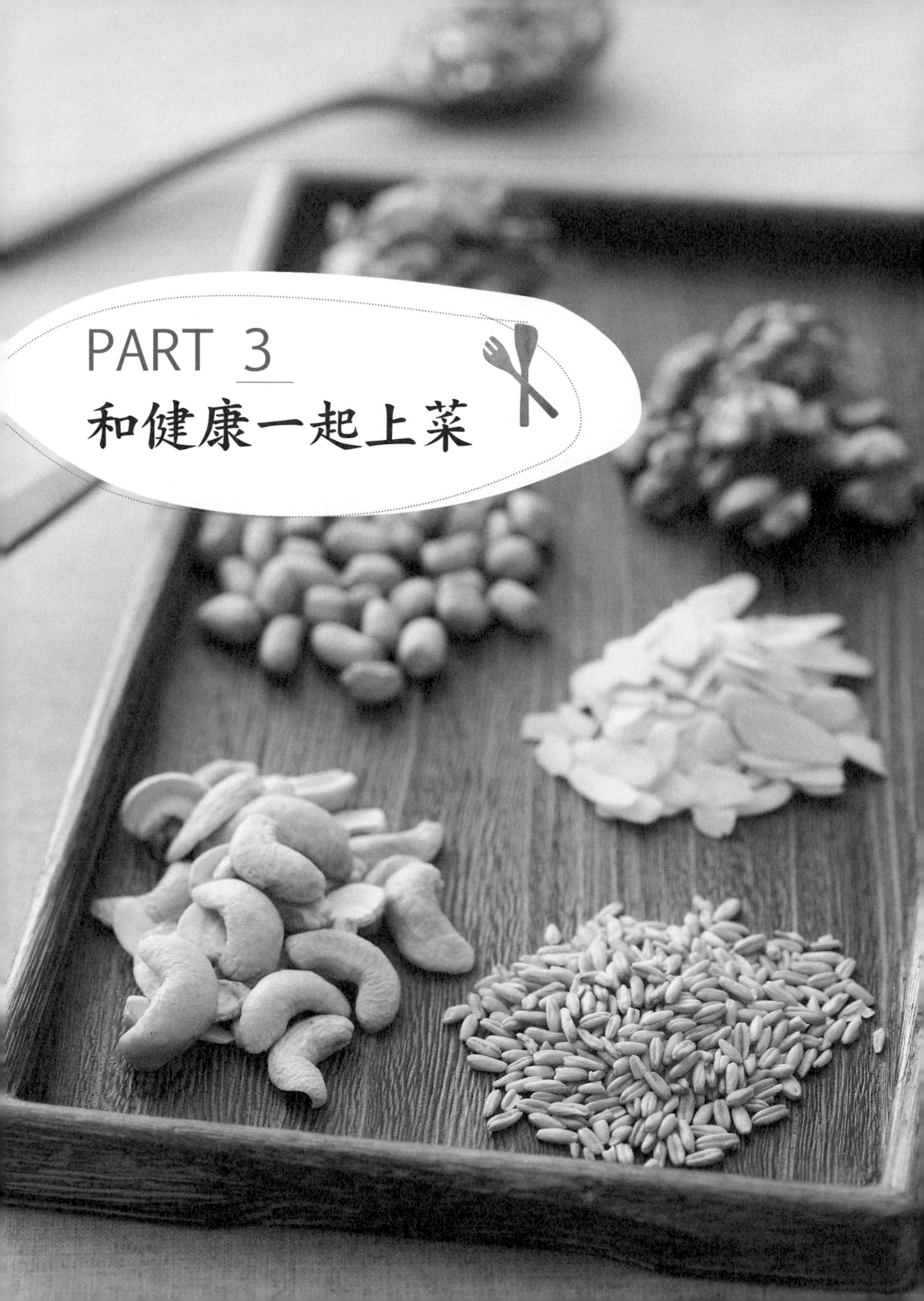

懶人健康餐 主食

五蔬燴飯（4人份）

材料

A 紅薏仁1杯、糙米2杯

B 乾的黑木耳15公克（或新鮮黑木耳90公克）、紅蘿蔔50公克、白蘿蔔150公克、豆包2片、青豆仁4大匙、昆布高湯2杯（400c.c.）

調味料

A 香椿嫩芽醬1小匙、糖1/2小匙、鹽1小匙、醬油1又1/2大匙、香油2 小匙、黑胡椒粉少許

B 地瓜粉、水各1大匙

作法

1. 紅薏仁和糙米洗淨，加入比食材多一倍的水量浸泡一個晚上。
2. 將紅薏仁、糙米瀝乾水分，再倒入水3杯，移入電鍋中煮熟，即成糙米薏仁飯。
3. 乾的黑木耳浸泡水至軟，去除硬蒂，切成塊狀；紅、白蘿蔔去皮，切成絲狀；豆包洗淨，切成絲狀。
4. 將材料B、調味料A全部放入鍋中，以大火煮至熟，加入調勻的地瓜粉水勾芡。
5. 將糙米薏仁飯盛入碗中，再淋上作法4即可食用。

發現粗食好味道

烹調技巧

- 糙米營養豐富，但是口感稍硬，所以煮糙米飯時，水的比例要比煮一般白米時稍多，大約是1杯糙米加1.3杯水，如能預先泡水，則不必增加水量。
- 紅薏仁可事先多浸泡約1～2斤，浸泡完成後，再裝入保鮮盒或小袋子分裝冷凍，即可隨取隨用，而浸泡好的紅薏仁和糙米一起煮時，只需加入米的水分即可，如果想要口感較軟，可再酌量加入適量的水。
- 昆布高湯作法見本書第110頁。

採買需知

- 購買糙米時，必須注意保存日期及包裝的完整性，然後買回家後立即檢查，以免買到已變質或有長小蟲的不良品。開封之後要放入冰箱冷藏或冷凍保存，才能享受到營養又新鮮的米飯。
- 香椿嫩芽醬可在各大有機店採買。

塘塘家的樂活事

早餐和中餐是我們家最豐盛的兩餐，晚餐則較常出現這道作法簡單營養又均衡的五蔬燴飯。香香QQ的米飯，再搭配以昆布高湯及新鮮爽口的蔬食煮成的燴菜，除了可攝取到豐富的營養，更可以讓腸胃減少負擔，嗯嗯也變得好輕鬆喔！

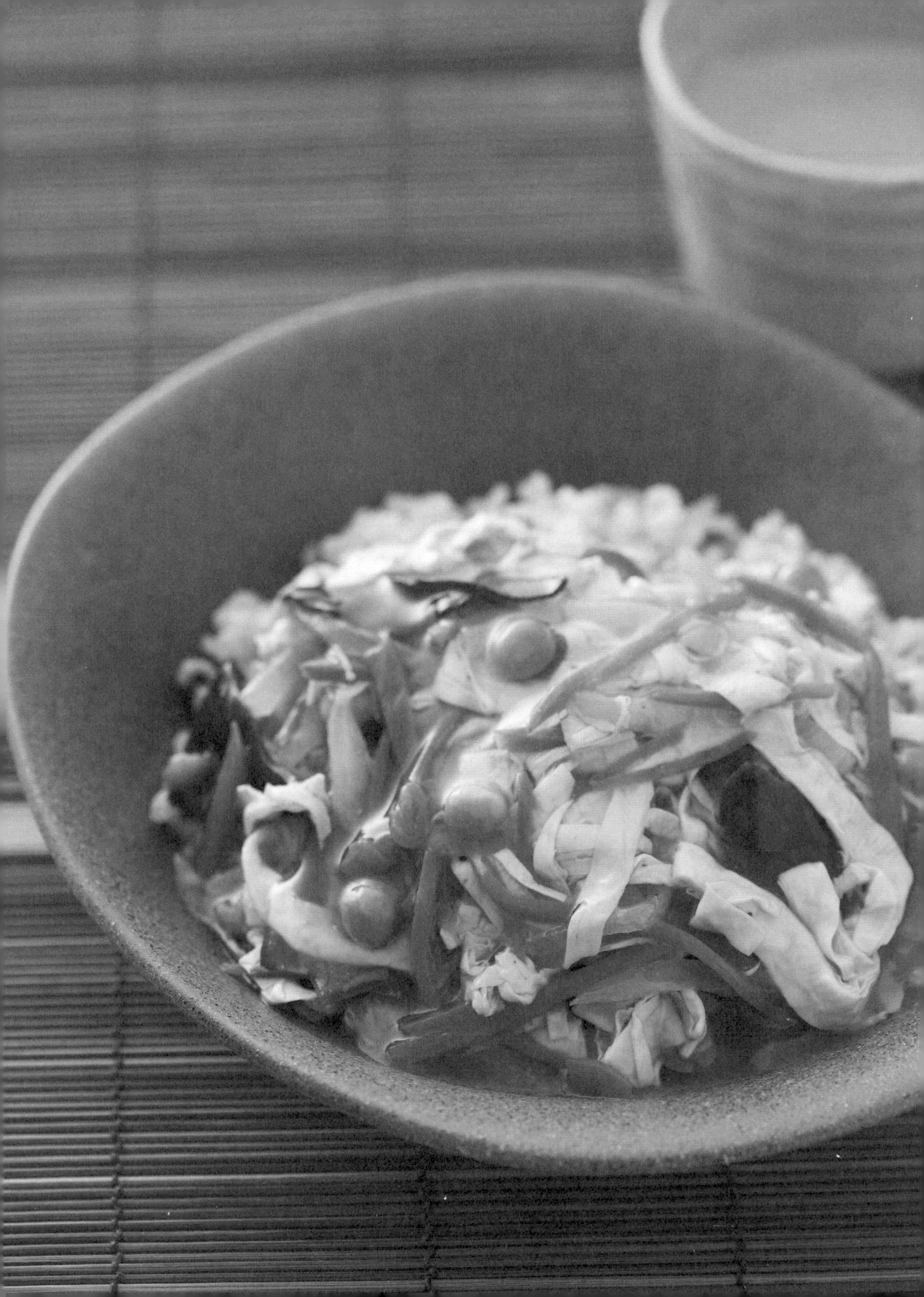

纖瘦有勁 主食

糙米竹筍飯（4人份）

● **材料**

新鮮冬筍（或綠竹筍）2支（約600公克）、米1大匙、有機豆包100公克、昆布高湯4又1/2杯（900c.c.）、糙米3杯（600c.c.）、芹菜末1/2杯、烤熟黑芝麻3大匙

● **調味料**

葡萄籽油2大匙、醬油1大匙、海鹽1小匙

● **作法**

1. 糙米洗淨，加入比糙米多一倍的水量浸泡4小時以上，瀝乾水分。
2. 冬筍整支不去皮，用清水刷洗乾淨，放入湯鍋中，加水淹過冬筍，再加入米（去竹筍的苦味），以大火煮沸，轉小火煮約40分鐘後，取出，剝皮，切成絲。
3. 炒鍋加入葡萄籽油預熱，放入豆包煎至兩面呈金黃色，取出，切成丁狀。
4. 取一湯鍋，倒入昆布高湯、醬油、海鹽以大火煮沸，再放入冬筍絲、豆包丁，轉小火煮約2分鐘，撈出冬筍絲、豆包丁（湯汁留用）。
5. 糙米放入電鍋內鍋，再將冬筍絲、豆包丁鋪在上面，倒入作法4的湯汁3杯（湯汁不夠時，可用昆布高湯補充）。
6. 移入電鍋煮至開關跳起，續燜約20分鐘，打開鍋蓋，充份攪拌均勻，盛入碗中，再加入芹菜末、黑芝麻即可食用。

● **發現粗食好味道**

烹調技巧

● 竹筍加入生米煮熟的作用，有助於去除竹筍的苦味，保留竹筍的鮮甜味，而且可讓竹筍的果肉色澤更脆嫩潔白。

● 昆布高湯作法見本書第110頁。

採買需知

● 在竹筍盛產的季節裡，任何一種筍子都是人間美味，鮮甜香郁的滋味讓人百吃不膩，但是在選購冬筍或綠竹筍時，記得要選體型肥碩略彎曲，不要太長，筍尖沒有綠色，才不會帶有苦味。

● 選購豆包或豆製品最好是到有機店或是找有熟悉的安全店家，以免買到添加防腐劑的產品。

塘塘家的樂活事

煮飯時可將內鍋水改用昆布高湯，這樣的改變可以讓家人吃到各種有益健康的礦物質，而昆布的鮮甜更是勝於各類味精。也可以乾的昆布剪成小塊，與米一起煮更能攝取豐富的纖維質。

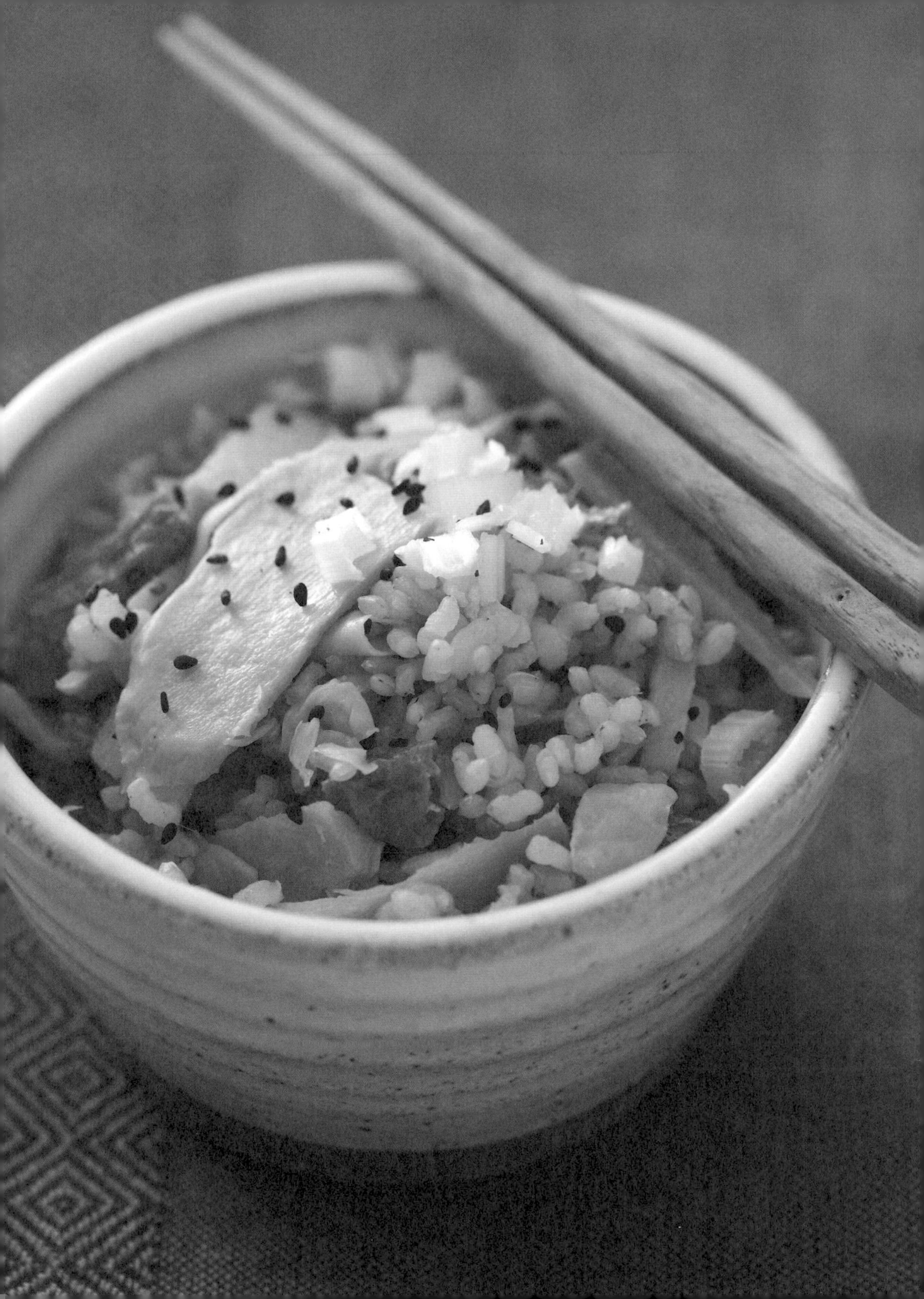

主食

老少咸宜

糙米松子粥（4～5人份）

● 材料

糙米飯2碗（約400公克）、
烤熟松子1/2杯（約90公克）、
菠菜200公克、昆布高湯6杯（1200c.c.）

● 調味料

海鹽1小匙

● 作法

1. 菠菜洗淨，放入滾水中燙至熟，撈起，用冷開水沖涼，切碎，備用。
2. 取松子1/4杯和糙米飯、昆布高湯、海鹽，放入果汁機攪打成泥狀。
3. 將作法2倒入湯鍋中，以中火煮沸、熄火，放入菠菜和剩餘的松子，即可盛入碗中享用。

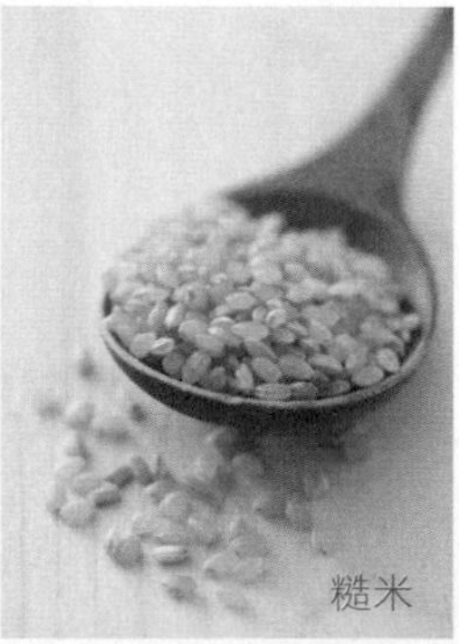

● 發現粗食好味道

烹調技巧

● 若是一次煮太多時，可移入冰箱冷凍保存，食用前移入冰箱冷藏室解凍，隔餐烹調煮沸後亦可依個人的喜好，再加入胡椒粉、香菜、芹菜、九層塔等材料，即可食用，非常方便又美味。

● 昆布高湯作法見本書第110頁。

應用變化

此道糙米松子粥也可以酌量加入當令新鮮的蔬菜、豆類、菇類或黃豆製品等食材，例如：蘿蔔、馬鈴薯、紅甜菜根、高麗菜、花椰菜、美白菇、杏鮑菇、豆腐等。

塘塘家的樂活事

有時候不想只為了一餐，而在廚房裡大費周章地忙半天時，這道粥品就是最貼心又省事的百變餐點，尤其是家中有牙齒不好的長輩、小寶寶或是身體虛弱者，可以花最少的時間煮這道簡單又營養的糙米松子粥。我有時想偷懶就會煮較多，然後再依食用量分裝冷凍保存，烹調時只要再添加冰箱裡現成的食材，就可以滿足家人，自己又有多餘的時間做喜歡的事，可以看書、聽音樂，享受真正的樂活生活。

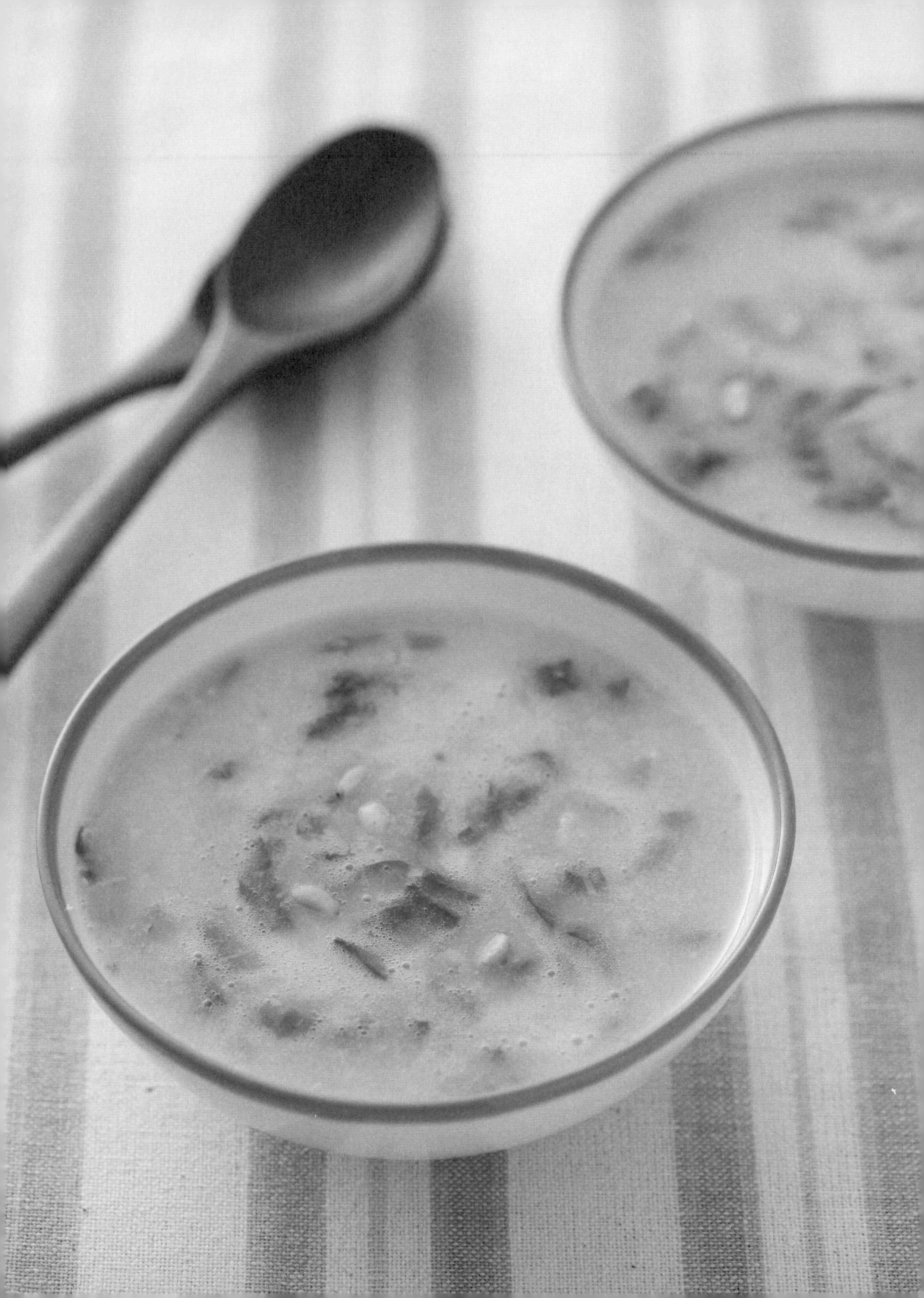

遠離藥物 主食

健康ㄋㄟㄋㄟ

材料

A 糙米、薏仁、黄豆（或黑豆）、
小米，以上全部加起來約1碗份量。

B 黑芝麻、松子、腰果、核桃、杏仁、
枸杞，以上全部加起來約1碗份量。

C 嚴選昆布1片、乾的珊瑚草10公克。

D 甜菜根、紅蘿蔔、馬鈴薯、地瓜、
青木瓜、山藥、牛蒡、番茄、
高麗菜、甜椒、南瓜、西洋芹、
大頭菜、涼薯，
以上全部加起來約2公斤

作法

1. 珊瑚草、材料A的各種穀類洗淨，泡水一晚；嚴選昆布用乾布輕輕擦拭。
2. 全部的蔬菜材料分別洗淨，青木瓜去皮去籽；甜椒去籽；南瓜去籽；地瓜、大頭菜及涼薯均去皮。
3. 全部材料放入湯鍋中，加入水（材料的二倍），加蓋，以大火煮沸。
4. 掀起鍋蓋攪動一下，轉小火煮約30～40分鐘（烹調過程每隔10至15分鐘要攪動一下）。煮至黄豆和薏仁熟軟，熄火，待涼。
5. 倒入果汁機攪打成泥狀（如果濃度太稠，可添加適量的昆布高湯調稀一些），即可飲用。

發現粗食好味道

烹調技巧

- 健康ㄋㄟㄋㄟ製作完成後，可依個人食用量分裝至保鮮盒或保鮮密封袋，再移入冰箱冷凍庫保存，然後要喝時，先拿到冰箱冷藏退冰，喝之前再加熱即可。
- 由於此道製作的材料種類繁多，有時會感覺難以備齊也沒關係，只要盡量多樣即可，同時也可以加入當令的盛產蔬果，如蘋果、水梨等，但是不建議使用葉菜類的材料。
- 此道所使用的材料很多，尤其穀物煮成稠狀時，很容易黏貼在鍋底，因此建議烹調時要使用較厚底的湯鍋，比較不會燒焦煮糊。如果家中有體弱多病或有過敏體質的小寶貝，可試試先停掉食物中的魚肉奶蛋，改喝這道健康ㄋㄟㄋㄟ。

應用變化

健康ㄋㄟㄋㄟ所使用的穀物，也可加入其他不同的穀類，如大麥、小麥，或各式的堅果，然後蔬菜也可以加入綠花椰菜、白花椰菜、根莖類或十字花科等材料做變化。

保存方式

此道成品可以分裝冷凍保存，大約可以放一至二個月。

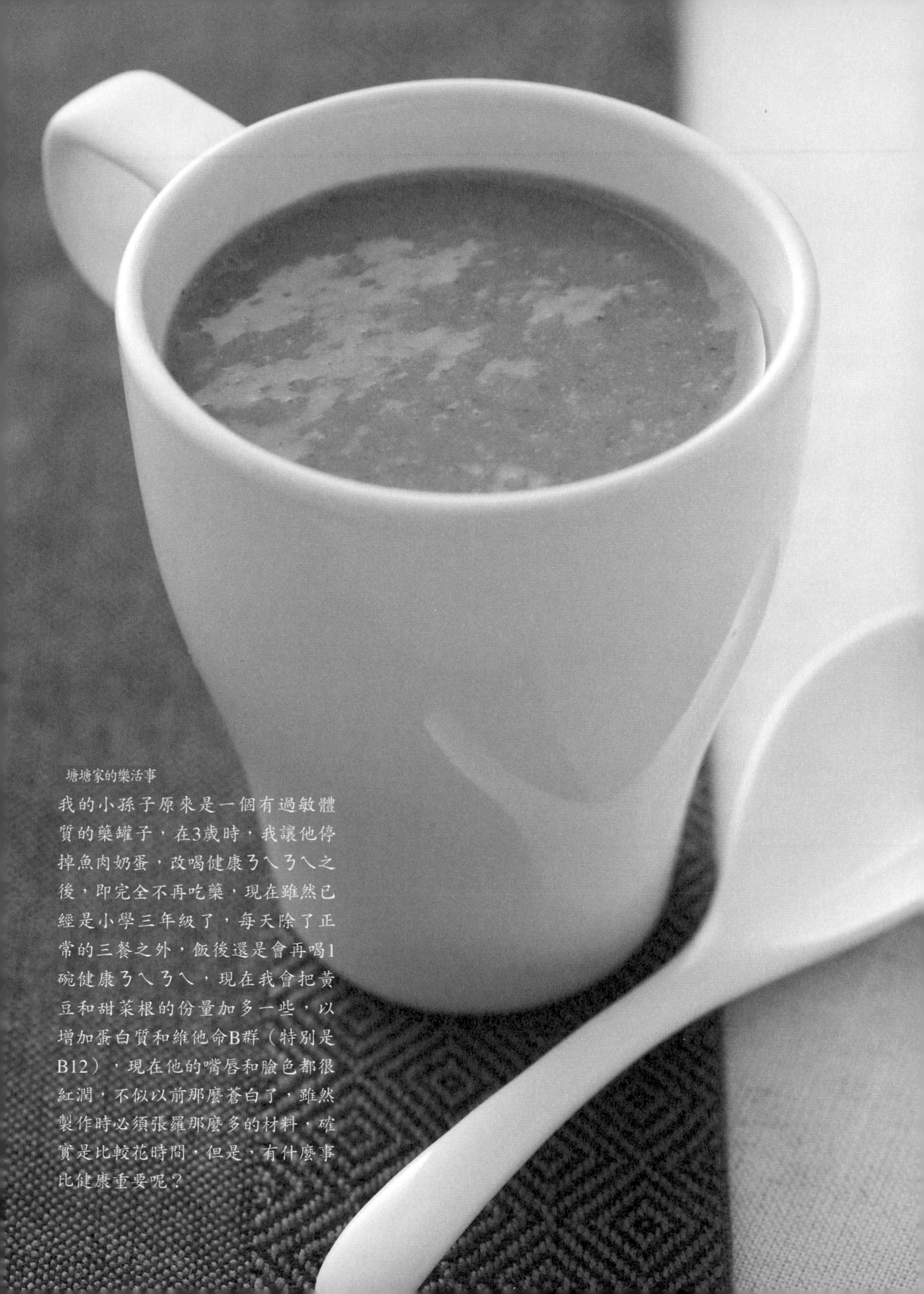

塘塘家的樂活事

我的小孫子原來是一個有過敏體質的藥罐子，在3歲時，我讓他停掉魚肉奶蛋，改喝健康ㄋㄟㄋㄟ之後，即完全不再吃藥，現在雖然已經是小學三年級了，每天除了正常的三餐之外，飯後還是會再喝1碗健康ㄋㄟㄋㄟ，現在我會把黃豆和甜菜根的份量加多一些，以增加蛋白質和維他命B群（特別是B12），現在他的嘴唇和臉色都很紅潤，不似以前那麼蒼白了，雖然製作時必須張羅那麼多的材料，確實是比較花時間，但是，有什麼事比健康重要呢？

惜福知足 主食

米飯麵疙瘩（3~5人份）

● **材料**

糙米飯1碗、全麥麵粉1碗、
馬鈴薯泥150公克、昆布高湯1000c.c.、
小黃瓜1條、紅甜椒1顆、燒海苔3片

● **調味料**

海鹽1大匙、香油1大匙

● **作法**

1. 小黃瓜、紅甜椒分別洗淨，切成細絲狀；燒海苔剝成小片。
2. 將糙米飯放入耐熱塑膠袋中，用桿麵棍稍微敲打，使飯粒有一點破裂，放入容器中，倒入全麥麵粉，加入馬鈴薯泥攪拌均勻（若是太硬，可添加適量的高湯或水），即成麵糊。
3. 昆布高湯倒入湯鍋中，加入海鹽以大火煮沸，再用湯匙將作法2的麵糊薄薄地一瓢一瓢放入滾沸的高湯中，煮成麵疙瘩，待麵疙瘩全部浮上水面，即可熄火，滴入香油。
4. 將麵疙瘩盛入小碗中，擺入小黃瓜絲、紅甜椒絲及燒海苔，即可享用。

● **發現粗食好味道**

烹調技巧

● 昆布高湯作法見本書第110頁。

採買需知

昆布、海鹽可在各大有機店採買。

塘塘家的樂活事

平常如果冰箱中只有少少的剩飯不夠吃，我就會用一些麵粉和馬鈴薯泥，煮成麵疙瘩，雖然材料和作法都很簡單，但是有了昆布高湯和海鹽的搭配，不但湯頭自然鮮甜，簡單飽足的一餐，對身體也不會造成負擔。

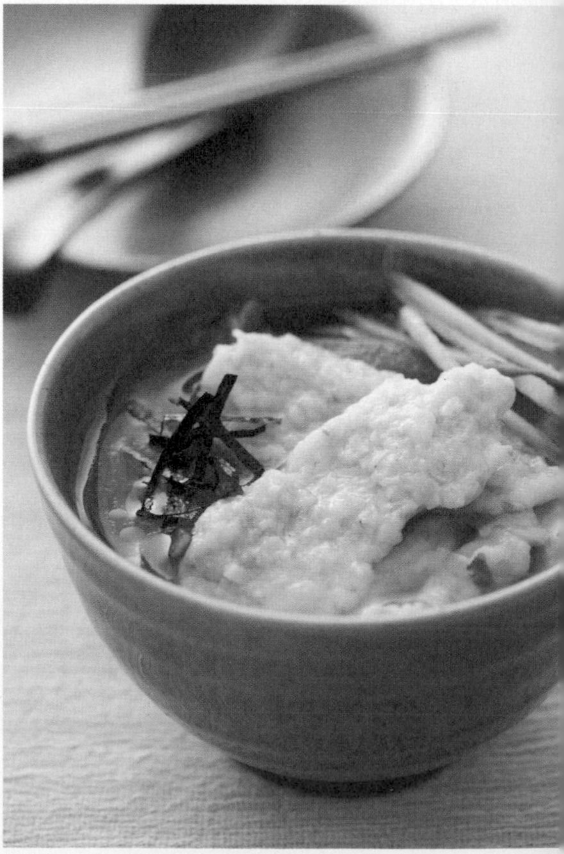

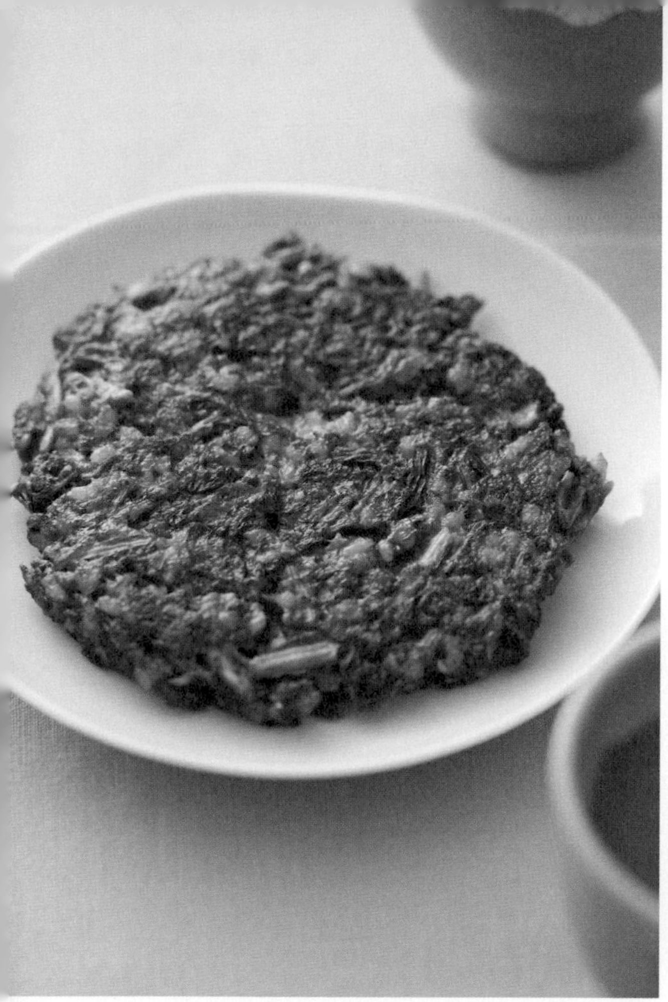

發現粗食好味道

烹調技巧

山茼蒿就是野外常看到的昭和菜，可別把它當成雜草拔掉，山茼蒿除了可煎成餅之外，最受歡迎的吃法莫過於燙煮之後，再搭配黑麻油、海鹽、薑絲和少許醬油膏做涼拌，濃郁薰香的滋味，讓人無法抗拒，或者炸成天婦羅，也是另一種美味的吃法。

採買需知

全麥麵粉、五穀米和素肉燥均可在各大有機店採買。

應用變化

山茼蒿可改用一般有鋸齒狀的日本茼蒿，它的氣味與山茼蒿相似，或者也能使用平常看得到的茼蒿來做不同的食材搭配變換口味。

清香爽口 主食

山茼蒿煎餅（3~4人份）

材料

山茼蒿300公克、素肉燥3大匙、五穀米飯1/2杯、全麥麵粉1/2杯

調味料

葡萄籽油2大匙

作法

1. 山茼蒿洗淨，切成1公分的小段，加入素肉燥、五穀米飯、全麥麵粉拌勻，備用。
2. 取一平底鍋，倒入葡萄籽油預熱，放入作法1，攤壓成薄片狀，以中火煎至兩面呈金黃色，盛入盤中即可享用。

體內環保 主食

五穀山藥蒟蒻餅
（4人份）

● **材料**
蒟蒻絲1杯、五穀飯1碗、
日本山藥泥1杯、高麗菜絲300公克、
全麥麵粉2杯、昆布高湯1杯

● **調味料**
葡萄籽油適量、醬油膏1大匙、
番茄醬2大匙、無奶蛋沙拉醬2大匙、
綠海苔粉2大匙

● **作法**

1. 蒟蒻絲切約2公分長，放入湯鍋中，倒入水5杯，以中火煮約3分鐘，取出，瀝乾水分，放入乾鍋炒約1分鐘至水分炒乾。
2. 將全部的材料放入容器中，拌勻，備用。
3. 取一平底鍋，倒入葡萄籽油預熱，放入作法2，攤成大片狀，以中火煎至兩面金黃色，起鍋切片，盛入盤中。
4. 醬油膏、番茄醬拌勻，塗刷在作法3上面，再將無奶蛋沙拉醬放入塑膠袋中，從底部尖角處剪一小洞，擠壓在作法3上面，撒入綠海苔粉即可享用。

● 發現粗食好味道

烹調技巧

● 家裡有小朋友會挑食的話，就將他們平常不喜歡吃的東西例如：紅蘿蔔、番茄、綠花椰菜等材料切碎（或磨泥）加在裡面一起煎，因為刷在煎餅上面的醬汁，味道較濃郁，比較察覺不出裡面的內容，這是調整家人飲食習慣的好方法之一。

● 無奶蛋沙拉醬作法見本書第114頁。

應用變化

此道有大阪燒的風味，但是加了五穀飯吃起來更紮實、有飽足感，如果剛好有剩飯就可以用來做這道煎餅，若沒有剩飯不加也行，山藥也可以換成馬鈴薯，作法都一樣。

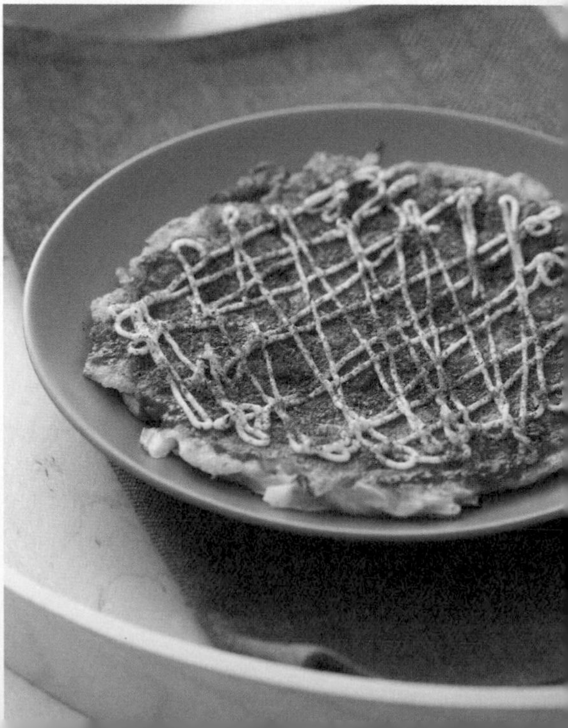

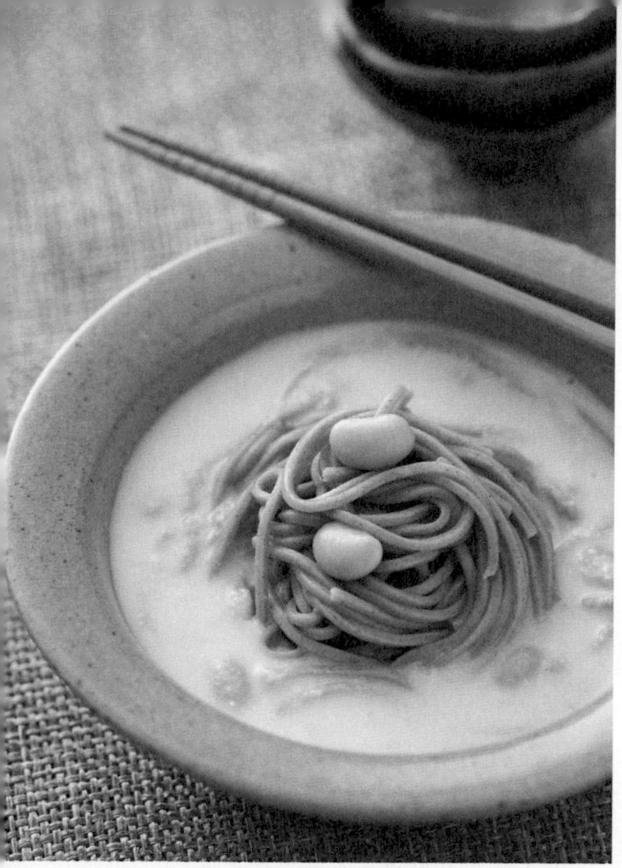

● 發現粗食好味道

烹調技巧

腰果奶作法見本書第113頁；無奶白醬作法見本書第112頁；昆布高湯作法見本書第110頁。

應用變化

- 蕎麥麵也可以改用其他各種麵條做變化，例如：義大利麵、通心麵、烏龍麵等。
- 此道也可以只喝濃湯，而且冷熱皆宜，如果覺得味道稍鹹，也可以再添加適量昆布高湯。

塘塘家的樂活事

毛豆仁、腰果奶、無奶白醬及昆布高湯所調和出的味道香濃渾厚，是無與倫比的美味湯頭，最能滿足飢腸轆轆的家人，對於身體虛弱的老人和嬰幼兒童們，此道麵食也是超順口的營養佳品。

營養滿點 主食

毛豆仁蕎麥麵（2人份）

● 材料

新鮮毛豆仁100公克、腰果奶350c.c.、無奶白醬1/3碗、昆布高湯400c.c.、乾的蕎麥麵150公克

● 調味料

海鹽適量

● 作法

1. 毛豆仁放入水中，用雙手搓除薄膜，撈起，加入少許海鹽搓一搓，再放入滾水中，以大火煮至熟，撈起，再用冷水漂涼，瀝乾水分。
2. 將毛豆仁放入果汁機，加入腰果奶175c.c.攪打至綿密狀，備用。
3. 將剩下的腰果奶、無奶白醬、昆布高湯放入湯鍋中，以中火，邊煮邊以打蛋器攪動至煮滾，倒入作法2煮沸，熄火。
4. 蕎麥麵放入滾水中煮至熟，撈起，瀝乾水分，平均放入2個大碗中，每碗再加入作法3即可食用。

蔬香果樂 主食

酪梨醬拌麵（2～3人份）

● **材料**

寬的全麥乾麵條200公克，紫高麗菜芽、綠花椰菜芽各適量

● **調味料**

橄欖油2大匙、海鹽少許、
爽口酪梨醬2杯

● **作法**

1. 綠花椰菜芽、紫高麗菜芽分別洗淨，撈起，瀝乾水分。
2. 全麥乾麵條放入滾水中煮至熟，撈起，瀝乾水分，放入容器中，加入橄欖油、海鹽、爽口酪梨醬拌勻，盛入盤中，擺入紫高麗菜芽、綠花椰菜芽，即可享用。

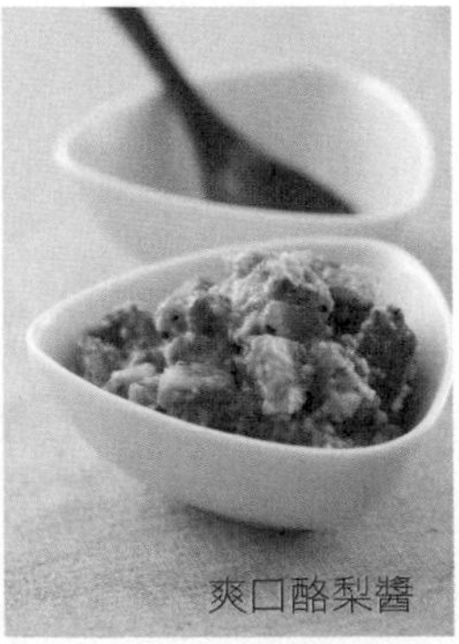
爽口酪梨醬

● 發現粗食好味道

烹調技巧

● 此道吃熱餚或冷食均相宜，但吃冷食時，稍微改變一下作法，只要將煮好的麵條，放入冰塊水中快速漂涼，即撈起，瀝乾水分，再拌入橄欖油、海鹽、爽口酪梨醬即可。若是在炎熱的夏季品嚐酪梨醬冷麵，也是一道非常美味的輕食料理。

● 爽口酪梨醬作法見本書第117頁。

應用變化

● 此道的麵條也可換成細麵，或是義大利麵、通心麵，甚至米粉也行。

● 芽菜的種類很多，可以每次烹調都搭配不同的芽菜，如小麥草、蘿蔔嬰、蕎麥芽、苜蓿芽等其他種類的芽菜。

塘塘家的樂活事

比起以前所吃過的大魚大肉，簡單自然的美味所帶來的歡愉和滿足來自內心更深處，更恆久，也有更深刻的感動，這或許是返璞歸真的報償與享受，需要身體力行之後才得以體會，這就是源自於「生命」。

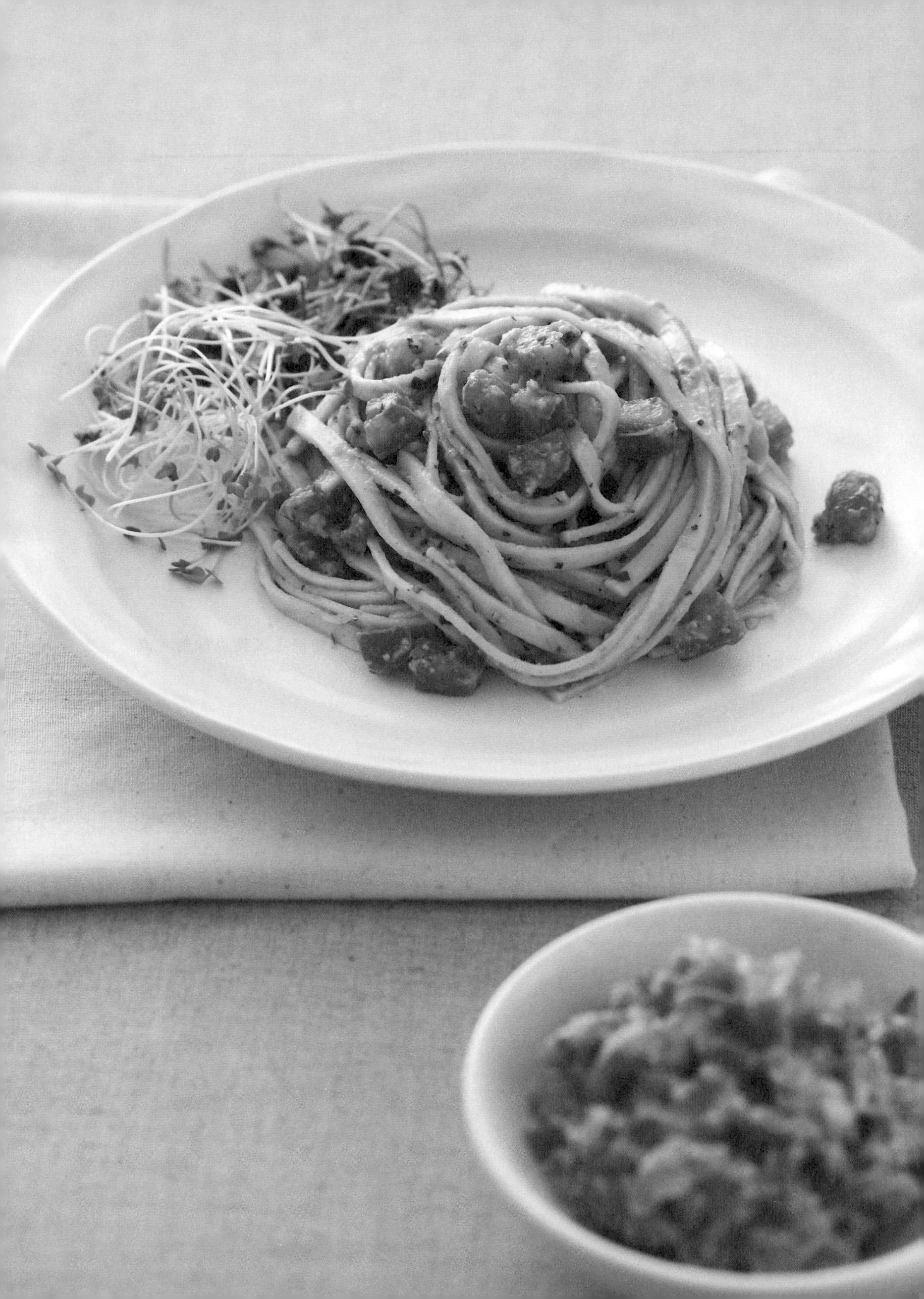

補充鈣質 主食

珊瑚草蘿蔔糕（6~8人份）

● 材料

乾的珊瑚草5公克、白蘿蔔1800公克、在來米粉500公克、冷的昆布高湯600c.c.

● 調味料

黑麻油3大匙、海鹽1大匙

● 作法

1.珊瑚草浸水泡開（約30分鐘），切小段；白蘿蔔洗淨，去皮，刨成細絲狀。

2. 取一炒鍋，倒入黑麻油，放入珊瑚草、白蘿蔔絲、海鹽，以中火炒至熟軟。

3. 昆布高湯倒入容器中，放入在來米粉拌勻後，加入作法2，熄火，再一起拌勻成糊狀。

4. 將作法3倒入電鍋的內鍋（或7吋蛋糕模型）裡，外鍋加入水2碗，蒸至開關自動跳起，續燜約15分鐘，即可打開鍋蓋，取出食用；亦可煎食，另有風味。

● 發現粗食好味道

烹調技巧

● 此道珊瑚草蘿蔔糕，如果要多加一些珊瑚草的話，那麼在來米粉的用量應酌量減少，做出來口感才不至於會太硬。

● 剛做好珊瑚草蘿蔔糕時，不需再煎過，可直接蘸各種醬料，或者也可以享受它的原味之後，再做其他不同風味的煎、煮、炒、炸等變化。

● 昆布高湯作法見本書第110頁。

應用變化

珊瑚草有時也可以拿來當作煮羹湯的勾芡用料，或者也可以用水泡開之後，搭配九層塔炒成一盤下飯菜，也可以與冬瓜糖塊一起熬煮成果凍，做成甜點。

塘塘家的樂活事

家裡買了許多的珊瑚草，偶然翻開書本介紹它含有豐富的鈣與鐵質之後，我就時常煮給家人吃，像這道珊瑚草羅蔔糕，很多人光聽菜色名稱就覺得十分特別，因為我喜歡將好食材研發成各式的美味料理，一端上桌馬上見盤底，那種成就感也是我的生活樂趣之一。

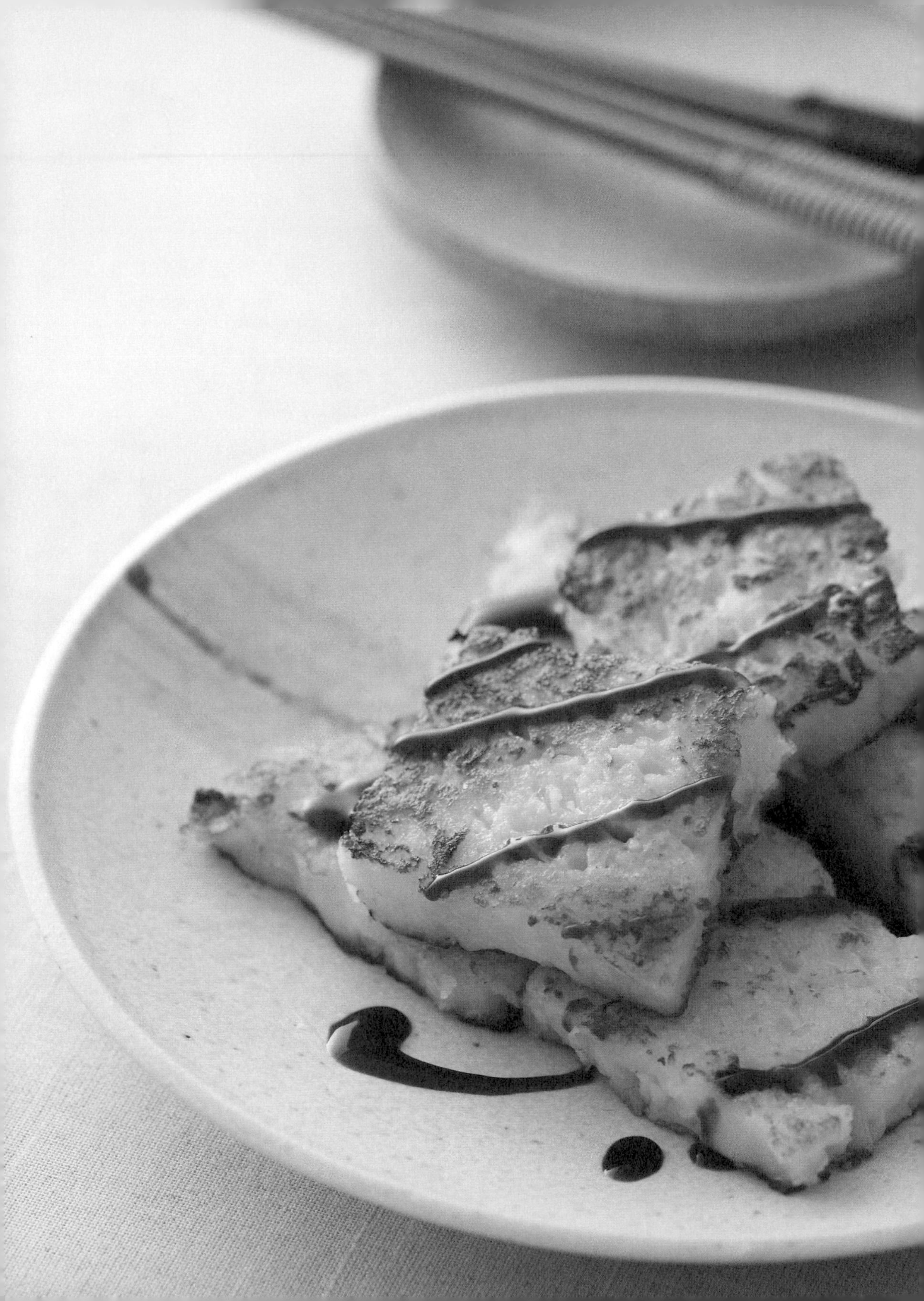

超簡單的 主食

韓國蘿蔔絲餅

（4～6人份）

● **材料**

白蘿蔔600公克、
中筋麵粉1杯（200c.c.）

● **調味料**

海鹽1小匙、葡萄籽油適量

● **作法**

1. 白蘿蔔洗淨，刨成細絲，放入容器中，加入海鹽拌勻，靜置20分鐘，續入中筋麵粉拌勻。
2. 取一平底鍋，放入葡萄籽油預熱，然後用大湯匙，將作法1一匙一匙地挖入平底鍋內，壓成一片片約直徑8公分的薄片，以中火，煎至兩面呈金黃色，即可享用。

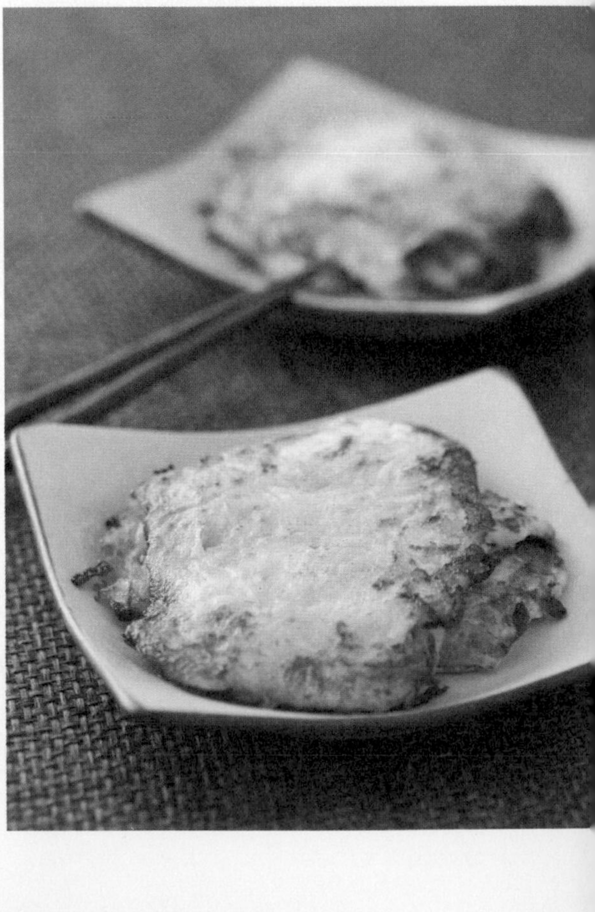

● 發現粗食好味道

烹調技巧

● 白蘿蔔絲加海鹽拌勻靜置20分鐘，這個是不能省略的重要步驟，因為我曾經性急只靜置10分鐘就加入麵粉入鍋煎，結果發現白蘿蔔的香氣淡了許多，後來我都會乖乖地等它靜置20分鐘再拌入麵粉。

● 此道韓國蘿蔔絲餅，在白蘿蔔的盛產期，是最佳的享用時機，但我有時真的是很想吃，也會在非季節時，買一條白蘿蔔來解解饞，雖然風味略遜，還是能夠讓口腹感覺安慰和滿足。

塘塘家的樂活事

這個韓國蘿蔔煎餅可是遠赴重洋，在一次韓國旅遊時學來的，第一次品嚐時，就「驚為天人」，當下請教韓國友人，經她的口述傳授，覺得太簡單了，也沒有做筆記，回國不久後，有一天突然想起這道美食，於是馬上動手做，果然一做即成，每次家裡聚餐或親朋好友來訪時，只要餐桌上出現此道主食，大家就會立即爭相搶食，直說：「太好吃了！比蘿蔔糕還香、還好吃！」可見這道蘿蔔絲餅有多美味。

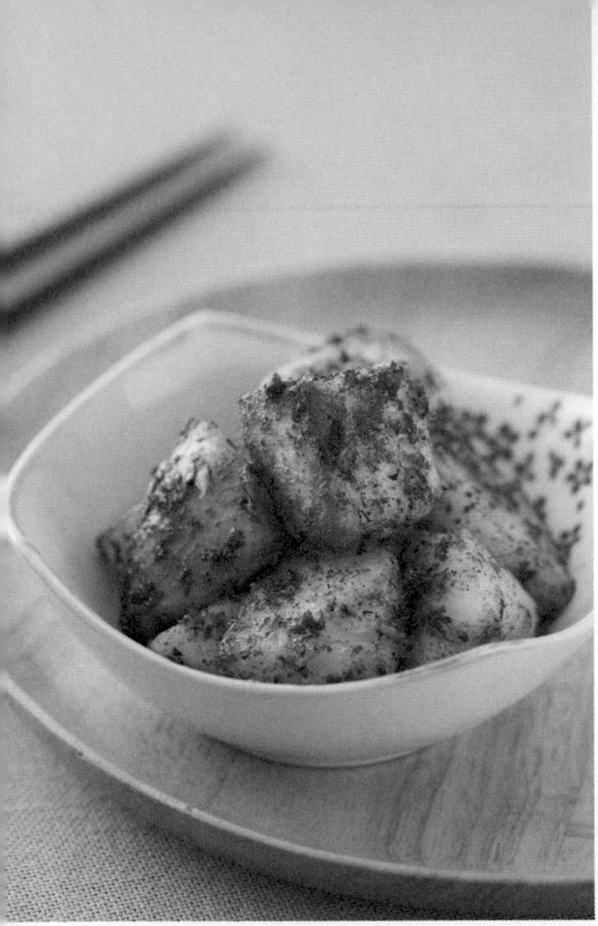

● 發現粗食好味道

烹調技巧

- 測試馬鈴薯的熟度，可以使用竹籤（或筷子）插進去，當竹籤可輕易插入，表示馬鈴薯已經煮熟了，或者也可以將馬鈴薯放入電鍋中蒸煮至熟。
- 如果感覺成品味道不夠鹹，可在煎好之後撒入少許的海鹽。

採買需知

香椿嫩芽醬可在各大有機店採買；匈牙利紅椒粉在超市即可購得。

塘塘家的樂活事

水煮馬鈴薯蘸松子沙拉醬，是我們家常吃的早餐之一。通常都會多煮一些，剩下的馬鈴薯到了中餐，就會變身成一盤香酥濃郁、深受歡迎的馬鈴薯煎香椿，雖然餐桌上有不少菜餚，但這一盤總是最先盤底朝天的，大家都會忍不住邊吃邊讚嘆，讓掌廚者很開心，這是因為材料和調味料搭配得宜、組合完美的關係。雖然材料簡單，享用時的感動卻是縈繞於味蕾與腦海間久久不散，可謂是生活中一大樂事。

口腹滿足 主食

馬鈴薯煎香椿（4人份）

● **材料**

中型新鮮的馬鈴薯500公克

● **調味料**

橄欖油2大匙、香椿嫩芽醬3大匙、匈牙利紅椒粉1大匙

● **作法**

1. 馬鈴薯洗淨，整顆放在湯鍋中，加入淹過食材的水量煮沸，轉中火煮至熟（約20～30分鐘），撈起，瀝乾水分，每顆各切成4塊（對切2次）。
2. 取一平底鍋，倒入橄欖油預熱，放入馬鈴薯，以中火將每面煎成金黃色。
3. 加入香椿嫩芽醬拌勻，熄火，均勻撒入匈牙利紅椒粉，再輕輕拌炒幾下，即可盛入盤中享用。

時蔬主食 主食

茴香水餃（6～8人份）

● 材料

水餃皮2斤、乾冬粉70公克（約兩束）、
茴香600公克、乾香菇30公克、
有機豆干（或豆包）300公克、
地瓜粉2大匙

● 調味料

香油4大匙、醬油1大匙、
五香粉1/2小匙、白胡椒粉1小匙、
海鹽2小匙

● 作法

1. 茴香洗淨，切成細末；乾香菇泡水至軟，擰乾水分，切成小丁；有機豆干洗淨，切成小丁。

2. 炒鍋加入香油2大匙預熱，放入香菇丁炒香，再續入豆干丁拌炒，倒入醬油、五香粉、白胡椒粉拌炒均勻，備用。

3. 乾冬粉放入滾水中燙熟，瀝乾水分，切碎，放入容器中，加入茴香末、海鹽、香油、地瓜粉充分拌勻，再加入作法2再拌勻，即成水餃餡。

4. 取一張水餃皮包入適量的水餃餡，即成水餃，依序完成後，放入滾水中煮至熟，撈起即可食用。

● 發現粗食好味道

烹調技巧

茴香的纖維有些許韌度，因此包餃子最好是切得愈細，口感愈好吃，但是不能使用果汁機或調理機攪打，因為它的纖維不容易打斷，而且容易打出水分，那麼就不適合做成水餃餡了。

應用變化

● 此道的蘸醬，可用檸檬汁（或紅醋、米醋、烏醋、金桔汁）加少許醬油即可變化口味；也可依個人口味添加香油或辣油。

● 醬汁裡也能加入各種新鮮香草（例如：紫蘇、香菜、薄荷、魚腥草等），展現另一種風味。

● 已煮好而沒吃完的茴香水餃，隔餐可煎成鍋貼，口感香酥濃郁又好吃。

塘塘家的樂活事

小時候母親常在冬季時煮茴香佐飯，起初我也不喜歡吃，但吃過後，愈覺得好吃，母親總是說：「我因為常吃茴香才不會腰痠。」而幾年前小孫子SIMON第一次看到茴香水餃時，臉部也是出現驚愕的表情，但試吃一口之後就愛上這道美味，現在他還會很興奮地幫忙包水餃，而且還會自己設計不同形狀的水餃。

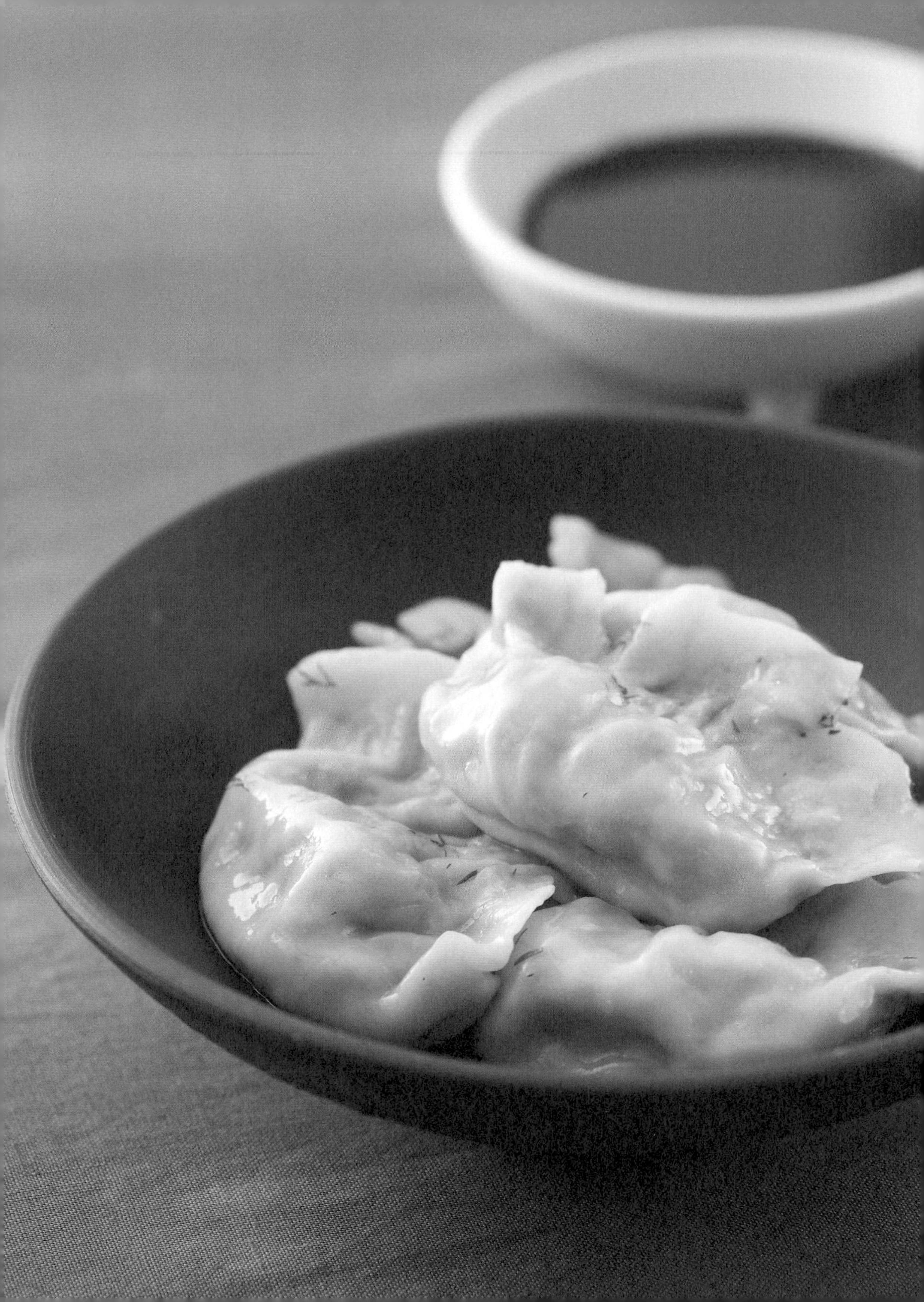

粗食細味 主食

高麗香芹山藥餅

（4人份）

材料

高麗菜300公克、芹菜末1杯、
日本山藥泥1杯、全麥麵粉2杯、
昆布高湯1又1/2杯、白蘿蔔絲1杯

調味料

葡萄籽油適量、醬油1大匙、
糖1/2小匙、地瓜粉2大匙、水2大匙

作法

1. 高麗菜洗淨，切碎，放入容器中，加入芹菜末、山藥泥、全麥麵粉、昆布高湯1杯拌勻，備用。
2. 取一平底鍋，倒入葡萄籽油預熱，放入作法1的材料，以中火煎至兩面呈金黃色後，起鍋，切片，擺入盤中。
3. 將剩餘的1/2杯昆布高湯倒入小湯鍋中，加入醬油、糖以小火煮沸，倒入已調好的地瓜粉水勾芡，即成醬汁，淋在作法2上面，再擺入白蘿蔔絲即可享用。

發現粗食好味道

烹調技巧

- 做此道蔬菜餅的山藥，建議使用日本山藥，口感較綿密，如果使用台灣山藥，必須另加入少許的昆布高湯或水，吃起來才不會乾乾硬硬的。
- 若要將白蘿蔔切成漂亮的細絲，可先將白蘿蔔以削皮刀削成一片一片的薄片後，再用菜刀切成細絲，然後泡入冰水約5分鐘，白蘿蔔絲就會變成晶瑩剔透、挺拔鮮脆的模樣。
- 昆布高湯作法見本書第110頁。

應用變化

此道蔬菜餅也可加些堅果類，如松子、葵瓜子、核桃仁等，或更多的新鮮蔬菜絲在裡面變化口味，如果想當早餐可在前一天晚上先把蔬菜麵糊調好，隔天一早只要倒入鍋內煎熟即可，簡單方便又美味。

塘塘家的樂活事

在發育中的小孩總是特別容易肚子餓，此道蔬菜餅可以在兩餐間當做點心給他們食用，因為蔬菜餅非常好消化，而且也不會影響到正餐。

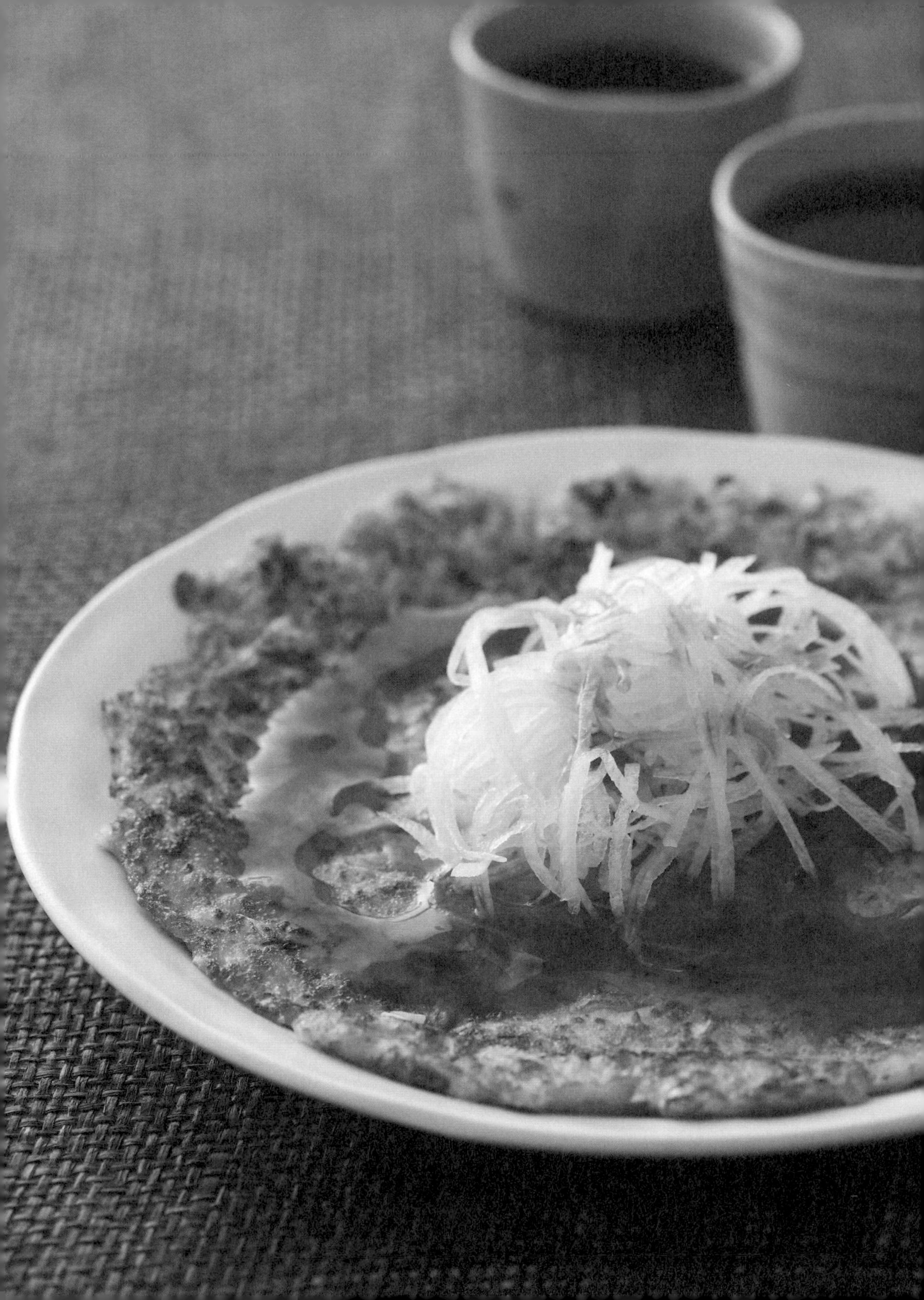

預防老化 主食

南瓜素蛋口袋麵包
（4～6人份）

材料
去籽的橘色南瓜300公克（帶皮）、
烤熟松子50公克、烤熟核桃50公克、
有機豆腐200公克、口袋麵包3個、
無奶蛋沙拉醬適量、
各種新鮮有機生菜適量。

調味料
海鹽1小匙、粗粒的黑胡椒粉1/2小匙

作法
1. 將南瓜洗淨，切成片狀，蒸熟，取出，與松子、核桃一起放入果汁機攪打成泥狀。
2. 將豆腐捏碎，瀝乾水分，放入炒鍋中，以中小火乾炒至完全無水分，且已有些黏鍋狀。
3. 將作法1與作法2放入容器中，加入海鹽、黑胡椒粉拌勻，即成南瓜素蛋。
4. 口袋麵包放入乾鍋中，以中小火煎熱（或放入烤箱加熱），取出，再由中央剪斷，變成兩個中空狀半圓型。
5. 口袋麵包內側塗上適量的無奶蛋沙拉醬，裝入適量的南瓜素蛋、各種新鮮有機生菜即可享用。

發現粗食好味道

烹調技巧
- 核桃宜買有去掉外層薄膜的，除了顏色較佳之外，吃起來也不會有淡淡的苦味。
- 南瓜、松子、核桃可放入果汁機打成泥，但是豆腐則要保有顆粒狀，不可以打成泥，這樣嚐起來會更美味，與真正的蛋幾乎沒兩樣。
- 各種新鮮有機生菜可以使用，如美生菜、高麗菜、小黃瓜、番茄、甜椒、紫高麗菜芽等，或者也可以加入各種蔬果，如蘋果、水梨、奇異果等。
- 無奶蛋沙拉醬作法見本書第114頁。

採買需知
- 口袋麵包、有機豆腐及各式堅果可在各大有機店採買。

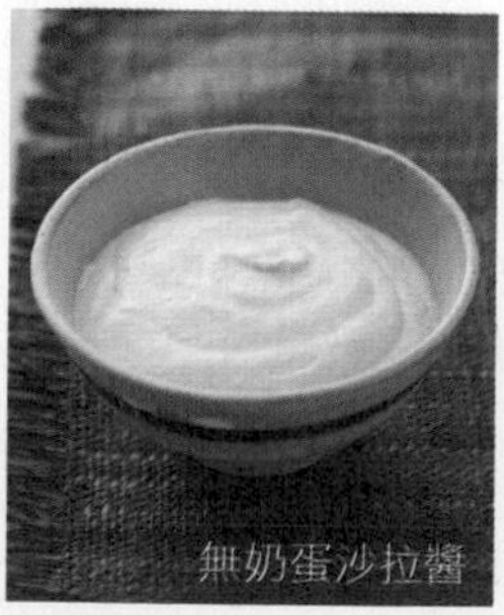
無奶蛋沙拉醬

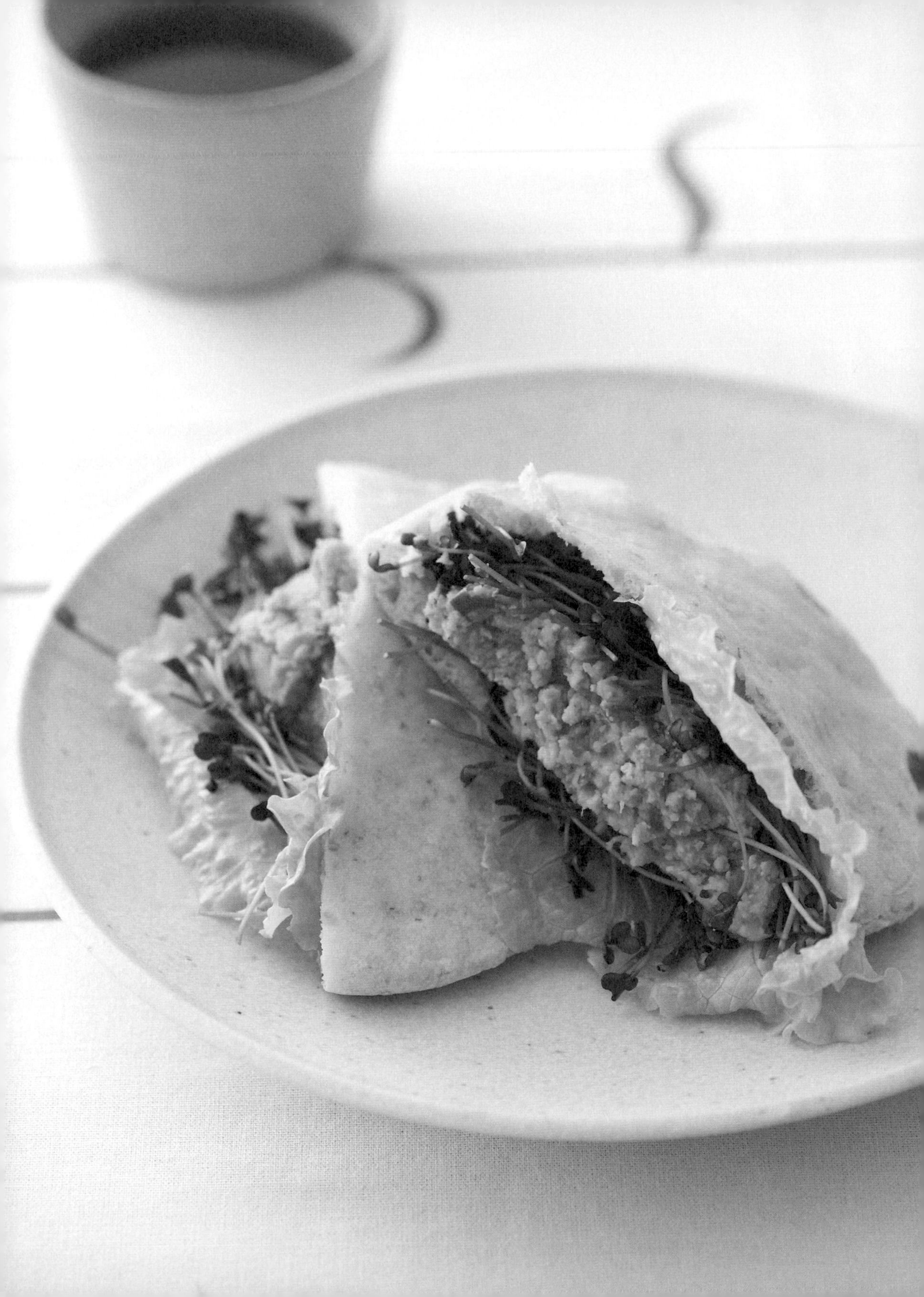

天然ㄟ尚好 蔬食

紅燒筍香素獅子頭

（10～12人份）

● **材料**

中型鮮香菇6朵、涼薯（或荸薺）200公克、燒海苔2片、竹筍連皮1斤、麵粉2杯、烤熟白芝麻3大匙、大白菜600公克、昆布高湯2杯

● **調味料**

A 香油1大匙、香椿嫩芽醬1大匙、薑汁1大匙、醬油3大匙、海鹽1小匙

B 橄欖油2大匙、醬油4大匙、糖2大匙、海鹽適量

● **作法**

1. 竹筍整支不去皮，用清水刷洗乾淨，放入湯鍋中，加入淹過食材的水量，再倒入米1大匙（去除竹筍的苦味），以大火煮沸，轉小火煮約40分鐘後，取出，剝除外殼，切下底部較老的部分約400公克（剩餘筍尖嫩的部分可另作其他用途），再切成拇指般大小塊狀後，放塑膠袋內用桿麵棍拍打成不規則的大小碎塊。
2. 香菇切碎，用香油炒香；涼薯切小丁；燒海苔剝成小片狀。
3. 將作法1和作法2、麵粉、白芝麻、調味料A一起放入容器中，拌勻，備用。
4. 雙手手心塗抹少許的油，取適量的作法3做成直徑約2公分的丸子，放入煮沸的水中煮至丸子浮起來，即成「竹筍素獅子頭」，再撈起，瀝乾水分，備用。
5. 大白菜洗淨，切大塊與橄欖油略拌炒，再加入醬油、糖拌炒幾下，倒入昆布高湯煮沸，再加入竹筍素獅子頭，以大火煮沸，轉小火續煮至大白菜熟軟（可先嚐一下味道，若不夠鹹再酌加海鹽），即可盛起享用。

● 發現粗食好味道

烹調技巧

● 此道用來做素獅子頭的餡料，也可改變一下做成漢堡形狀，用少許的油煎即可做成好吃的素漢堡肉。

● 紅燒的烹調技巧在於要記得加鍋蓋，可以使鍋內的熱氣上下傳導均勻，讓食材充份入味，也能縮短烹調時間，還能預防食材長時間久煮，流失養分的問題。

● 昆布高湯作法見本書第110頁。

採買需知

嚴選昆布與香椿嫩芽醬可在各大有機、生機店採買。

應用變化

此道的成品也可變化口味，如糖醋丸子，或者也可加入麵條、檸檬葉或香茅，煮成丸子湯麵。

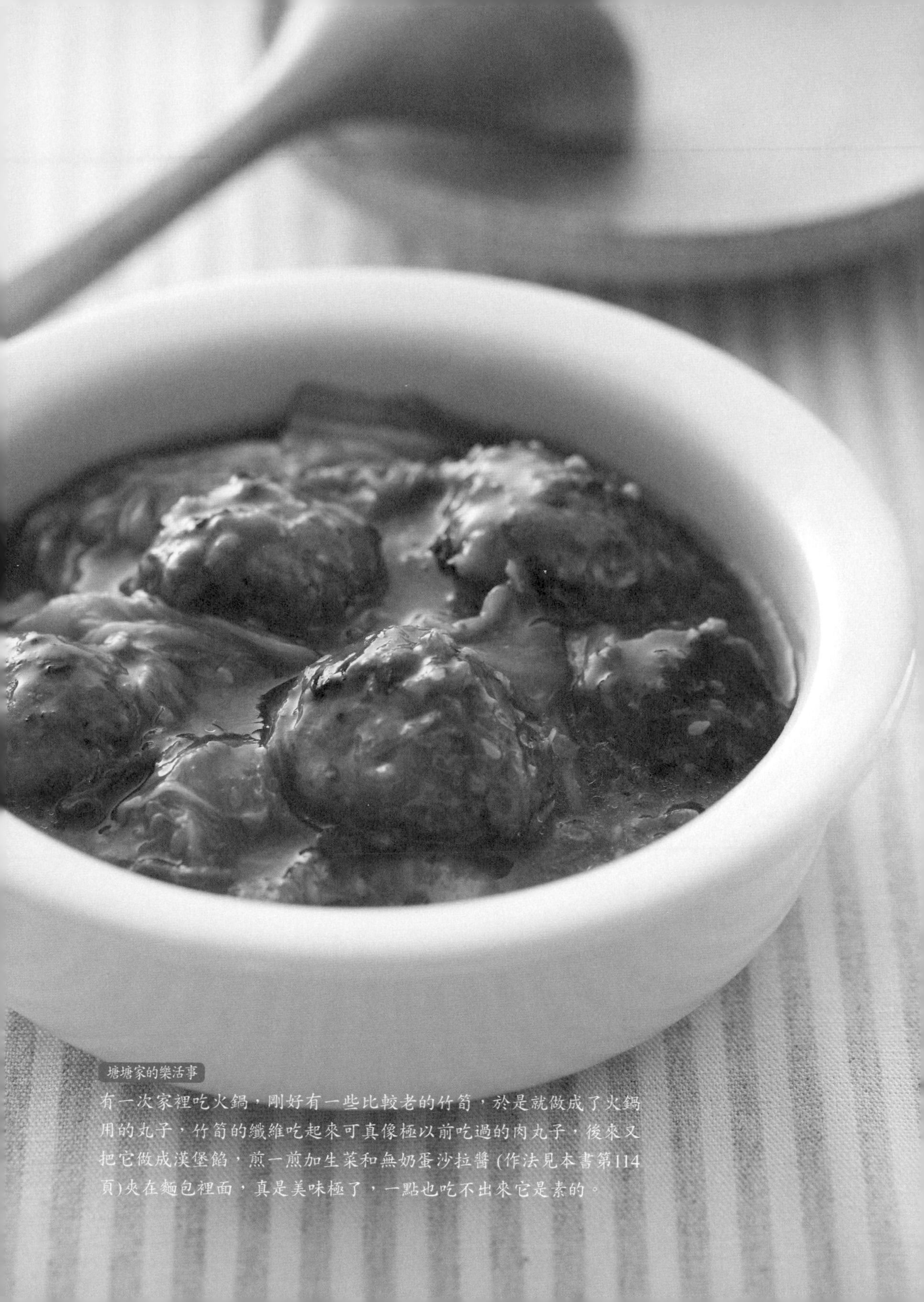

塘塘家的樂活事

有一次家裡吃火鍋，剛好有一些比較老的竹筍，於是就做成了火鍋用的丸子，竹筍的纖維吃起來可真像極以前吃過的肉丸子，後來又把它做成漢堡餡，煎一煎加生菜和無奶蛋沙拉醬 (作法見本書第114頁)夾在麵包裡面，真是美味極了，一點也吃不出來它是素的。

益菌多多 蔬食

韓國泡菜

● **材料**

山東大白菜10台斤、紅蘿蔔絲500公克

● **調味料**

海鹽120公克、細的韓國辣椒粉80公克、糯米粉25公克、水400c.c.、薑泥35公克、紅蘿蔔泥250公克、醬油2大匙、粗粒韓國辣椒粉80公克

● **作法**

1. 洗切：大白菜整顆洗淨，在頭端（梗的地方）用刀縱切兩刀（呈十字型至深度約1/4處），剩下未切斷的3/4部分用手使力撕拉開來，使每顆大白菜變成為4塊長條狀。

2. 烘乾：將切好的大白菜鋪在有洞洞的網子（或架子）上，以電扇吹約4小時，至水分稍乾之後，再一片一片地抹上海鹽，然後放入桶子（或湯鍋）內。

3. 重壓：用與大白菜相同重量的重物（10台斤左右）壓在上方，靜置一晚（或約8小時）之後，將大白菜取出，擰掉水分（不要太用力）備用。

4. 調醬：將紅蘿蔔絲和細的韓國辣椒粉一起拌勻，備用。糯米粉與水充分拌勻之後，煮成糊狀，待涼，再加入薑泥、紅蘿蔔泥、醬油、粗粒韓國辣椒粉一起拌勻，即成糊醬備用。

5. 醃漬：準備四個10台斤的耐熱塑膠袋，然後兩個套在一起，變成兩個雙層的袋子。將作法4的紅蘿蔔絲分別塞入每一片的大白菜靠近梗的內側部位，待全部塞完之後，再整塊折成似一個圓形的拱起物，最後再將作法4.的糊醬，塗滿一層在大白菜外圍。

6. 裝袋：將作法5放入雙層的塑膠袋裡（每一球塗好醬的大白菜在放入袋子裡時，必須要靠緊一點，並排列整齊），分成兩袋排列完成之後，將袋子裡的空氣擠光，再束緊袋口，放置於室溫中4～7天（如果氣溫低則天數多，而氣溫高的話天數則少）。

7. 發酵：一直等到塑膠袋整個膨脹起來（代表此時已經發酵完成可以吃了），再將袋子打開，擠掉空氣之後，再束緊袋口，移入冰箱的冷藏室保存（亦可分裝小盒冷藏），等要吃時再隨時取出即可。

● 發現粗食好味道

烹調技巧

在作法1時，用手將大白菜撕拉開比較好入味，因為可以保留植物纖維的原貌。當然，想偷懶一下，也可以用刀直接將大白菜縱切（劃十字）成4長塊。

採買需知

- 大白菜在冬季時，才是最鮮甜味美的時節，要做韓國泡菜，宜趁物美價廉時製作，做好後存放在冰箱裡，可以享用好幾個月，如果哪天懶得下廚做菜，只要切上一盤，不用幾分鐘就可把兩碗飯吃得精光。
- 韓國辣椒粉可在較大的超市，或者到台北縣永和市中興街的韓國街商店採買。

塘塘家的樂活事

有時我們到郊外野餐，所帶的便當，除了飯以外，就只有這道韓國泡菜，我常想：「為什麼這麼簡單的東西，會讓我在吃的時候心情如此歡愉，吃完之後更覺身心舒坦、輕鬆無比？」或許是泡菜裡的酵素益菌所帶來的好處吧！真希望大家都能像我一樣，可以不斷地享受到無比快樂的用餐經驗。

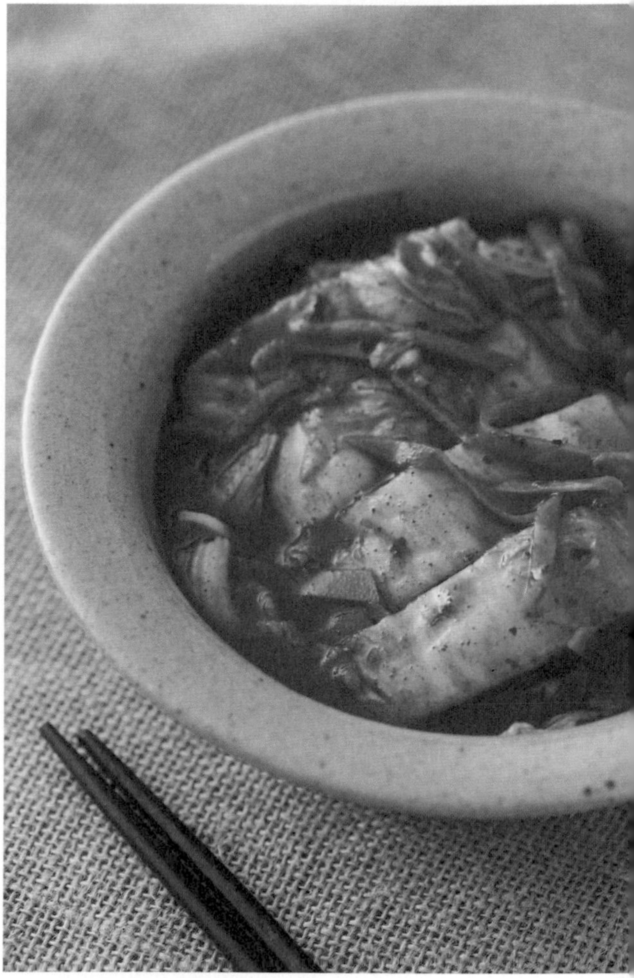

附註：寫這道食譜時，因為材料和手續較繁瑣，深恐讀者看不懂作法，所以花了半天時間多次來回檢視之後，還請沒下過廚房的朋友審閱過，以確定人人都能看得懂，可以依照食譜，順利完成這道美味的韓國泡菜。我為此著實費了一番精神，但是萬一讀者還有不清楚之處，可寄電子郵件到su0289918088@gmail.com給我，我們再來討論。

去風活血 蔬食

鴨兒芹什錦菜

（3～4人份）

材料

鴨兒芹60公克、大白菜200公克、麵腸100公克、紅蘿蔔片30公克、烤熟黑芝麻1大匙

調味料

香油1/2小匙、白胡椒粉少許、海鹽1/2小匙、橄欖油1大匙

作法

1. 鴨兒芹洗淨，切4公分長；大白菜洗淨，切塊。
2. 麵腸洗淨，切斜片，放入容器中，加入香油、白胡椒粉、海鹽1/4小匙拌勻。
3. 取一炒鍋，倒入橄欖油1/2大匙，放入作法2以中火煎至兩面金黃，撈起，備用。
4. 炒鍋續入橄欖油1/2大匙，放入紅蘿蔔片略炒幾下，加入大白菜炒熟，再放入鴨兒芹拌炒至熟。
5. 放入麵腸、剩下的海鹽拌勻，盛入盤中，撒上黑芝麻即可食用。

發現粗食好味道

烹調技巧

此道菜色成品看起來很簡單，但是作法程序好像多了一點點，其實這道菜呈現的是原汁原味，也就是說烹調法是依食材熟度一樣一樣地置入鍋中，所以只要再細心閱讀一下，慢慢地也可發覺到煮東西要保留原味的話，慢工出細活的步驟是非常值得等待的。

應用變化

鴨兒芹有人稱山芹菜，有芹菜和香草類的香氣，可整腸解熱、消炎、解毒，若無鴨兒芹時，可用台灣芹菜或西洋芹、明日葉代替；大白菜也可換成高麗菜。

塘塘家的樂活事

鴨兒芹是易栽種的野菜，無蟲害且會愈長愈多，完全不用照顧，是我喜歡種的野菜之一。與麵腸或豆乾、豆包、杏鮑菇等一起炒，味道十分美味，對於比較重口味的朋友則可加入素沙茶醬炒，會是一道令人非常滿足的佳餚。

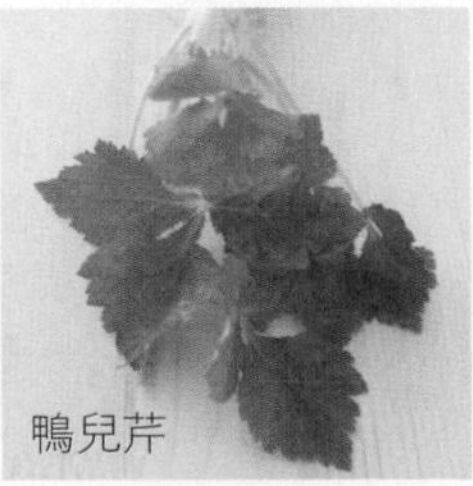
鴨兒芹

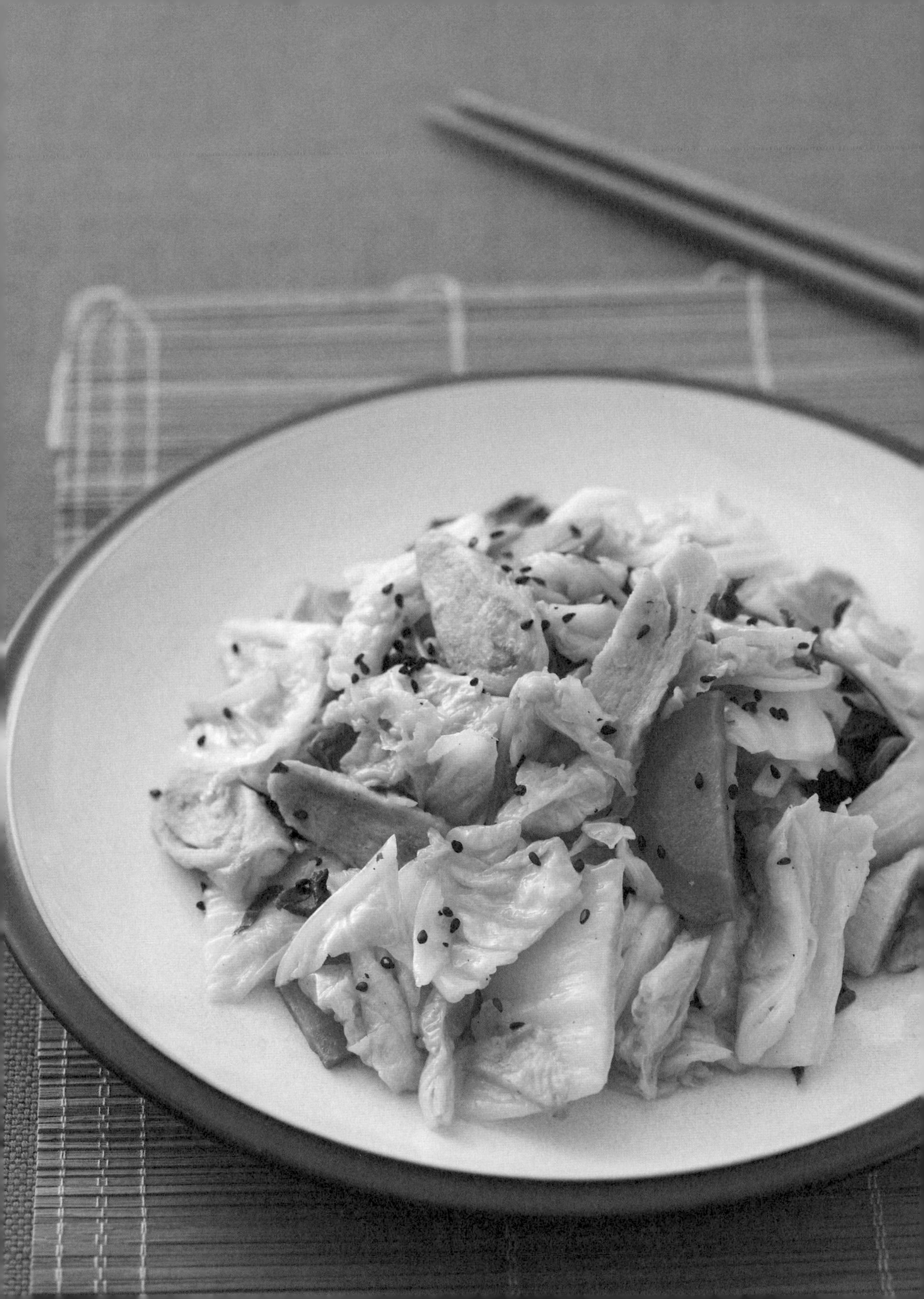

樂活養生 蔬食

明日葉鮮蔬（3～4人份）

● **材料**

紫色山藥50公克、高麗菜300公克、紅甜椒30公克、新鮮黑木耳30公克、新鮮明日葉30公克、烤熟南瓜籽2大匙

● **調味料**

橄欖油1大匙、海鹽1/2小匙

● **作法**

1. 所有材料洗淨，紫色山藥去皮切片；高麗菜、紅甜椒、黑木耳皆切成適口的小片，明日葉切碎。
2. 取一炒鍋倒入橄欖油，加入紫色山藥、高麗菜、紅甜椒、黑木耳一起炒熟。
3. 加入明日葉、海鹽，略微拌炒，即可熄火，盛入盤中，撒上南瓜籽即可享用。

● 發現粗食好味道

烹調技巧

烹調非綠色的蔬菜通常不必先熱鍋，海鹽最後再放比較不會攝取到過多的鹽分，因為海鹽大多附著在食物表面，嚐起來較有鹹味，因此可以少放些。

採買需知

新鮮明日葉可在各大有機店採買。

塘塘家的樂活事

新鮮明日葉除了可以榨汁、煮茶之外，較鮮嫩的部位還可以用清燙方式，蘸松子沙拉醬（作法見本書第110頁）相當美味，只是一般在坊間買到的都是較粗硬的，如果有自己種植的，就能採到嫩枝來享用。

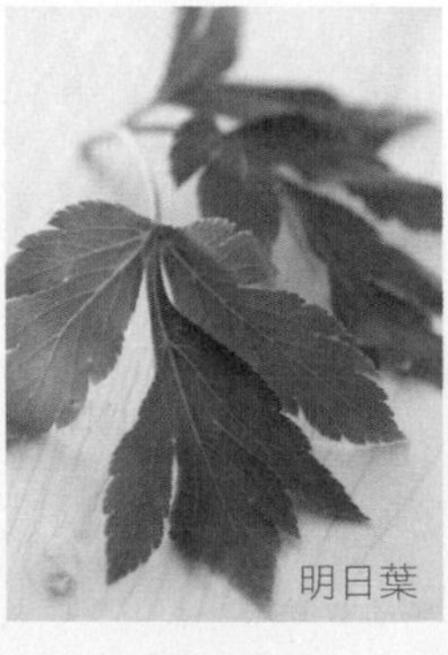
明日葉

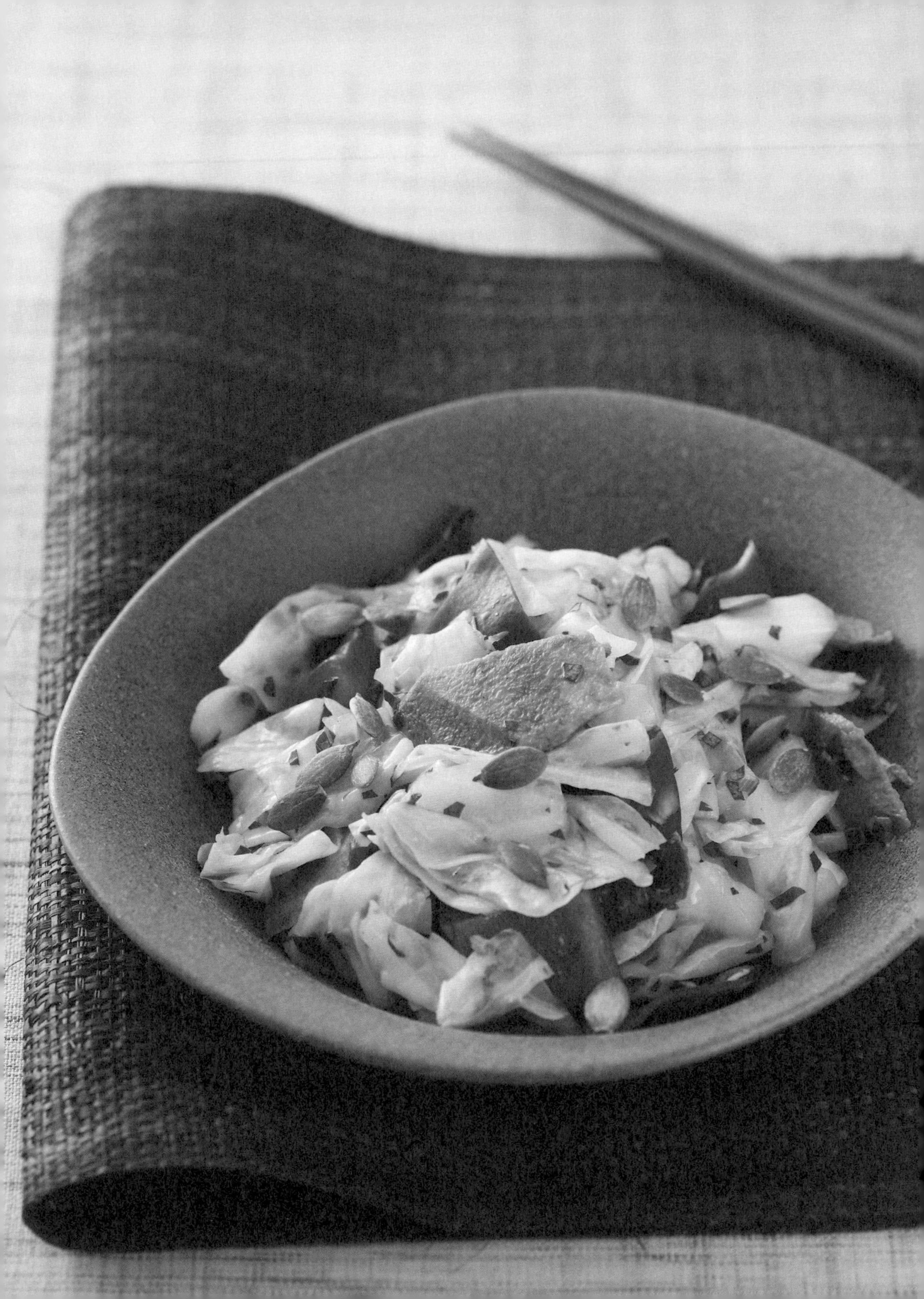

奢侈野味 蔬食

紅牧草筍鮮炒（4人份）

● 材料

紅牧草嫩筍300公克、紅蘿蔔100公克、薑絲1大匙、昆布高湯2杯

● 調味料

花生油1大匙、海鹽3/4小匙

● 作法

1. 紅牧草嫩筍洗淨，用刀背拍一拍使之裂開，再切成5公分長度；紅蘿蔔也切成類似的條狀，備用。
2. 取一炒鍋，倒入花生油預熱，放入薑絲炒香，再加入紅牧草嫩筍、紅蘿蔔略炒。
3. 倒入昆布高湯，放入海鹽以大火煮沸，轉小火燜煮約1～2分鐘至剩下少許的湯汁，即可起鍋盛入盤中享用。

● 發現粗食好味道

烹調技巧

紅牧草嫩筍的口感很像甘蔗筍和芒草筍，後兩者在南投縣的集集鎮菜市場有時可以買到。芒草筍是原住民的天然美食，多數人都是採來自己食用並無販售，或許在花蓮或台東較鄉下地方的市場也能夠發現。下次看到它時，可不要錯過了這美味的邂逅。

• 昆布高湯作法見本書第110頁。

應用變化

夏天用紅牧草煮茶喝非常甘甜，有一點像甘蔗茶的味道。根據我的經驗，煮茶時紅牧草放愈多愈好喝，而且煮過之後就不會有草腥味，是清涼解渴又美味的健康茶飲。

塘塘家的樂活事

紅牧草目前只有自己種的才有，如果住家旁或田間剛好有一叢紅牧草，就可以剝下嫩心來大快朵頤，品嚐天然的粗食好味道。

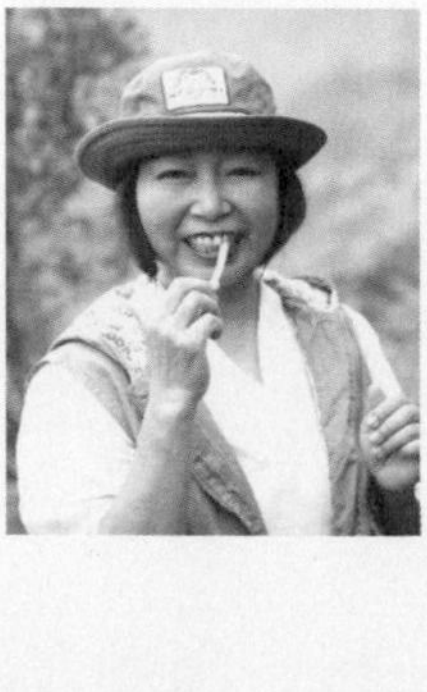

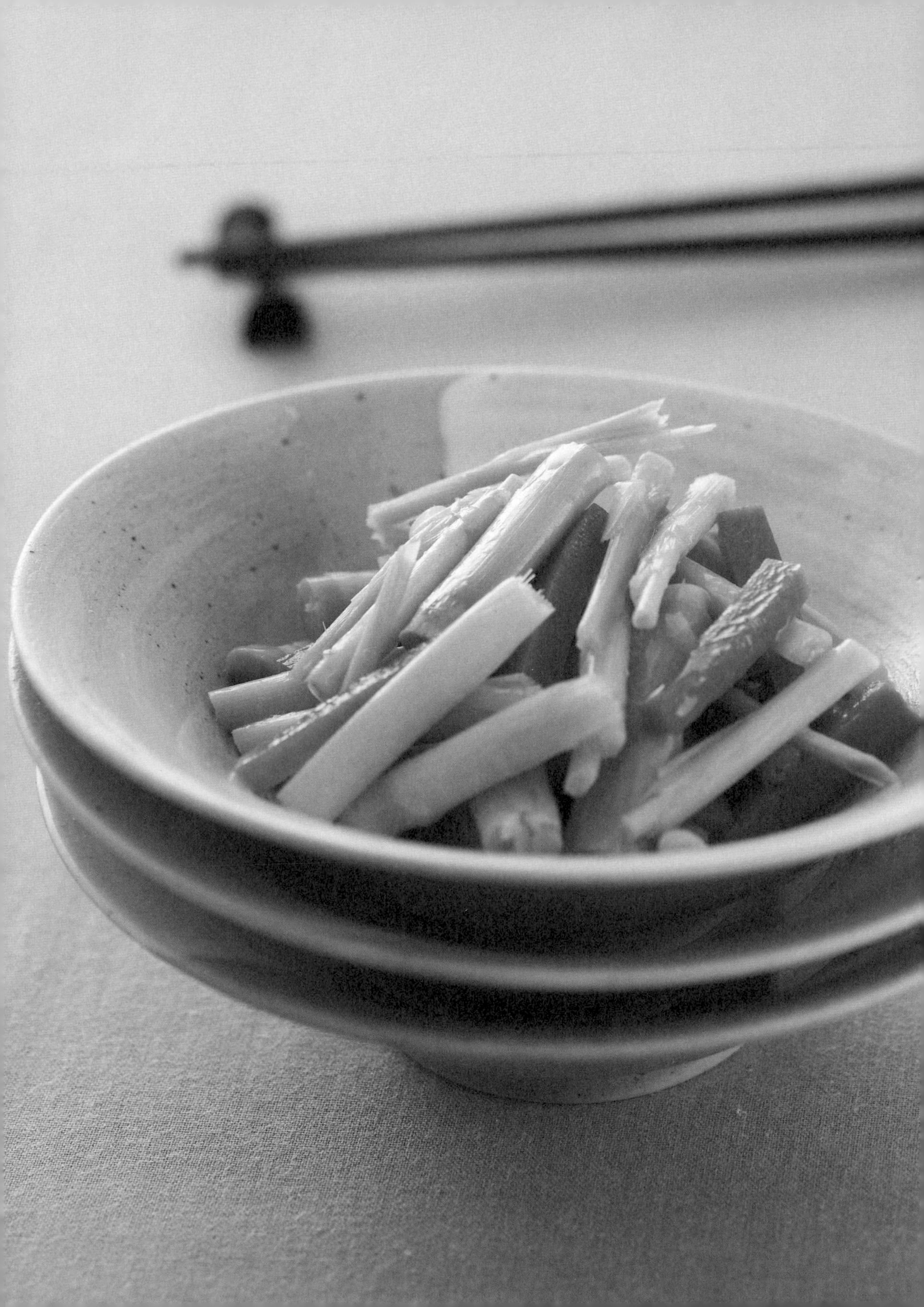

酵素TOP 蔬食

青木瓜脆絲（3~4人份）

● **材料**

乾的黑木耳10公克、
乾的白木耳10公克、芒果乾50公克、
青木瓜絲100公克

● **調味料**

檸檬汁3大匙、糖1大匙、海鹽1/2小匙、
薑汁1/2小匙、辣油1/2小匙、
香椿嫩芽醬1/2小匙、香油1小匙、
紅辣椒末1小匙

● **作法**

1. 黑木耳、白木耳分別用水泡開，洗淨，去除硬蒂，剝成適口的小片；芒果乾切絲備用。
2. 全部的調味料放入容器中攪拌均勻，即成醬汁。
3. 將全部的材料放入容器中，加入醬汁浸泡約10分鐘待入味，即可享用。

● 發現粗食好味道

採買需知

● 香椿嫩芽醬可在各大有機、生機店採買。

應用變化

● 黑木耳也可以使用新鮮的（約60克）；青木瓜買不到時，可用大頭菜或涼薯替換即可。

塘塘家的樂活事

每次上山時，在經過的山路上，都會看到一些從來沒有人在採收的青木瓜任其熟黃落地，甚是可惜，直到有一天我們遇到了園主，答應讓我們採收青木瓜，於是一大籃的青木瓜讓我們玩出各式各樣的吃法，比如說：涼拌、煮湯、滷醬油、醃漬等，不管是哪一種吃法都很令人滿足，吃完都覺得很舒服。

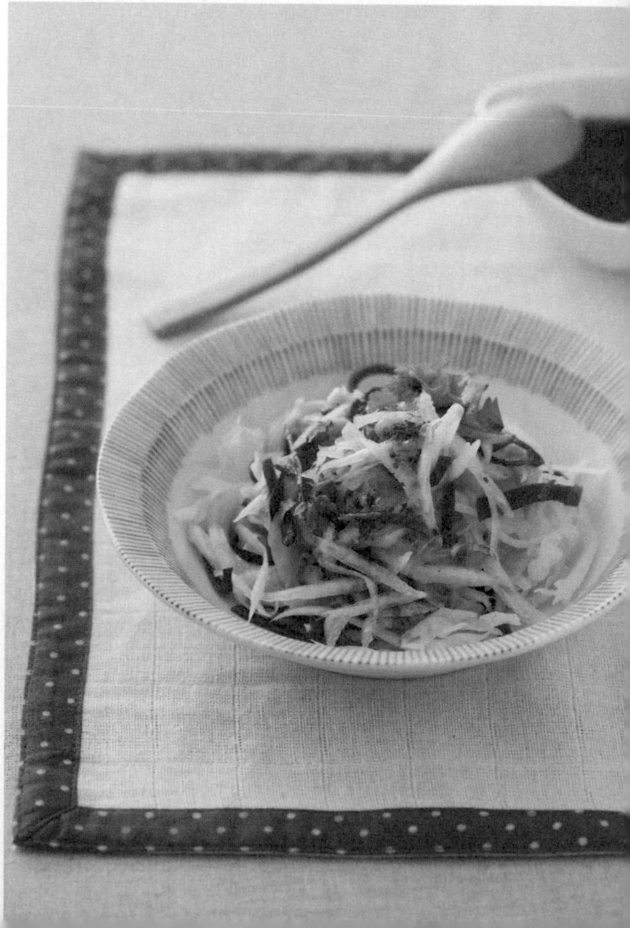

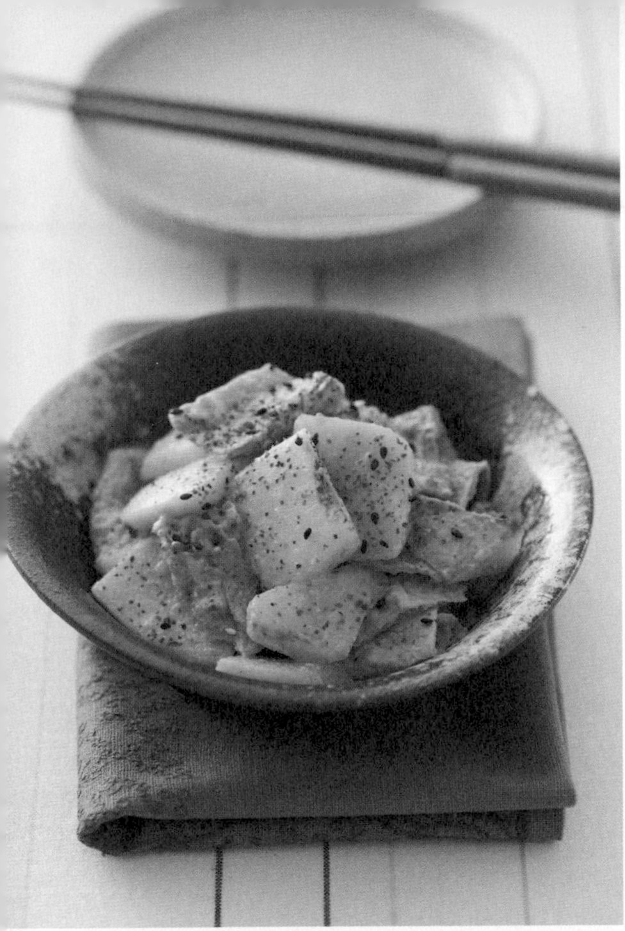

● 發現粗食好味道

烹調技巧

- 油豆皮（或稱油豆片）是一種薄片的油豆腐，可以用來煮湯、涼拌、炒、紅燒、燉等料理。
- 昆布高湯作法見本書第110頁。

採買需知

- 七味辣椒粉含多種香料，味道較香濃，辣度較低，與味霖都可在超市買到。
- 嚴選昆布可在各大有機、生機店採買。

應用變化

此道油豆皮也可用煎過的豆包或麵腸替代，而大頭菜有時也可以更換成竹筍（筍腳的部份）或是涼薯來變換口味，而味霖也可用1小匙的黃砂糖取代。

抗輻射 蔬食

味噌大頭菜（3～4人份）

● **材料**

大頭菜300公克、油豆皮100公克、烤熟黑芝麻1大匙

● **調味料**

香油1大匙、味噌2大匙、味霖2小匙、昆布高湯3大匙、醬油1小匙、七味辣椒粉少許

● **作法**

1. 大頭菜洗淨，去皮，切成適口的小片，放入滾水中汆燙約30秒後，撈起，瀝乾水分。
2. 接著再將油豆皮也放入滾水中輕涮一下去油，取出切成適口的小片。
3. 取一炒鍋，倒入香油預熱，放入大頭菜、油豆皮炒至熱。
4. 加入味噌、味霖、昆布高湯、醬油炒拌，加蓋續燜一下，即可盛入容器中，灑上七味辣椒粉和黑芝麻即可享用。

蔬食

幫助消化

尼泊爾大根漬
（5～6人份）

● **材料**
白蘿蔔400公克、青辣椒2支、
乾燥小茴香籽1/2小匙、
烤熟白芝麻3大匙

● **調味料**
海鹽1/2小匙、香油2大匙

● **作法**

1. 白蘿蔔洗淨，不要削皮，切條狀，放在通風處陰乾一天，再用海鹽搓揉均勻（勿搓太久，以免大量出水），放入容器中。烤熟白芝麻放入磨粉機磨成細粉。
2. 青辣椒洗淨，橫切小圓片狀，再與白蘿蔔一起稍微揉搓一下。
3. 取一平底鍋倒入香油微加熱，放入小茴香籽炒香，與白芝麻粉一起加到白蘿蔔裡拌勻，放置約6小時以後，即可享用。

● 發現粗食好味道

烹調技巧

- 小茴香籽與白芝麻兩種香味是絕妙搭配，所以這是一道香味極其濃郁的簡易拌菜，只是小茴香籽要記得用香油炒香，並且需用小火，用大火炒的話馬上就會焦掉。
- 如果將此道的白蘿蔔拿掉，將其他所有的材料和調味料拌勻，就可以變成一種香濃無比的拌麵醬了。
- 如果家裡沒有磨粉機，可將白芝麻放入塑膠袋中，用玻璃瓶或桿麵棍碾碎。
- 這道菜最好在冬季白蘿蔔盛產時節做來吃，才不會吃到蘿蔔的辣味。

採買需知

小茴香籽可在較大超市的香料區選購。

應用變化

若沒有白蘿蔔時，可用大頭菜或紅蘿蔔、青木瓜、大黃瓜、小黃瓜等材料替代。

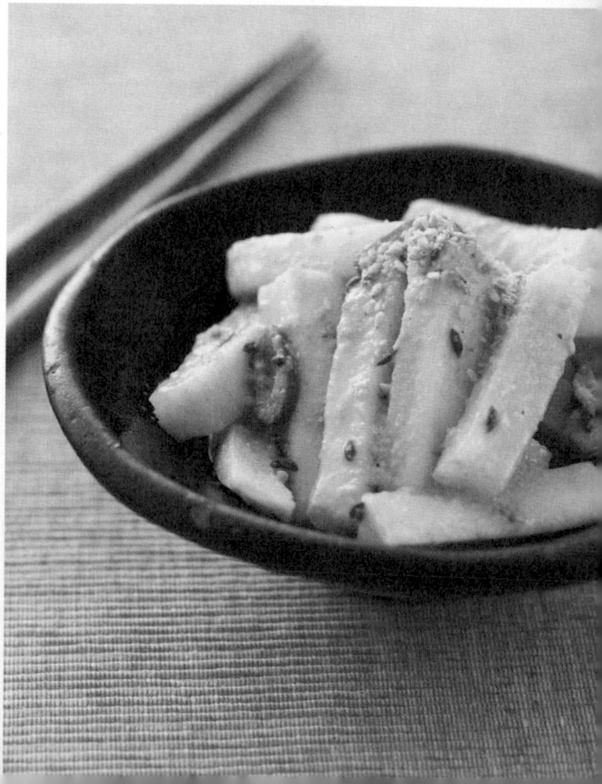

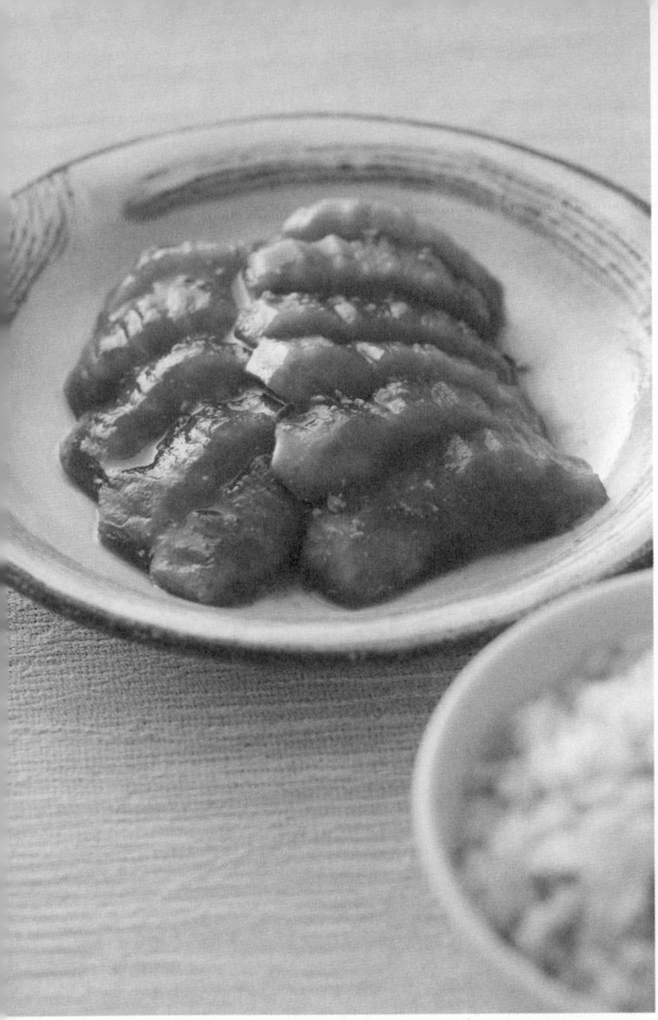

● 發現粗食好味道

烹調技巧

- 若無小玉西瓜皮，可改用大西瓜、大黃瓜、大頭菜、白蘿蔔、香瓜（硬的）等，每一種做起來都很好吃，但是大西瓜、大黃瓜和大頭菜都要去皮，而香瓜（去籽）和白蘿蔔則不需去皮（除非蘿蔔皮太老）。
- 豆腐乳的風味會因各廠家製造的配方不同，而味道會有些許差異，若覺太鹹可酌加材料和糖（湯汁若不能全部淹到材料，將材料上下輪流翻動即可）；不夠鹹時，可加適量甜麵醬。

塘塘家的樂活事

初嚐這道小菜時，真令人感動無比，很難相信這麼簡單的材料，可以做得如此美味，其風味比起在日本買的奈良漬，真是有過之而無不及，這完全都要感謝我的日本老公指導有方。

重拾寶物 蔬食

西瓜皮奈良漬

（6人份）

● **材料**

小玉西瓜皮300公克

● **調味料**

海鹽1小匙、
傳統土黃色豆腐乳汁（不辣的）適量

● **作法**

1. 將西瓜皮綠色的硬皮部分削除掉（但可略保留有顏色的果肉部分），切成5公分寬的條狀，放入容器中。
2. 加入海鹽輕輕拌勻，靜置約1小時，瀝乾水分（勿洗），移入保鮮盒。
3. 倒入豆腐乳汁，湯汁蓋過西瓜皮，醃漬約4～5小時，待食用前，用冷開水沖洗一下，再切片，擺入盤中即可享用。

養顏美容 蔬食

蘆薈沙西米（3~4人份）

● **材料**

較肥厚的蘆薈2葉

● **調味料**

醬油2大匙、綠芥末醬少許

● **作法**

1. 蘆薈洗淨，將蘆薈弓起的一面，用削皮刀去皮，再將凹面貼在切菜板上，左手將蘆薈壓平，右手拿菜刀，往左邊片除下面的表皮，取得晶瑩剔透的果肉，用冷開水沖淨，再用冷開水也把切菜板、菜刀沖淨，以免有苦味。
2. 再將蘆薈果肉放在切菜板上，斜切成適口的小片，即可盛盤。
3. 醬油、綠芥末醬放入醬料碟，將蘆薈蘸食醬油綠芥末醬即可享用。

● **發現粗食好味道**

烹調技巧

蘆薈的果肉滑滑黏黏，卻不會太軟，吃起來極其順口，只是綠皮的部分會苦，削過皮之後，記得要用冷開水沖洗一下，以免吃到處理過程中蘸到的苦味，這樣就可以享受到前所未有的美食囉！

採買需知

- 蘆薈可在青草藥店買到，或有親朋好友、左鄰右舍種在院子、陽台或門外的，可向他們免費索取。
- 如果情況允許的話，綠芥末醬可以在較大的日系超市，或是有機會到嘉義阿里山時，可以買新鮮山葵現磨現吃（用一粒粒凸起沒有洞的磨薑板，以繞圈圈的方式磨成泥），更天然、更健康。

應用變化

蘆薈的果肉也可以用蜂蜜或楓糖，攪打成果汁，或煮成甜品，也是美容養顏的滋補聖品。

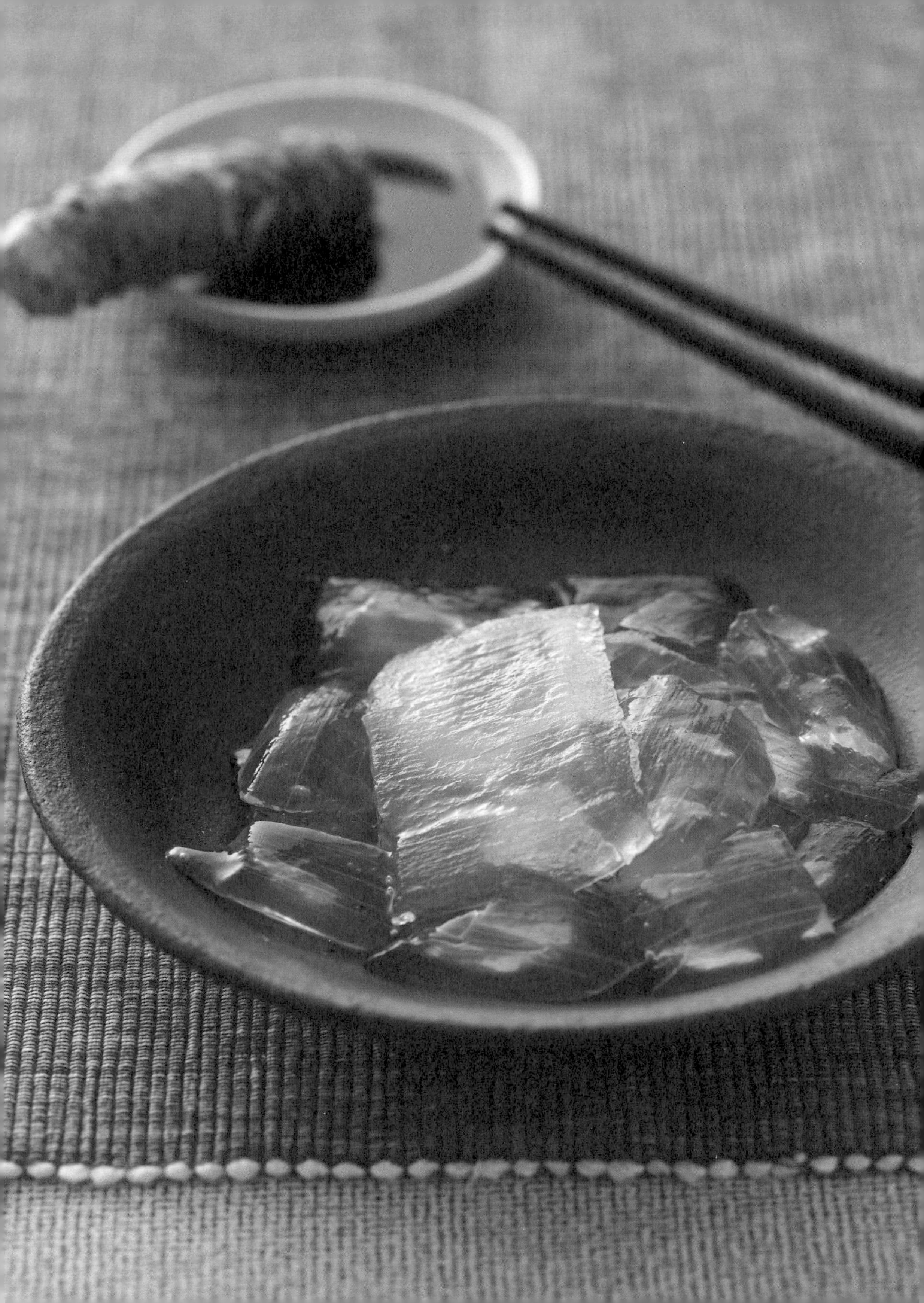

蔬食

顧胃健腸

秋葵泥拌昆布

（4人份）

材料

煮過高湯的昆布100公克、
秋葵250公克、海鹽1大匙

調味料

醬油2大匙、昆布高湯3大匙、
海鹽1/4小匙

作法

1. 煮過的昆布，切細絲，備用。
2. 秋葵切去蒂頭之後，用海鹽1大匙搓掉表面的絨毛，再放入滾水中煮約1～2分鐘，撈起來，縱切成兩瓣，刮去裡面的籽，放入陶缽器研磨成泥狀。
3. 將秋葵泥、昆布絲及調味料放入容器中拌勻，移入盤中即可享用。

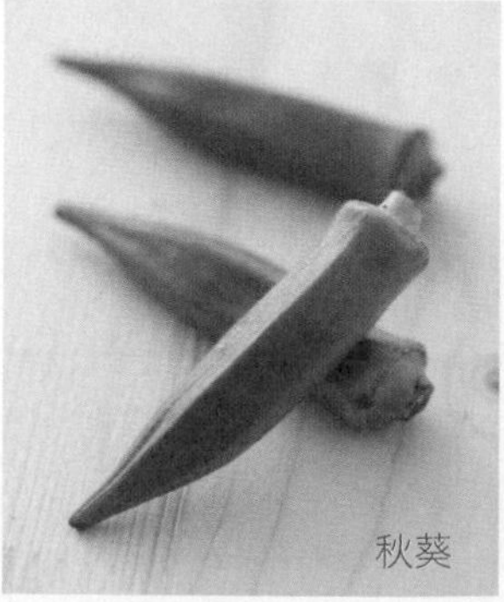

秋葵

發現粗食好味道

烹調技巧

- 我的烹飪班學員學習這道菜之後，有人說把秋葵刮去裡面的籽很可惜，所以就連籽一起打成泥，也是一樣美味，不過刮掉籽感覺比較像日本的料理，有空時可以兩種方法都試做看看。
- 若是家裡沒有陶缽器，也可以將秋葵皮放入果汁機攪打成泥狀。
- 昆布高湯作法見本書第110頁。

採買需知

嚴選昆布可在各大有機、生機店採買。

塘塘家的樂活事

這道料理和山藥泥拌飯一樣，也是日本人最喜愛的拌飯醬之一，滑順爽口不膩，第一次嘗試或許不習慣它的黏稠感，以後就會愈吃愈喜歡，而且秋葵還是顧胃最佳的健康好食物。

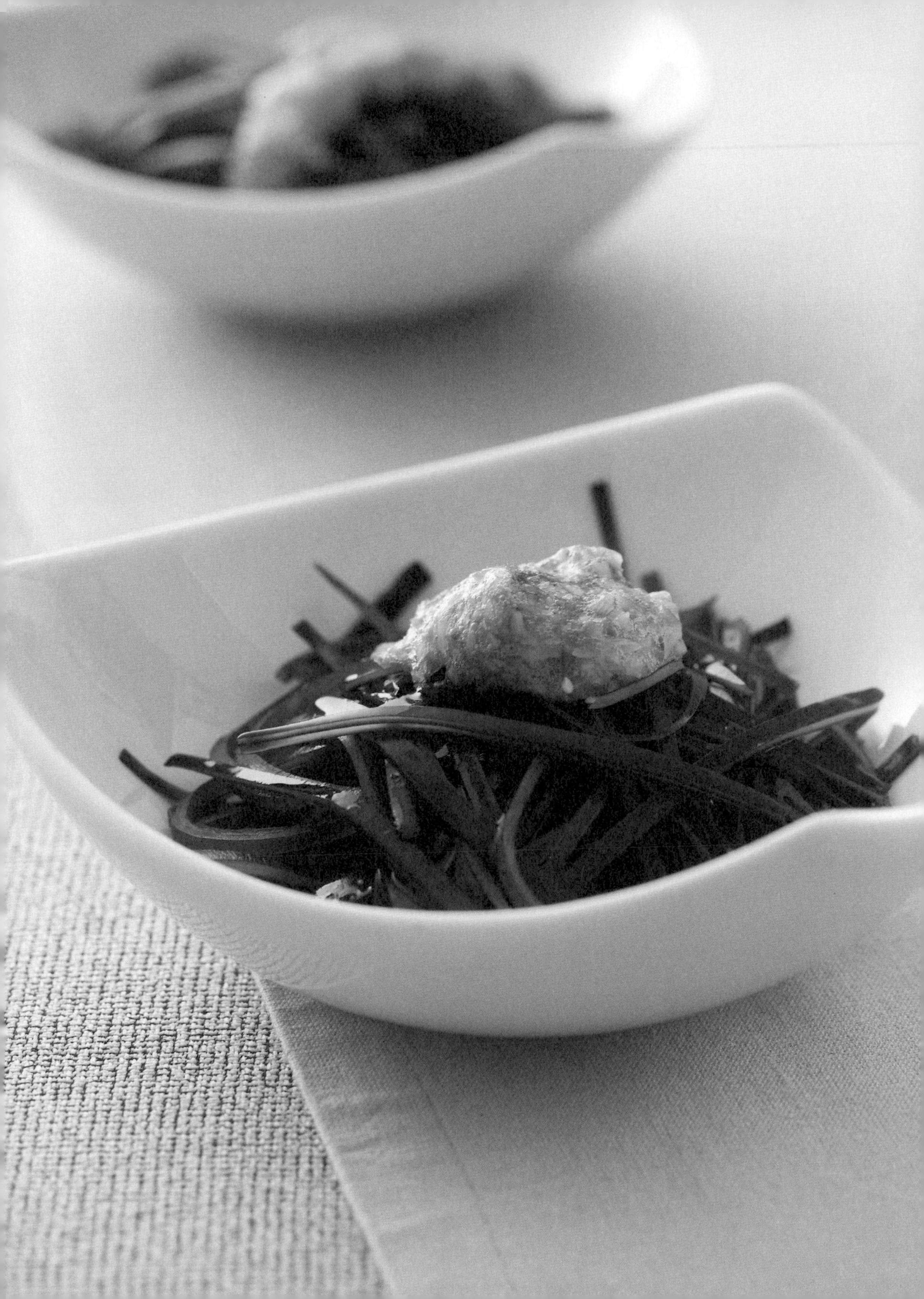

夏日美食 蔬食

芥末茄子（5～6人份）

● **材料**

茄子400公克

● **調味料**

無奶蛋沙拉醬5大匙、醬油1小匙、海鹽1/4小匙、綠芥末醬2小匙

● **作法**

1. 茄子洗淨，縱切一半後，再橫切5公分長度，擺入盤中。
2. 準備一個蒸鍋裝入水煮沸，再放入茄子以大火蒸約5分鐘，取出，用電風扇吹涼，再移入冰箱冷藏約20～30分鐘。
3. 將全部的調味料放入容器中，一起拌勻，即成醬汁，搭配茄子即可食用。

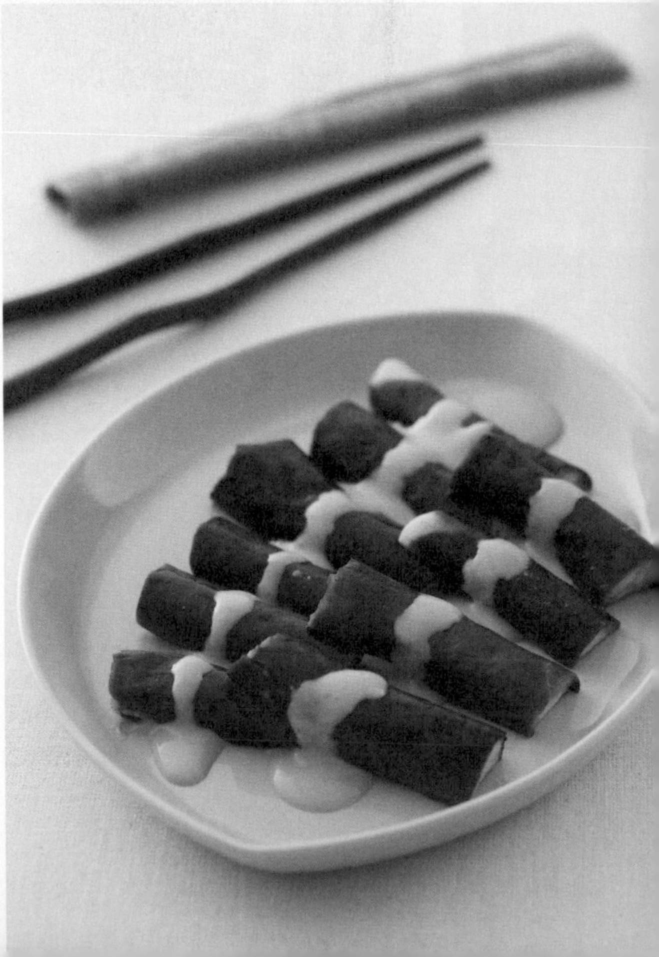

● 發現粗食好味道

烹調技巧

● 茄子以大火蒸熟，再隨即以電風扇吹涼，可使茄子保有漂亮的紫色，或者也可以鋪平在盤中，迅速移入冰箱冷凍降溫，也能保留茄子表皮的色澤。

● 無奶蛋沙拉醬作法見本書第114頁。

採買需知

如果情況允許，綠芥末醬可以在較大的日系超市，或是有機會到嘉義阿里山時，買新鮮山葵現磨現吃（用一粒粒凸起沒有洞的磨薑板，以繞圈圈的方式磨成泥），更天然、更健康。

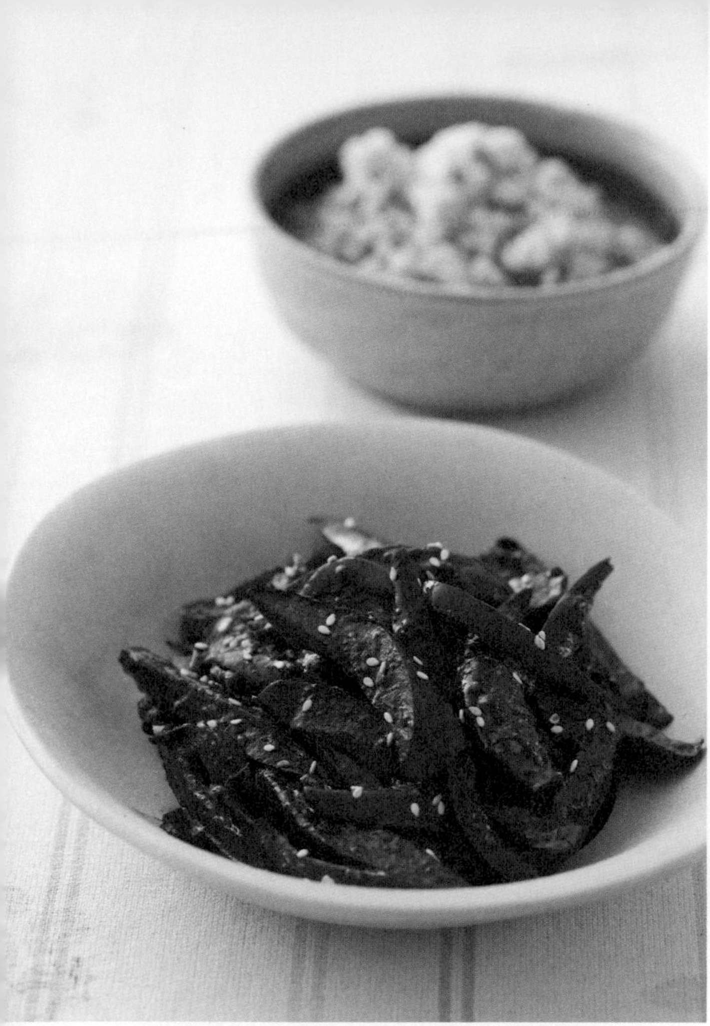

● 發現粗食好味道

應用變化

豆瓣醬、甜麵醬可全部或部分換成味噌，但是換成味噌時，可加入少許的糖，會出現更好的風味。

塘塘家的樂活事

這道料理因為非常下飯，所以我家時常會煮，但是材料不會每次都一樣，有時會將茄子換作麵腸或豆包、豆乾等，它也是最好吃的野餐便當菜之一。

便當料理 蔬食

雙醬茄椒（3～4人份）

● **材料**

茄子300公克、紅甜椒1個、烤熟白芝麻1大匙

● **調味料**

橄欖油2大匙、甜麵醬1大匙、豆瓣醬1大匙

● **作法**

1. 茄子洗淨，縱切兩瓣，再斜切0.5公分厚的片狀。
2. 紅甜椒洗淨，切對半、去籽，也切0.5公分寬度的條狀。
3. 取一炒鍋，放入橄欖油、茄子、紅甜椒炒至稍軟，加入甜麵醬、豆瓣醬拌勻，即可盛入盤中，撒上白芝麻即可享用。

快樂聚會 蔬食

印度風香草蔬菜串

（8～12人份）

● **材料**

綠花椰菜300公克、白花椰菜300公克、紅甜椒1個、黃甜椒1個、青椒1個、甜菜根1個、馬鈴薯3個、甜玉米 1 條

● **調味料**

薑泥1小匙、久藏番茄醬5大匙、咖哩粉1大匙、辣椒粉1小匙、海鹽少許、松子沙拉醬300c.c.

● **作法**

1. 全部的材料分別洗淨，綠花椰菜、白花椰菜、紅甜椒、黃甜椒、青椒、甜菜根都切成適口的塊狀；馬鈴薯放入滾水中煮至熟，撈起切成適口的塊狀；玉米切2公分塊狀。

2. 全部的調味料放入容器中調勻，備用。

3. 將作法1及作法2混合後，醃漬約6小時（或一個晚上），取出濾掉醬汁，然後用竹籤串起來，移入烤箱中（烤箱上下火約200℃），烤約20～25分鐘至熟，即可取出享用。

● **發現粗食好味道**

烹調技巧

● 若無自己煮的久藏番茄醬，也可用一般的番茄醬代替，材料也可以更多樣化，例如：新鮮香菇、杏鮑菇、有機豆干、麵腸、素肚、油豆腐、四季豆等。

● 有聚會請客時，可事先將材料醃漬好，待入味後再串好，等到餐聚時刻再放入烤箱烤至熟就行了。

● 久藏番茄醬作法見本書第108頁；松子沙拉醬作法見本書第110頁。

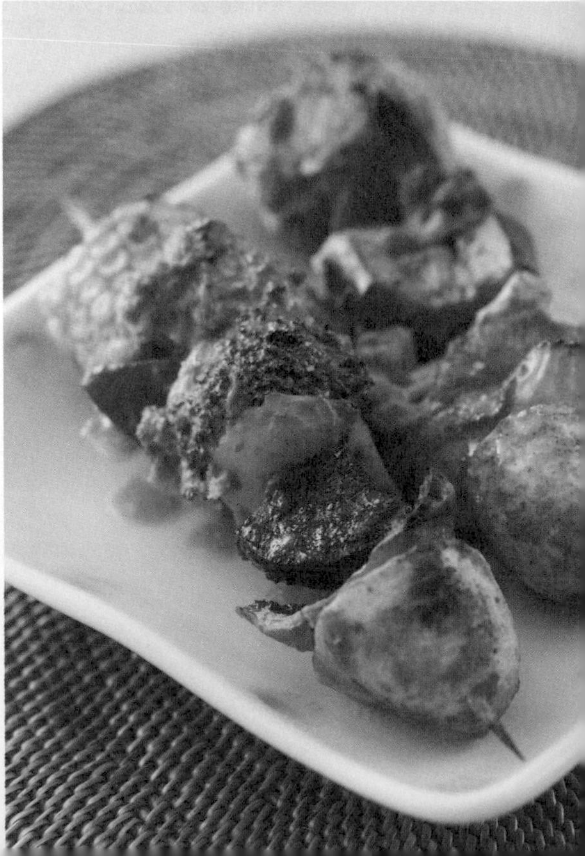

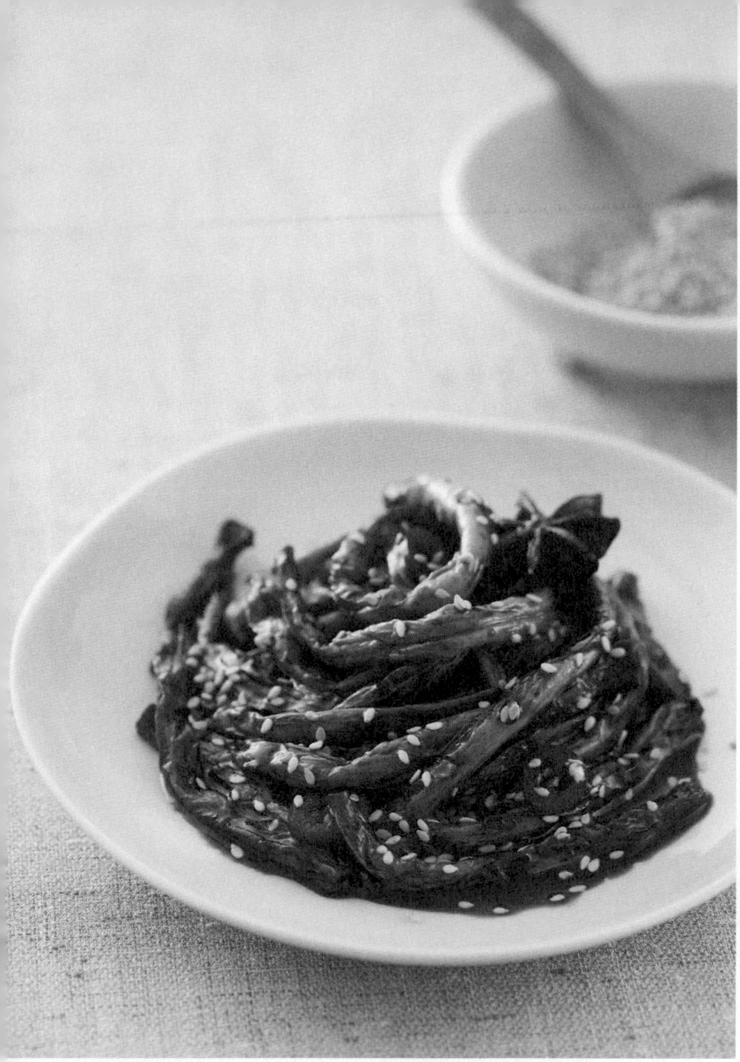

● 發現粗食好味道

烹調技巧

- 此道口感味道濃郁，是非常適合帶便當的一道菜，白芝麻使用前，可先試試味道，若味道不夠香，應再以小火乾炒一次。
- 昆布高湯作法見本書第110頁。

採買需知

昆布可在各大有機、生機店採買。

媽媽的味道 蔬食

醬香四季豆

（4人份）

● **材料**

四季豆300公克、辣椒1/2條、
昆布高湯400c.c.、炒熟白芝麻2大匙

● **調味料**

香油1大匙、醬油3大匙、八角1顆、
糖1小匙

● **作法**

1. 四季豆洗淨，撕除兩端硬梗，再拔除硬絲，切約5公分的長度；辣椒切圓片，備用。
2. 取一個平底鍋，放入香油、辣椒、四季豆，煎至四季豆呈軟乾狀。
3. 再加入醬油、昆布高湯、八角、糖燜煮至湯汁收乾時，再撒入白芝麻拌勻，即可盛入盤中享用。

利尿消炎 蔬食

金線草沙拉（3～5人份）

材料
金線草50公克、綠花椰菜芽50公克、紫高麗菜芽50公克、美生菜50公克、杏鮑菇100公克、綠花椰菜50公克

調味料
烤熟白芝麻2大匙、海鹽1/2小匙、新鮮柳丁汁4大匙

作法
1. 白芝麻磨成細粉，備用。
2. 金線草、綠花椰菜芽、紫高麗菜芽、美生菜、綠花椰菜全部洗淨，瀝乾水分；美生菜切成適口的小片，全部放入沙拉盆中。
3. 杏鮑菇剝成小指般粗細的條狀，以乾鍋煎黃，待涼之後，再放入沙拉盆內。
4. 將白芝麻粉及其他調味料全部一起調勻，即成醬汁，淋入作法2拌勻即可享用。

發現粗食好味道

烹調技巧

烤熟的白芝麻要研磨成細粉，可使用磨缽器、磨豆機等器具，或者也可以將白芝麻放入塑膠袋，再用玻璃瓶或桿麵棍來回碾碎。

採買需知

各類的芽菜可以到各大有機店，或較大的外國超市採買。

應用變化

材料中的芽菜種類及菇類都可以更換自己喜歡的種類，或是每次都可變化不同的材料，搭配美味的醬汁才是重點，而此道醬汁也可以在炎熱的夏季用來拌涼麵，口感也會很輕爽又好吃。

塘塘家的樂活事

金線草是庭園花草，容易栽種，口感佳，具有消熱利尿、解毒消炎、涼血止血的功效，用來搭配各類的芽菜及菇類，既營養又美味，而且根據研究報告白芝麻還可以調整金線草較涼的屬性哦！

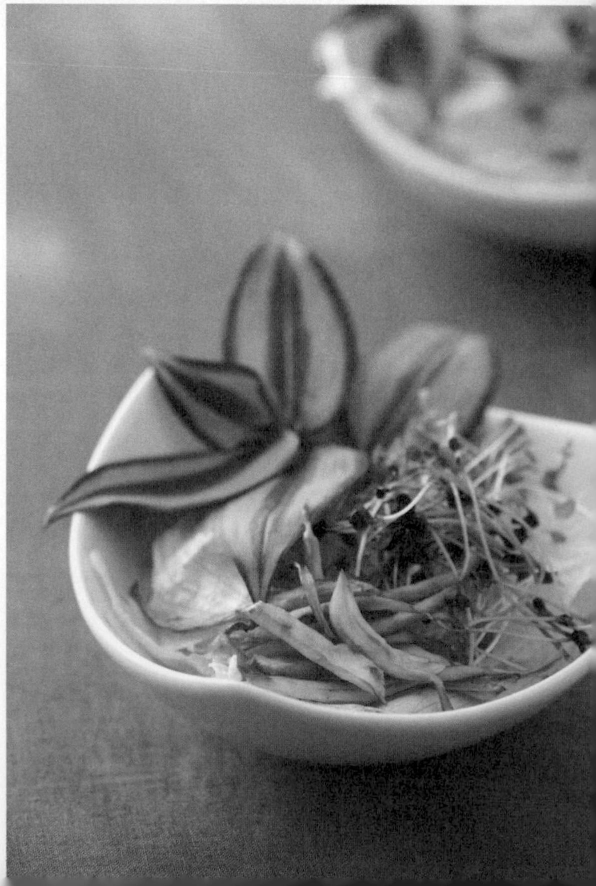

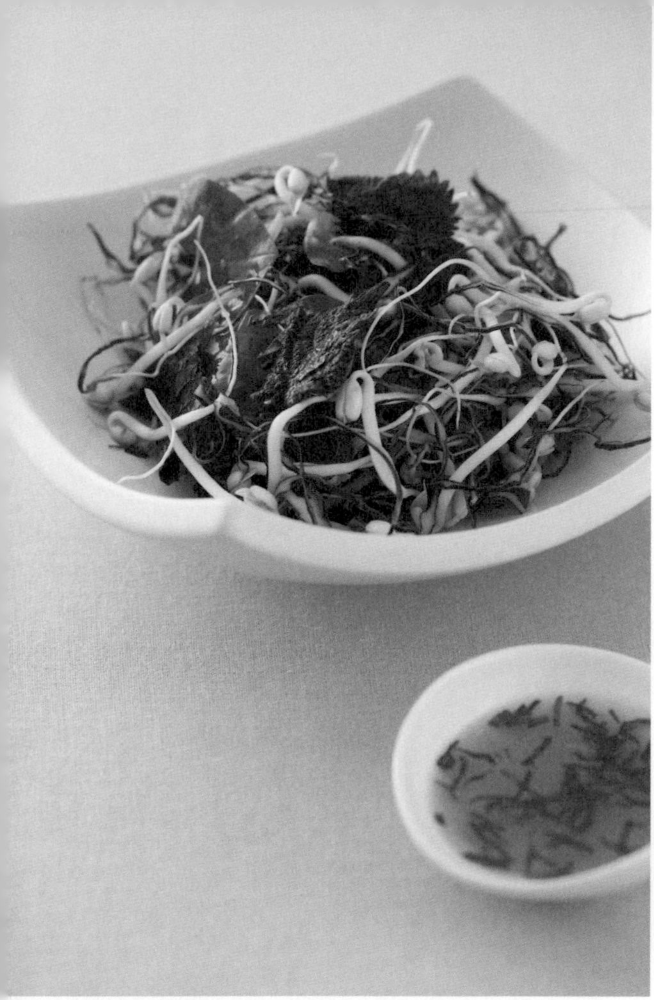

● 發現粗食好味道

應用變化

● 無新鮮金桔汁時，可用柳丁（或橘子）汁和檸檬汁1：1的比例調合來替代即可。

● 昆布高湯作法見本書第110頁。

塘塘家的樂活事

自從妹妹在越南小住一些時日回來之後，就極力推薦魚腥草的實用性，當我第一次吃魚腥草時，感覺氣味較濃烈，有些許不太習慣，可是醬汁味道卻很搭，所以就愈吃愈喜歡。在山上因為魚腥草一年到頭遍地都是，所以就常採來吃，紫蘇則是季節到了，就會自己冒出紫紅色的葉子出來，只有在山上生活，才能有這種沒有耕耘，卻有收穫的享受，真是太幸福了。

清熱解毒 蔬食

魚腥草沙拉（3人份）

● **材料**

魚腥草葉5片、紫蘇5片、蕎麥芽40公克、綠豆芽40公克、紫高麗菜40公克

● **調味料**

海鹽1/3小匙、醬油1/4小匙、糖1/4小匙、新鮮金桔汁2大匙、昆布高湯2大匙、薄荷葉絲少許

● **作法**

1. 所有的材料洗淨、瀝乾水分，紫蘇與紫高麗菜都切成細絲，全部放入沙拉盆內輕輕拌勻。
2. 全部的調味料一起放入容器中調勻，即成醬汁，淋入作法1拌勻即可享用。

均衡體適 蔬食

香椿豆腐蘸茄醬
（4～5人份）

● **材料**

有機豆腐250公克

● **調味料**

橄欖油1大匙、香椿嫩芽醬2大匙、久藏番茄醬3大匙

● **作法**

1. 有機豆腐切成厚片塊狀。
2. 取一平底鍋，倒入橄欖油、有機豆腐煎至兩面金黃，再加入香椿嫩芽醬拌匀，熄火。
3. 將久藏番茄醬鋪於盤底，盛入作法2即可享用。

● 發現粗食好味道

烹調技巧

● 若無自己煮的久藏番茄醬，也可用一般的番茄醬代替，但是要另外加入適量的鹽。

● 久藏番茄醬作法見本書第108頁。

採買需知

香椿嫩芽醬可在各大有機、生機店採買。

應用變化

豆腐亦可變換成茄子、麵腸、豆包、杏鮑菇、馬鈴薯、山藥、芋頭、苦瓜等既健康又美味的不同材料。

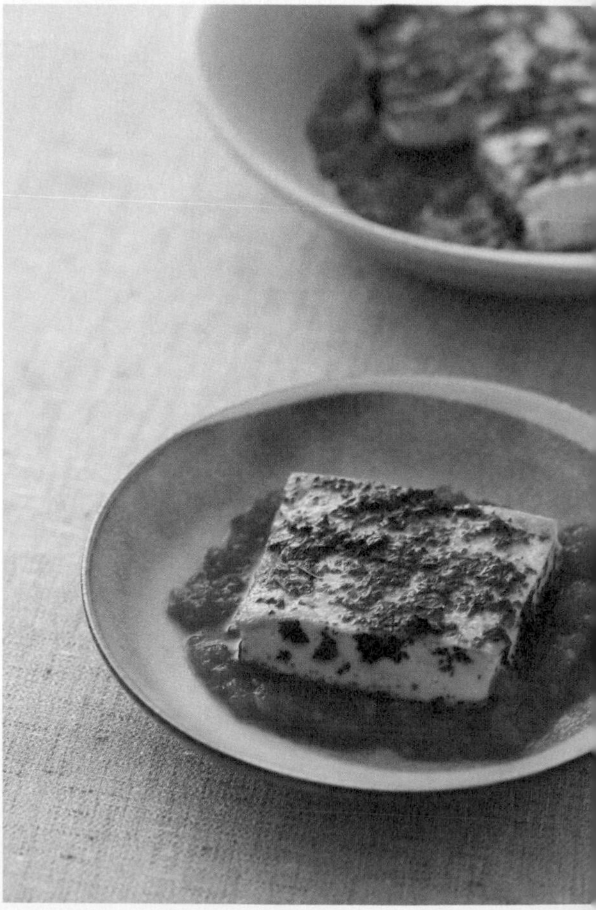

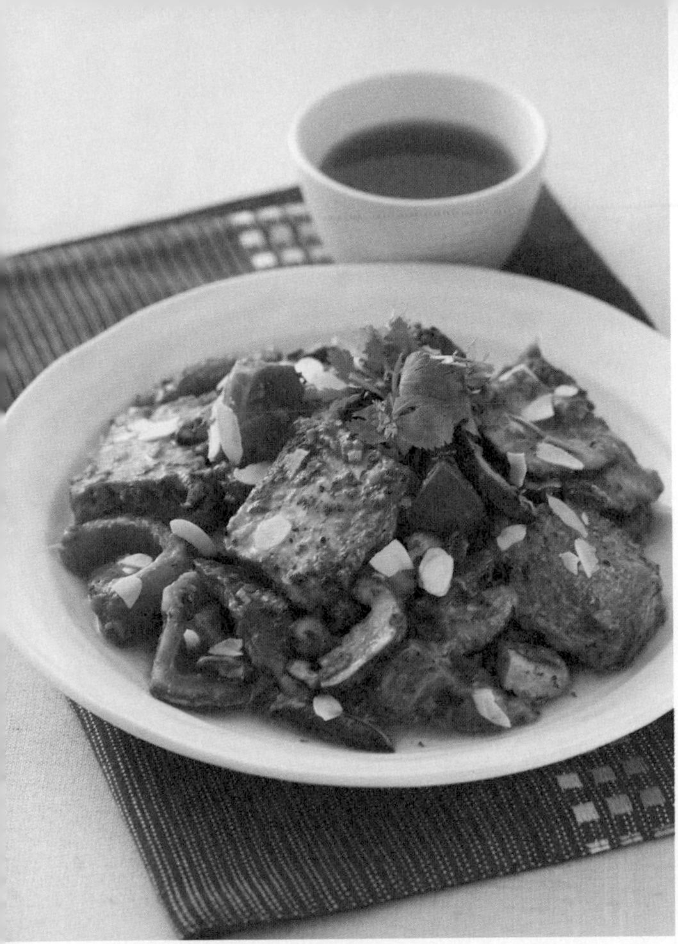

● 發現粗食好味道

烹調技巧

油豆腐最好在料理前以熱水沖去表面的油分，以避免吃入過多的油。

應用變化

香菜也可換成芹菜末、九層塔或巴西利等，杏仁片也可用家中現成的其他堅果替代，只要堅果新鮮即可。

採買需知

- 香椿嫩芽醬可在各大有機、生機店採買。
- 豆腐類的食材在有機店可買到無添加物，較天然的製品。

家常美味 蔬食

番茄油豆腐（4～5人份）

● 材料

新鮮香菇3朵、紅番茄2個、
四角形油豆腐4塊、烤熟的杏仁片2大匙
香菜適量

● 調味料

香椿嫩芽醬1小匙、薑末1小匙、
香油2小匙、味噌2大匙、醬油2小匙

● 作法

1. 全部的材料洗淨；香菇切小丁；香菜切1公分長；紅番茄切塊。
2. 油豆腐用熱水汆燙一下去油，再各切成4塊。
3. 取一炒鍋，倒入香油、油豆腐稍煎一下，放入香菇、香椿嫩芽醬、薑末略微拌炒。
4. 加入番茄拌炒幾下，轉小火，放入味噌、醬油燜一下，盛入盤中，撒上香菜和杏仁片即可。

多醣防癌 蔬食

菇菇香塊（3～4人份）

● **材料**

新鮮香菇70公克、杏鮑菇150公克、
麵粉4大匙、烤熟的核桃30公克

● **調味料**

A 醬油1大匙、薑汁1小匙、
香椿嫩芽醬1小匙、小茴香粉1/4小匙、
黑胡椒粉1/2小匙、海鹽1/4小匙、
香油1大匙
B 葡萄籽油適量

● **作法**

1. 將香菇、杏鮑菇用紙巾擦拭一下，切短，和核桃一起放進耐熱塑膠袋中，用桿麵棍拍打成不規則小塊，倒入容器中。
2. 將調味料A放入容器中拌勻，再放入作法1，倒入麵粉攪拌均勻。
3. 取一平底鍋，倒入葡萄籽油預熱，將作法2用湯匙一匙一匙地挖入平底鍋內，以中火煎至兩面酥黃，即可享用。

● 發現粗食好味道

烹調技巧

- 此道口感類似炸雞塊，極適合做來招待無肉不歡的葷食者，所以若將生香菇和杏鮑菇換成素肉塊或素肉片也是有一樣的效果，這種口感和香味對於吃慣速食的老外族應該是很合口味。
- 用桿麵棍拍打香菇、杏鮑菇及核桃時，必須控制力道，才能變成不規則的大小塊狀。

採買需知

- 香椿嫩芽醬可在各大有機、生機店採買。
- 小茴香粉可在較大超市的香料區找到（若只能買到小茴香籽的話，可使用磨豆機或小型果汁機攪打成粉狀即可）。

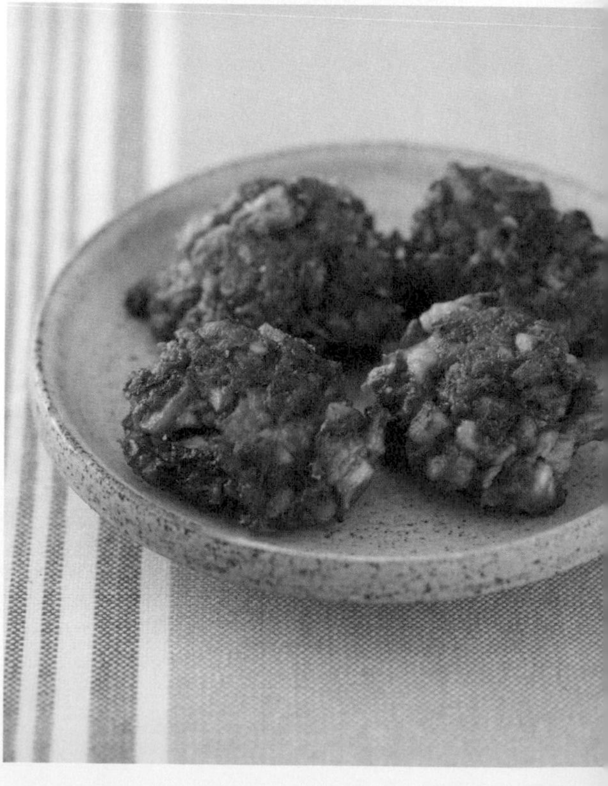

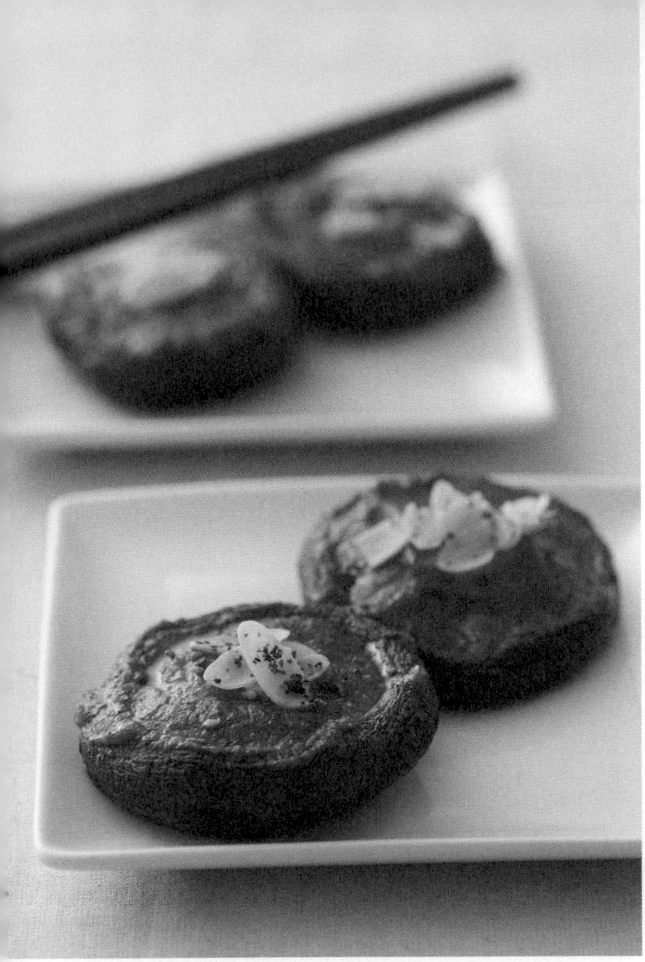

● 發現粗食好味道

烹調技巧

● 若無自製的松子沙拉醬時，可用有機豆腐加松子（比例為2：1），和適量海鹽打成泥即可替代。烤醬如果太軟，可加入適量的麵包粉拌勻。

● 松子沙拉醬作法見本書第110頁。

採買需知

香椿嫩芽醬可在各大有機、生機店採買。

應用變化

不想用香菇時，也可將香菇改成日本的燈泡茄子，切1公分厚度的片狀，塗上少許的橄欖油，先烤過（略軟即可）再塗上此道烤醬烘烤即可，或以豆包代替香菇，也是超級好吃。

高貴不貴 蔬食

松子味噌醬焗鮮菇

（3～4人份）

● **材料**

新鮮大香菇8朵、烤熟杏仁片適量

● **調味料**

味噌4大匙、糖1大匙、
香椿嫩芽醬1小匙、七味辣椒粉1小匙、
松子沙拉醬4大匙、橄欖油適量

● **作法**

1. 全部的調味料一起放入容器中拌勻，即成烤醬，備用。
2. 香菇剪掉硬蒂，內側凹槽面塗上少許橄欖油，再填滿作法1的烤醬。
3. 排入烤盤中，再送入已預熱200℃的烤箱中，烤至上方呈金黃色（約30分鐘），移出烤箱，撒上杏仁片即可食用。

驚豔味蕾 蔬食

香草菇菇包（2～3人份）

● 材料

各種不同種類的新鮮菇300公克、
烤盤紙（約18x25公分）1張、
迷迭香少許、九層塔少許、
粗麵包粉1/2杯、麵粉少許、水少許

● 調味料

香椿嫩芽醬1大匙、橄欖油1/2大匙、
海鹽1/3小匙、醬油1大匙

● 作法

1. 先將烤盤紙平鋪在烤盤上。全部的菇類，用紙巾擦乾淨，再放在烤盤紙的左半邊；烤箱預熱200℃備用。
2. 將全部的調味料一起放入容器中拌匀，淋在新鮮菇上面，撒上迷迭香、九層塔，再鋪上麵包粉。
3. 接下來將烤盤紙右邊的部分，覆蓋到左邊的新鮮菇上面；用麵粉加水拌匀，成麵糊狀，封住烤盤紙三邊的缺口。
4. 移入烤箱烤約15～20分鐘，取出，從中間剪十字，掀開即可食用。

● 發現粗食好味道

烹調技巧

菇類若有沾上泥土，只要以乾布或乾紙巾擦拭即可，不要用水清洗，以免影響鮮菇的風味。

採買需知

香椿嫩芽醬可在各大有機、生機店採買。迷迭香葉子鮮品或乾品皆適用，鮮品在較大的外國超市有售。

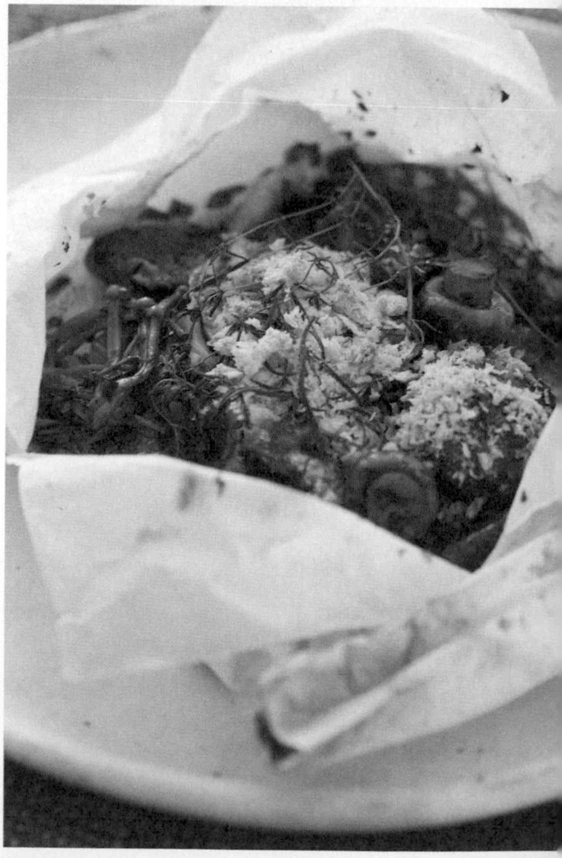

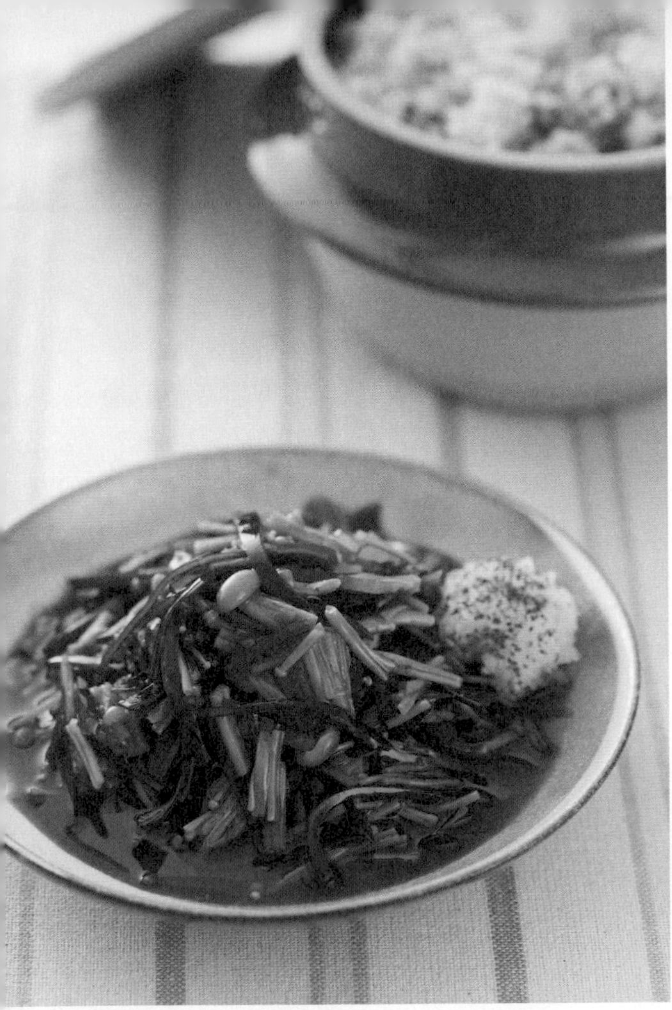

● 發現粗食好味道

烹調技巧

● 此道金針菇昆布滷煮好之後，可放涼再分裝成一罐一罐（盒）存入冷凍庫，等要食用的前一天，再轉放至冰箱冷藏室解凍備食。

● 若是沒有白蘿蔔泥和七味辣椒粉時，也可以不加。

● 昆布高湯作法見本書第110頁。

採買需知

嚴選昆布可在各大有機、生機店採買。

應用變化

● 這款可口、無油、不膩的料理，是年長者及病後初癒或胃口不佳時最適合的菜品。

● 此道蔬食煮好後也可以直接搭配米飯，或是也可用來拌麵、配粥、拌青菜等變化。

傳家食譜 蔬食

金針菇昆布滷

（6～8人份）

● **材料**

金針菇400公克（切成1公分的小段）、煮過高湯剩下的昆布200公克、昆布高湯200c.c.、白蘿蔔泥適量

● **調味料**

醬油80公克、味霖3大匙、黃砂糖3大匙、七味辣椒粉適量

● **作法**

1. 昆布切細絲。
2. 金針菇、昆布、昆布高湯、醬油、味霖、黃砂糖放入鍋中，以大火煮沸，轉小火煮至剩少許湯汁即可熄火。
3. 將煮好的作法2，再加上適量白蘿蔔泥，撒上七味辣椒粉拌勻，即可享用。

加鈣補素 蔬食

油菜金菇拌山藥泥

（3～4人份）

● **材料**

日本山藥泥100c.c.、油菜300公克、金針菇50公克

● **調味料**

海鹽1/2小匙、醬油1/2小匙、薑汁1/2小匙

● **作法**

1. 山藥泥、海鹽、醬油、薑汁放入容器中拌勻，即成醬汁備用。
2. 油菜洗淨，放入滾水中燙至熟後撈起，漂涼，擰乾水分，切成3公分段狀，備用。
3. 金針菇切成兩段，放入鍋中以大火乾煎至金黃色。
4. 將作法1、作法2、作法3一起放入容器中拌勻，即可盛入盤中享用。

● **發現粗食好味道**

烹調技巧

- 這道料理必須使用日本山藥，顏色才不會變黑，而且日本山藥的水分較多，攪拌起來較滑潤。
- 選用有機的金針菇，只要將根部硬梗切除即可，不需洗過。若經過水洗的話水分會太多，不易煎乾，會沒有香氣。

應用變化

若是家中剛好有燒海苔，也可以剪一些細絲，撒在成品的上面。

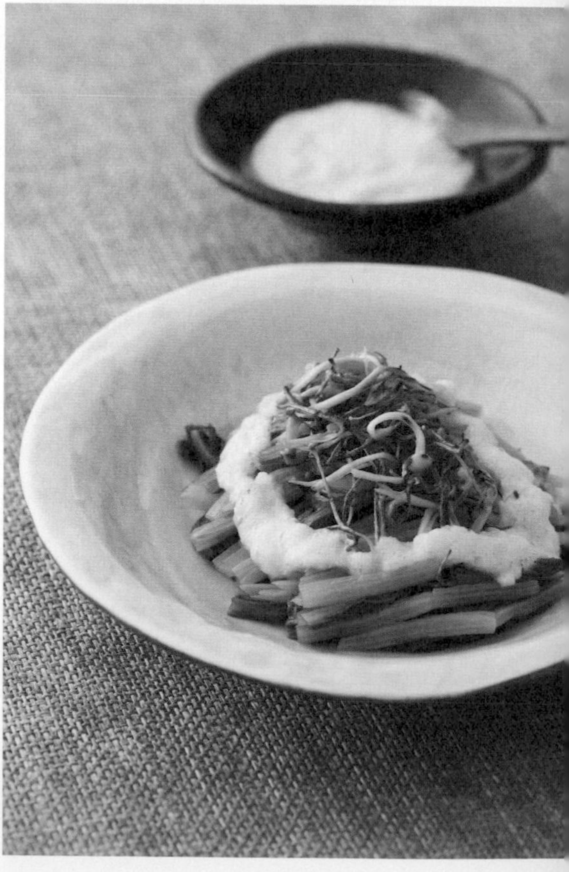

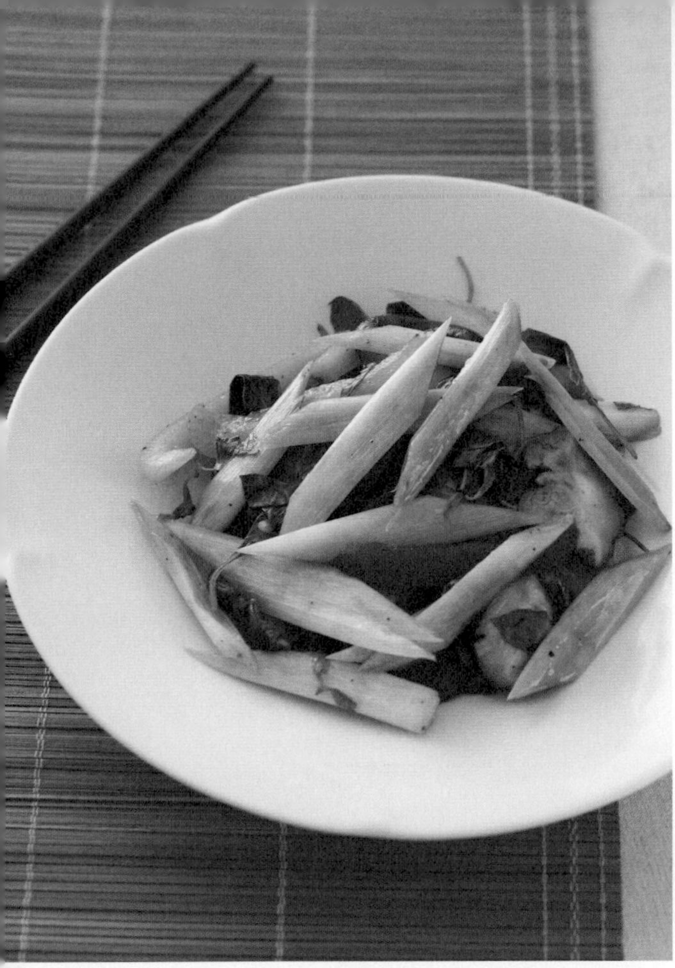

● 發現粗食好味道

烹調技巧

新鮮的菇類只要以乾布擦拭即可，若以水洗過會使風味變差。

應用變化

此道的碧玉筍，也可改成茭白筍、涼薯、四季豆、荷蘭豆等材料，而香菇也可改用不同的新鮮菇類，如美白菇、茶樹菇、杏鮑菇、鴻喜菇等材料。每次烹調都可使用不同的食材，那麼也能讓身體攝取到不同的營養成分，美味滿分，健康加倍。

高纖低脂 蔬食

鮮菇碧玉筍（4～5人份）

● **材料**

中型新鮮香菇100公克、
碧玉筍100公克、紅甜椒50公克、
黃甜椒50公克、九層塔20公克

● **調味料**

橄欖油1大匙、海鹽3/4小匙、
粗粒的黑胡椒粉1/2小匙、香油少許

● **作法**

1. 香菇剪去硬蒂；碧玉筍洗淨，切4～5公分長；紅甜椒、黃甜椒洗淨，切條狀；九層塔洗淨，挑除硬梗。
2. 取一炒鍋，倒入橄欖油，放入香菇、碧玉筍、紅甜椒、黃甜椒以中火拌炒至熟，再加入海鹽、粗粒黑胡椒粉，和九層塔拌炒至熟，即可起鍋盛入盤中，再淋上香油即可享用。

耀眼的明星 湯品

甜菜根濃湯（4~6人份）

● **材料**

甜菜根250公克、馬鈴薯150公克、
久藏番茄醬100公克、昆布高湯900c.c.

● **調味料**

橄欖油1大匙、海鹽1小匙、
粗粒的黑胡椒粉1/2小匙、
香椿嫩芽醬1/2小匙

● **作法**

1. 甜菜根、馬鈴薯分別洗淨去皮，各切成1公分的小丁，全部放入湯鍋中。
2. 加入久藏番茄醬、橄欖油、海鹽、黑胡椒粉炒至軟，倒入昆布高湯，以大火煮沸，轉小火煮至甜菜根熟軟。
3. 將作法2倒入果汁機攪打成泥狀，倒入大湯碗中，加入香椿嫩芽醬即可享用。

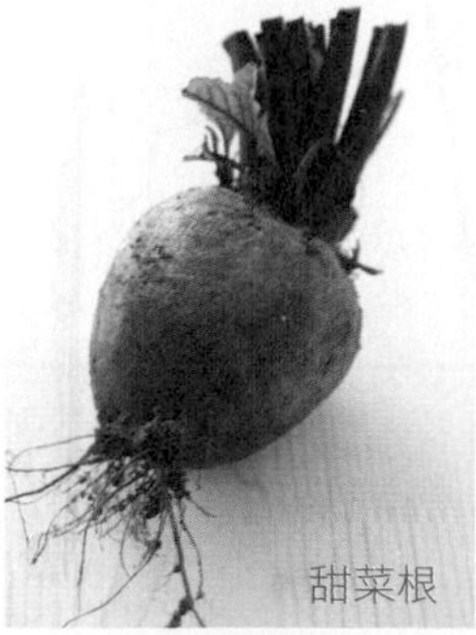
甜菜根

● **發現粗食好味道**

烹調技巧

- 此道材料的久藏番茄醬，也可使用新鮮的紅番茄替代，但是要另外加入適量的鹽。
- 放入果汁機打成泥狀之後的濃湯，若覺不夠熱，也可倒回湯鍋加熱再享用。
- 久藏番茄醬作法見本書第108頁；昆布高湯作法見本書第110頁。

採買需知

嚴選昆布、香椿嫩芽醬可在各大有機、生機店採買。

塘塘家的樂活事

多吃甜菜根可讓臉色變得紅潤，這是我們家的經驗，大家不妨也試試看。

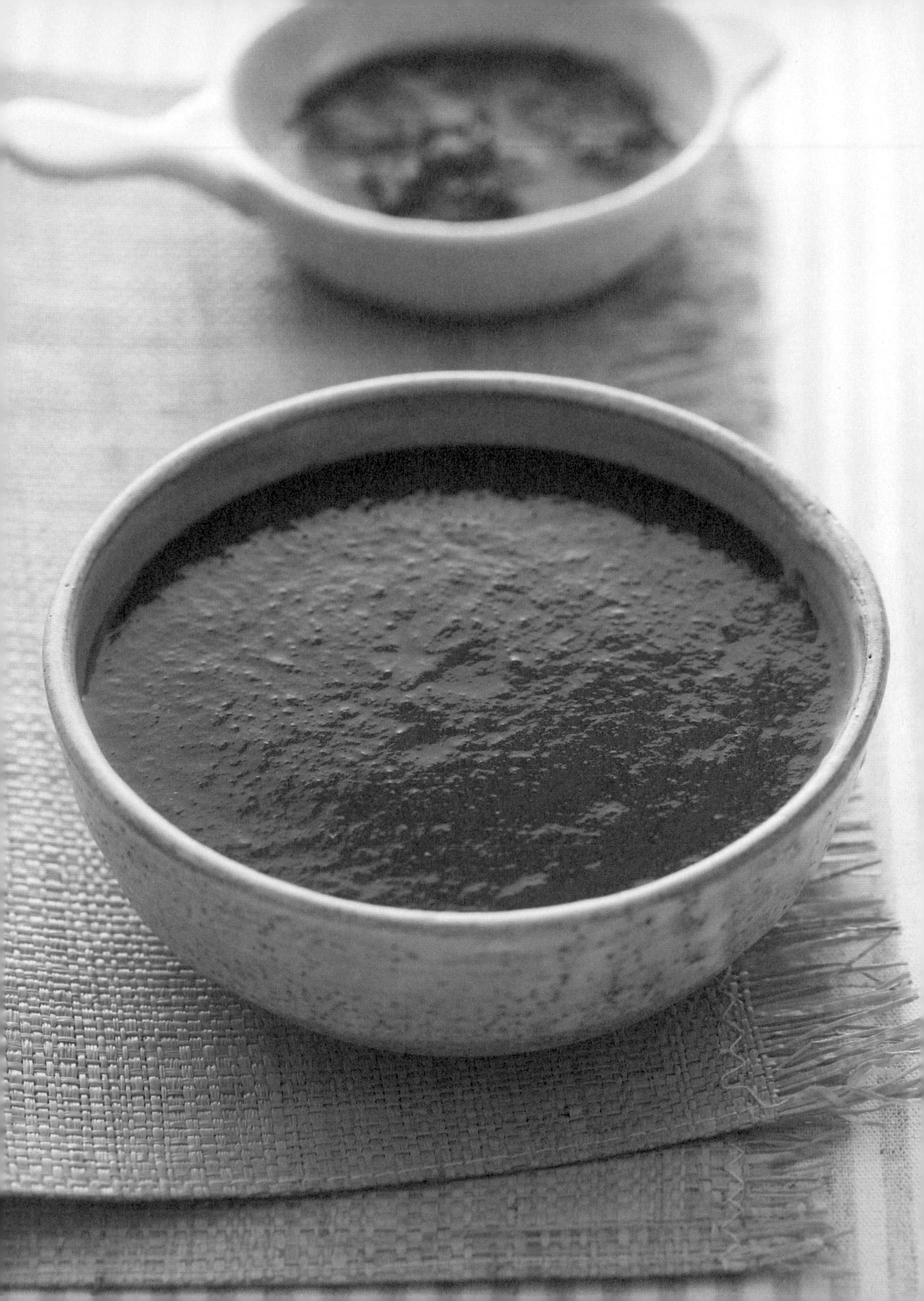

蔬食盛宴 湯品

羅宋湯（8～10人份）

● **材料**

洋菇100公克、馬鈴薯100公克、紅蘿蔔100公克、甜菜根100公克、高麗菜100公克、花椰菜100公克、西洋芹50公克、昆布高湯1500c.c.、通心麵20公克

● **調味料**

久藏番茄醬1/2杯、義大利香草少許、百里香粉少許、新鮮巴西利末1大匙

● **作法**

1. 馬鈴薯、紅蘿蔔、甜菜根、洋菇都分別洗淨，全部切成1公分的小丁。
2. 高麗菜、花椰菜洗淨，切成1公分的小丁；西洋芹洗淨，撕去老筋，切成1公分的小丁。
3. 將作法1、作法2的材料，放入湯鍋中，加入昆布高湯、通心麵、久藏番茄醬、義大利香草、百里香粉，一起熬煮至材料熟軟入味。
4. 盛入湯碗中，再撒入少許巴西利即可享用。

● 發現粗食好味道

烹調技巧

● 若無久藏番茄醬，可用新鮮紅透的番茄替代，但是要另外加入適量的鹽。

● 久藏番茄醬作法見本書第108頁；昆布高湯作法見本書第110頁。

採買需知

嚴選昆布可在各大有機、生機店採買；義大利香草、百里香粉可在較大超市中的香料區選購。

塘塘家的樂活事

這道湯品的材料豐富，湯汁較少，因此只要煮好一鍋，肚子餓時，搭配烤熱的麵包，會讓人忍不住一口接一口，真是開胃又開心！

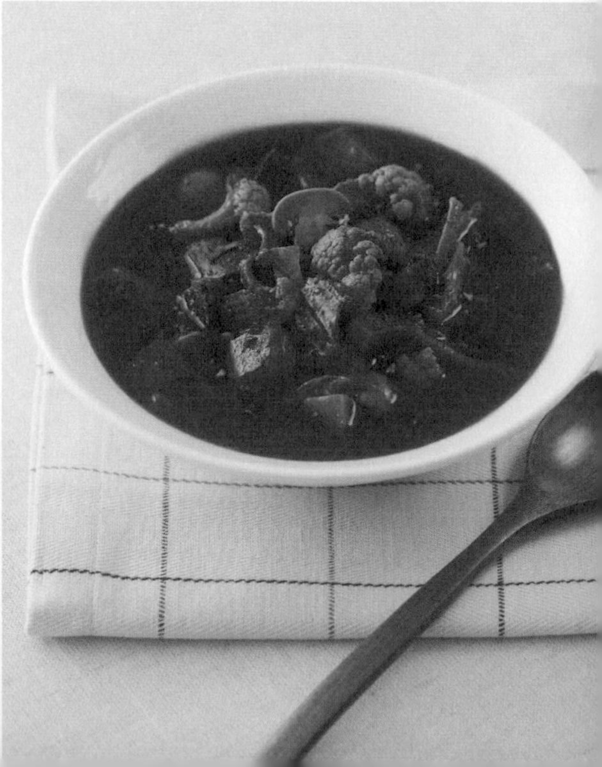

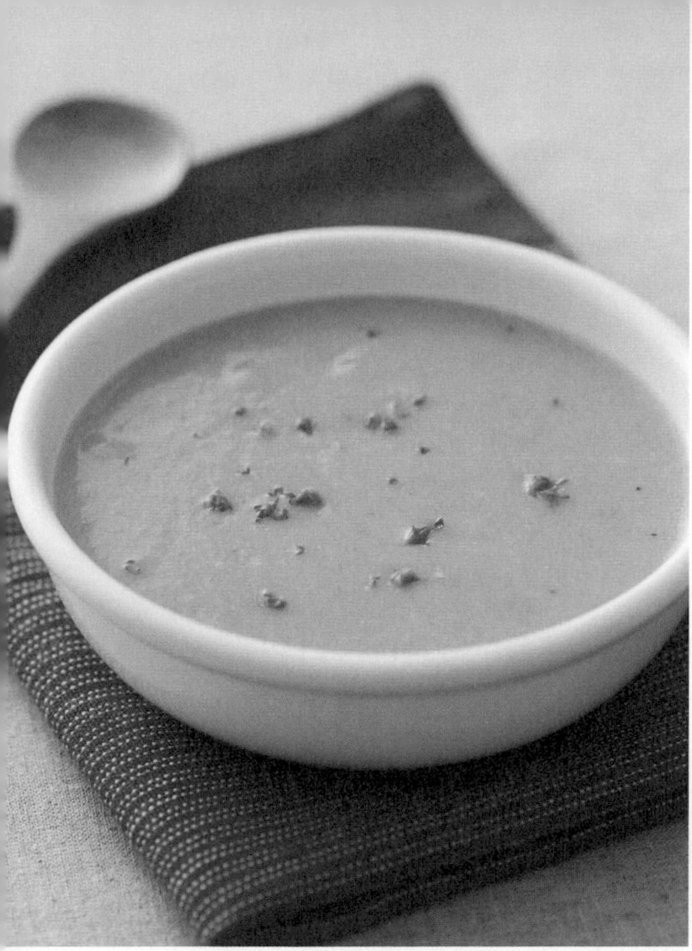

● 發現粗食好味道

烹調技巧

● 煮好的湯要倒入果汁機裡之前，記得將月桂葉取出，否則會有苦味。

● 昆布高湯作法見本書第110頁；腰果奶作法見本書第113頁。

應用變化

巴西利也可以換成其他具有香氣的綠色葉子，例如：芹菜的葉子、鴨兒芹、薄荷葉、新鮮的迷迭香、百里香等，也可以放在濃湯上面裝飾，更添加湯品的秀色可餐。

無奶更滿足 湯品

高麗菜南瓜濃湯

（6～8人份）

● **材料**

南瓜去籽400公克、馬鈴薯100公克、高麗菜100公克、西洋芹100公克、昆布高湯1000c.c.、腰果奶200c.c.

● **調味料**

橄欖油1大匙、乾燥的月桂葉2片、海鹽1大匙、粗粒的黑胡椒粉1/2小匙、巴西利末1大匙

● **作法**

1. 馬鈴薯洗淨，去皮；高麗菜洗淨；西洋芹洗淨，撕除老筋；全部的蔬菜都切成小丁；南瓜洗淨，切塊。
2. 將作法1的材料全部放入湯鍋中，加入橄欖油、月桂葉，以中火炒至熟軟後，加入黑胡椒粉、海鹽、昆布高湯、腰果奶以中火煮沸。
3. 待降溫之後，取出月桂葉，倒入果汁機攪打至綿密狀，再倒入湯鍋中加熱，盛入湯碗中，撒入巴西利即可食用。

鮮濃湯品 湯品

馬鈴薯紅蘿蔔濃湯

（6～8人份）

● **材料**

馬鈴薯200公克、高麗菜100公克、西洋芹50公克、乾燥的月桂葉2片、腰果奶1杯、紅蘿蔔300公克、涼薯100公克、昆布高湯5杯（1000c.c.）、豌豆芽少許

● **調味料**

橄欖油1/2大匙、白胡椒粉1/2小匙、海鹽1大匙

● **作法**

1. 馬鈴薯、紅蘿蔔、涼薯去皮，高麗菜洗淨，分別切適口的塊狀；西洋芹洗淨，撕除老筋，切成斜片。
2. 馬鈴薯、紅蘿蔔、涼薯、高麗菜、西洋芹、月桂葉、橄欖油全部放入湯鍋中，以中火炒略軟，倒入昆布高湯以大火煮沸，加入腰果奶、白胡椒粉、海鹽以中火煮沸。
3. 待降溫之後，取出月桂葉，倒入果汁機攪打至綿密狀，再倒回湯鍋加熱，盛入湯碗，擺入少許的豌豆芽即可享用。

● **發現粗食好味道**

烹調技巧

- 煮好的湯要倒入果汁機裡之前，記得要將月桂葉取出，否則會產生苦味。
- 昆布高湯作法見本書第110頁；腰果奶作法見本書第113頁。

採買需知

嚴選昆布可在各大有機、生機店採買。

應用變化

豌豆芽也可以換成其他具有香氣的綠色葉子，例如：芹菜葉、鴨兒芹、薄荷葉、新鮮的迷迭香、百里香等香料做口味變化，或者也可以擺入濃湯上面做裝飾，更添加湯品的秀色可餐。

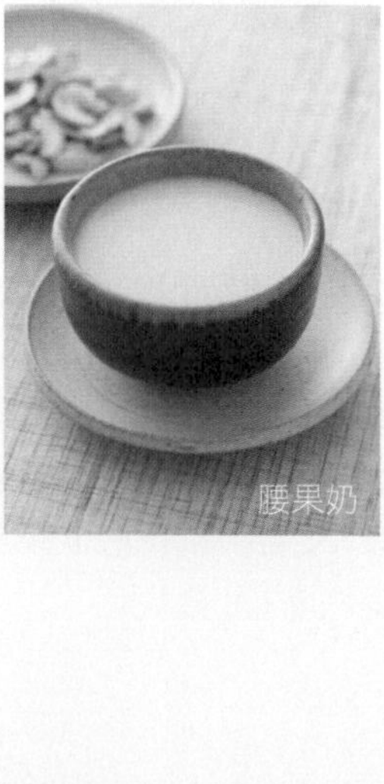

腰果奶

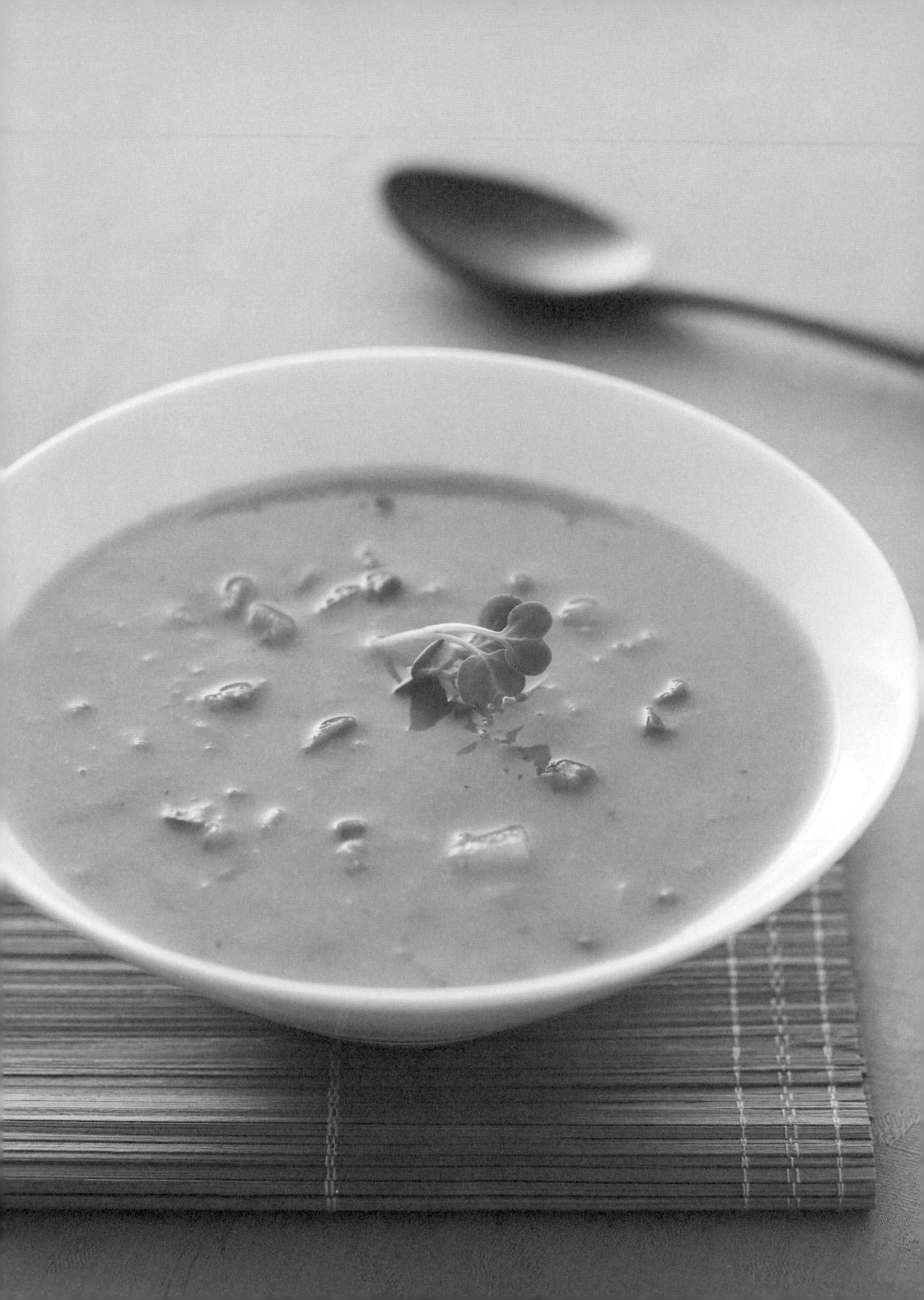

平凡的美味 湯品

荷風菱角湯（4人份）

材料

昆布10公克、紅蘿蔔50公克、
蓮藕20公克、去殼菱角200公克、
水600c.c.、蜜棗1顆

調味料

海鹽1小匙、香油1小匙、薑絲1大匙

作法

1. 昆布剪小片；紅蘿蔔、蓮藕分別洗淨，切成塊狀。
2. 將昆布、紅蘿蔔、蓮藕、菱角放入湯鍋中，加入水，以大火煮沸，再轉小火續煮約10分鐘。
3. 加入蜜棗、海鹽，續煮約15～20分鐘至材料熟軟後，放入薑絲和香油即可享用。

發現粗食好味道

應用變化

菱角的產季是在每年的9至11月，若沒有菱角也可改用新鮮洋菇代替；蓮藕也可以用荸齊取代，也是超級美味。此道若是想變換口味時，也可加些乾的鈕扣小香菇，展現不同的風味。

採買需知

嚴選昆布可在各大有機、生機店採買；蜜棗可在中藥店採買。

塘塘家的樂活事

這道昆布和各種根莖材料的組合，成就了這一道非常清甜有味的湯品，在工作勞累之餘，我會經常煮這道湯品食用。吃完後很容易有飽足感，隔天一起床，感覺精神及體力特別好。

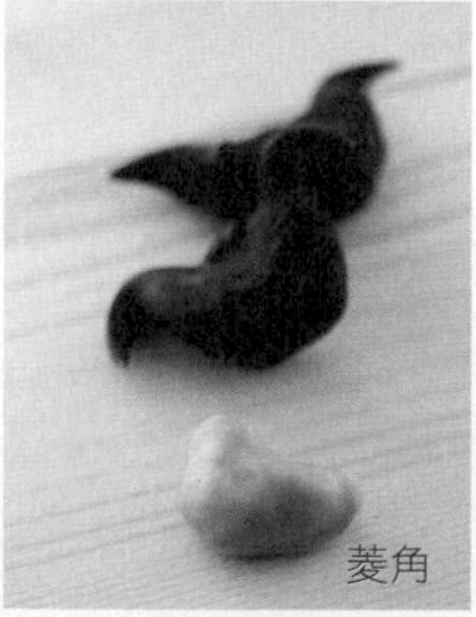
菱角

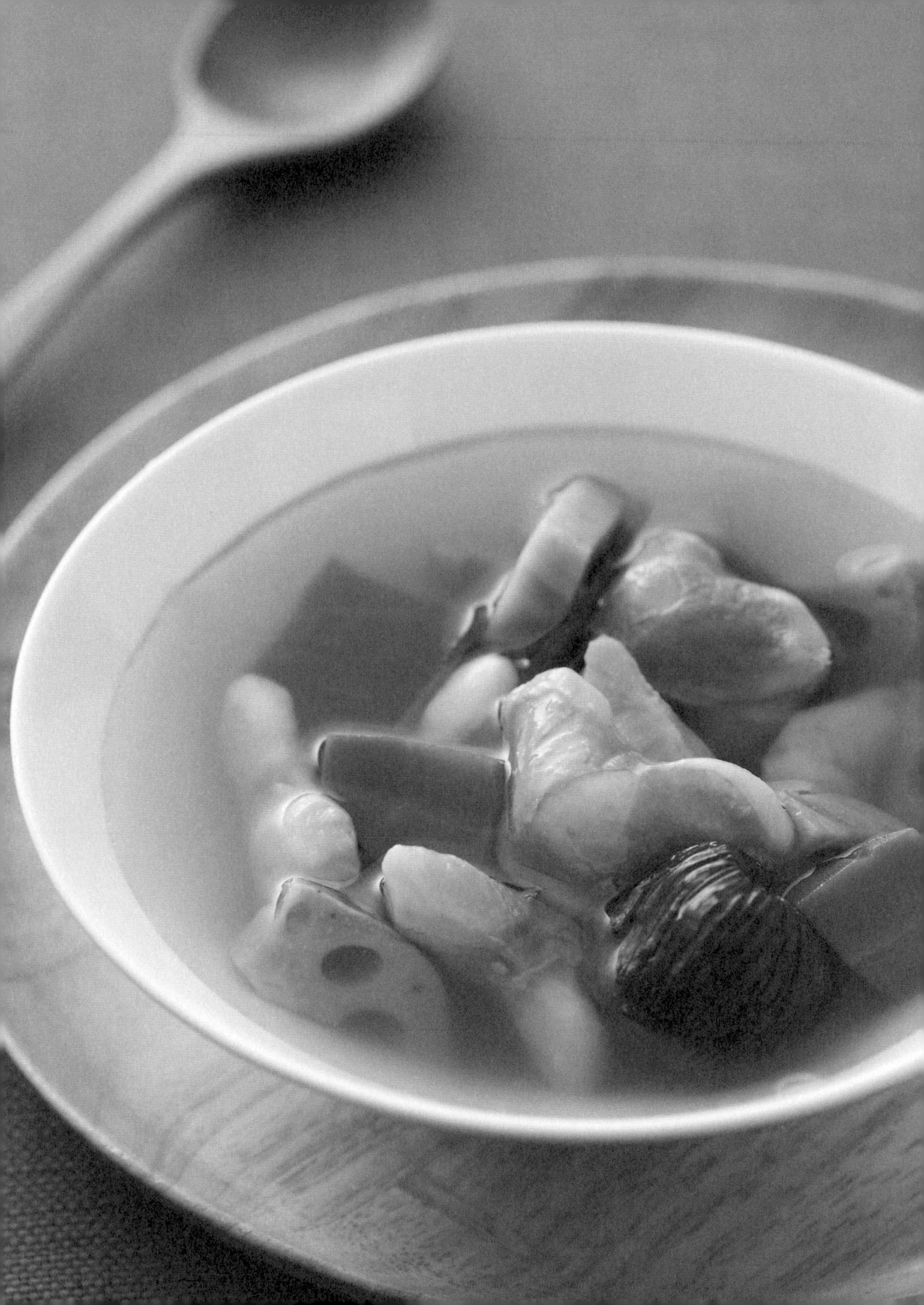

異國風情 湯品

香草印度蔬菜濃湯

（6～8人份）

材料

高麗菜200公克、紅蘿蔔200公克、
紅甜椒1顆、西洋芹100公克、
去殼綠豆仁1杯、昆布高湯1500c.c.、
香菜1/2杯

調味料

葡萄籽油2小匙、小茴香1小匙、
辣椒粉1/2小匙、久藏番茄醬1/2杯、
海鹽適量

作法

1. 高麗菜、紅甜椒分別洗淨；紅蘿蔔洗淨，去皮；西洋芹洗淨，撕除老筋，全部切成約1～2公分的小丁。
2. 取一湯鍋放入葡萄籽油、綠豆仁、小茴香及辣椒粉以中火炒香之後，加入高麗菜、紅蘿蔔、紅甜椒、西洋芹、久藏番茄醬拌炒約2～3分鐘。
3. 加入昆布高湯，以中火煮至材料熟軟，熄火，盛入湯碗中，加入香菜即完成，若覺得味道不夠鹹，可再添加適量的海鹽即可。

發現粗食好味道

烹調技巧

- 此道綠豆仁與其他各種蔬菜都要煮到軟爛，才會好吃。
- 久藏番茄醬作法見本書第108頁；昆布高湯作法見本書第110頁。

採買需知

嚴選昆布可在各大有機、生機店採買；小茴香可到超市的香料區選購。

應用變化

此道湯品可變化成燴飯，或是搭配麵包蘸食，但需將昆布高湯的份量減半，煮成濃稠狀即可。若無久藏番茄醬，可用紅透的番茄替代，但是要另外加入適量的鹽。

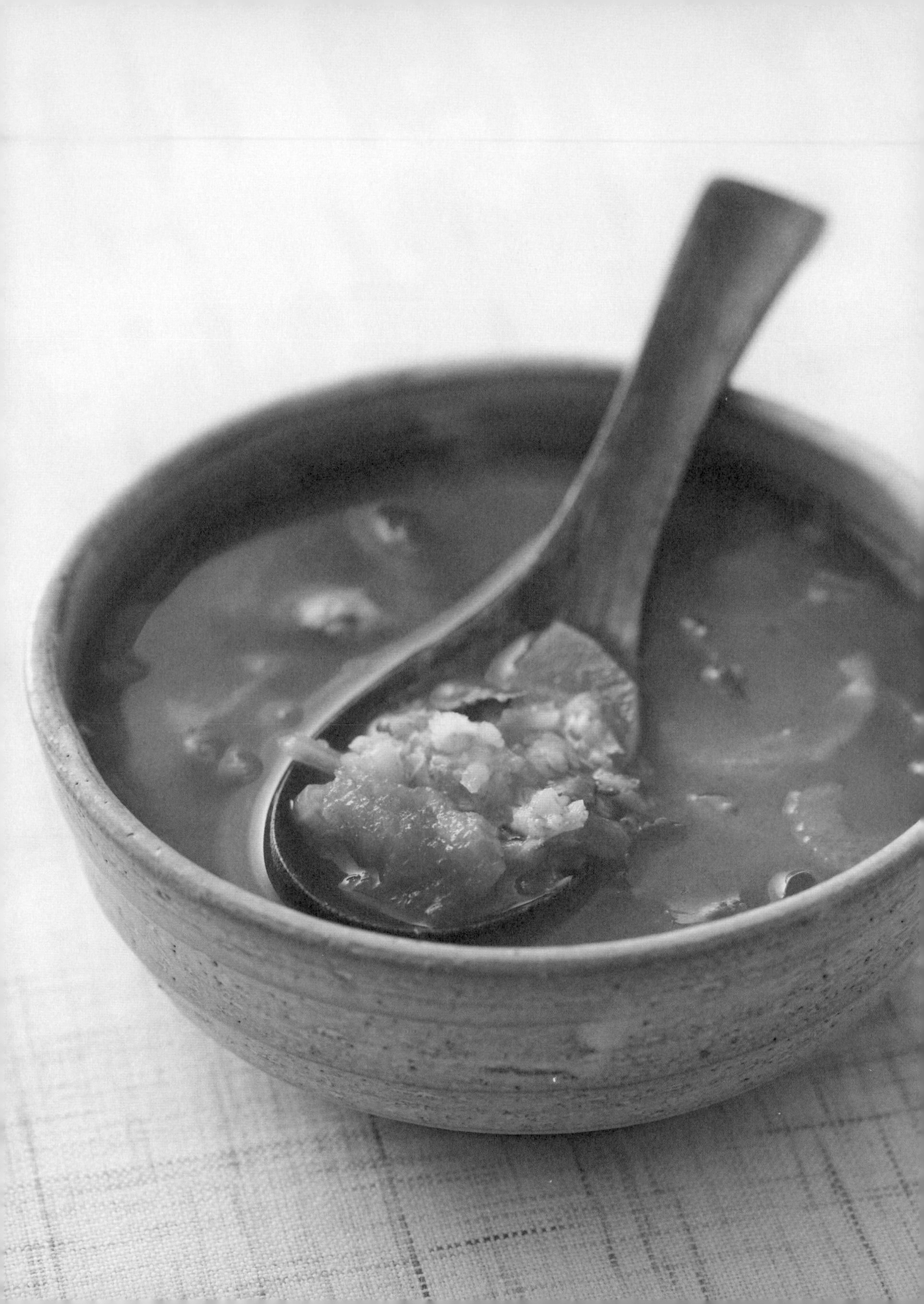

湯品

預防感冒

白蘿蔔濃湯（4～5人份）

● **材料**

中型紅番茄1顆、白蘿蔔 600公克、西洋芹1片、昆布高湯1000c.c.

● **調味料**

海鹽2～3小匙、白胡椒粉少許

● **作法**

1. 紅番茄洗淨，去籽，切成花生粒般的小丁，放入滾水中燙熟，撈起，備用。
2. 白蘿蔔洗淨，切片，放入蒸鍋中蒸熟，取出，放入果汁機攪打成泥狀。
3. 西洋芹洗淨，去除老筋，切成塊狀，與昆布高湯一起放入果汁機攪打成西洋芹汁。
4. 將白蘿蔔泥、西洋芹汁一起倒入湯鍋中，加入全部的調味料煮沸，熄火，盛入湯碗中，擺入紅番茄丁即可享用。

● **發現粗食好味道**

烹調技巧

昆布高湯作法見本書第110頁。

採買需知

● 白蘿蔔在冬季產期時，味道特別香甜，價格較低廉，可趁此時節多做一些不同的料理來享用，若是沒有白蘿蔔時，可用涼薯代替。

● 嚴選昆布可在各大有機、生機店採買。

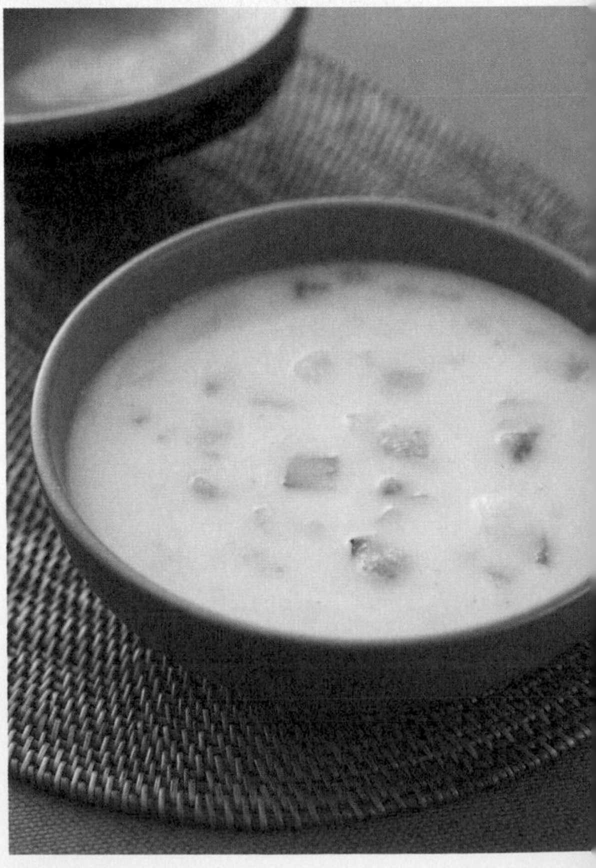

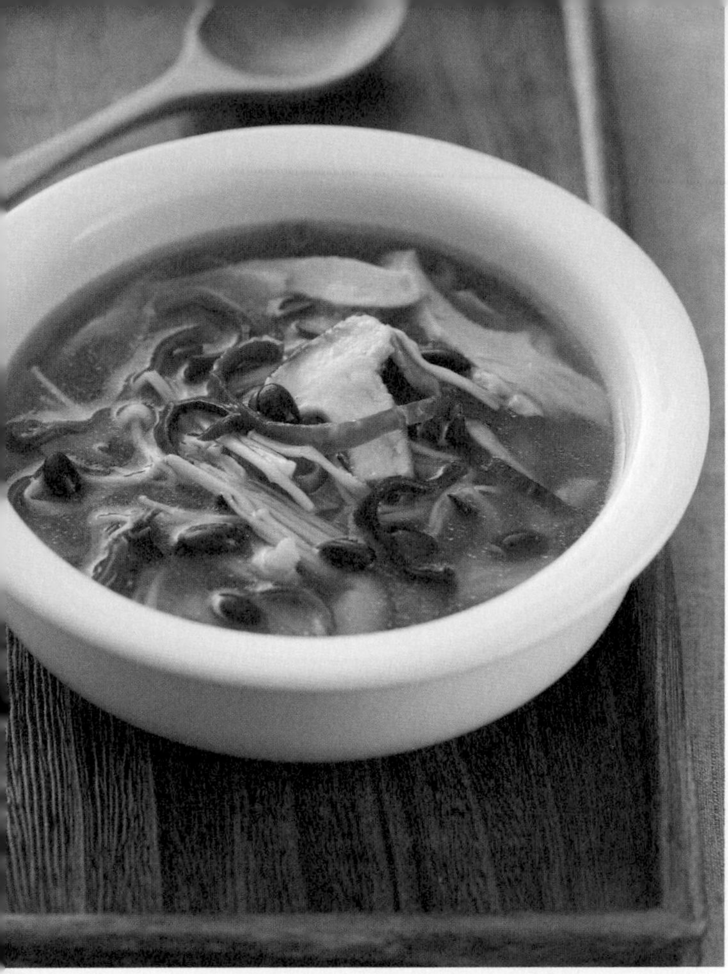

● 發現粗食好味道

烹調技巧

● 昆布和黑豆可以用快鍋（壓力鍋）烹調，既省時又節能。

● 各種新鮮菇與黑木耳應確實煎至金黃色沒有水分，如此煮出的湯，不只鮮甜更有濃郁的菇香味。

採買需知

嚴選昆布與其他各種材料可在各大有機、生機店採買。

通體順暢 湯品

黑豆木耳湯（6～8人份）

● **材料**

嚴選昆布2片、有機黑豆1/2碗、
各種新鮮菇類及新鮮黑木耳全部加起來約300公克、水2000c.c.

● **調味料**

黑麻油2大匙、醬油1大匙、海鹽1大匙、黑胡椒1小匙

● **作法**

1. 黑豆洗淨，浸泡水一個晚上，瀝乾水分，備用。
2. 昆布剪1公分小丁，與黑豆、水一起放入湯鍋中，以大火煮沸，轉小火加蓋續煮至黑豆變軟。
3. 各種新鮮菇、黑木耳切絲，全部放入平底鍋中，用黑麻油煎乾呈金黃色。
4. 再將加入作法2、作法3和其他調味料以大火煮沸，轉小火續煮20分鐘即可食用。

行氣強健 湯品

牛乳埔當歸湯（4人份）

材料
青木瓜40公克、紅蘿蔔40公克、
牛乳埔50公克、昆布高湯1200c.c.、
有機生豆包2片

中藥材
當歸1片、川芎1片、蔘鬚2支、
枸杞1大匙

調味料
黑麻油1大匙、海鹽1小匙

作法
1. 青木瓜去皮、去籽，切成1～2公分的丁狀；紅蘿蔔洗淨，切成1～2公分的丁狀。
2. 牛乳埔、昆布高湯倒入湯鍋中，以大火煮沸後，轉小火續煮約30分鐘，濾取湯汁，備用。
3. 取一炒鍋，放入黑麻油預熱，放入生豆包，以中火煎至兩面呈金黃色，盛起，再各切成兩片，備用。
4. 取一湯鍋，放入作法1和作法2、全部的中藥材、海鹽以大火煮沸，轉小火續煮至紅蘿蔔熟軟，放入豆包煮約2分鐘，即可盛入碗中享用。

發現粗食好味道

烹調技巧
- 牛乳埔雖然全株皆可食用，但是濃郁乳香味只存在根部，因此我們通常在採收後，將根部拿來入菜（先熬成湯），莖與葉則用來煮茶喝，會有淡淡的香甜味。
- 昆布高湯作法見本書第110頁。

採買需知
牛乳埔可在青草藥店採買；嚴選昆布可在各大有機、生機店採買。

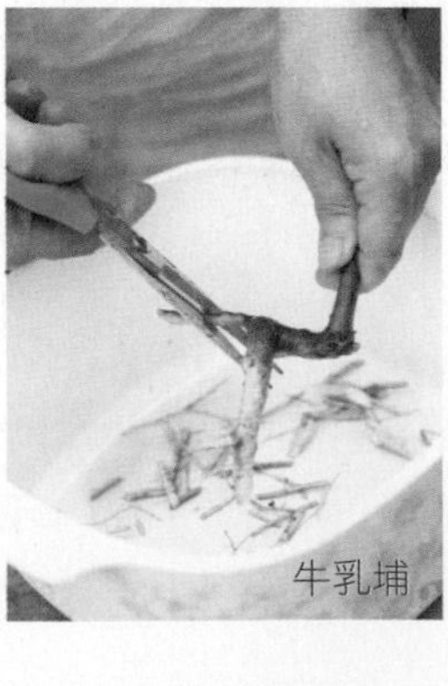
牛乳埔

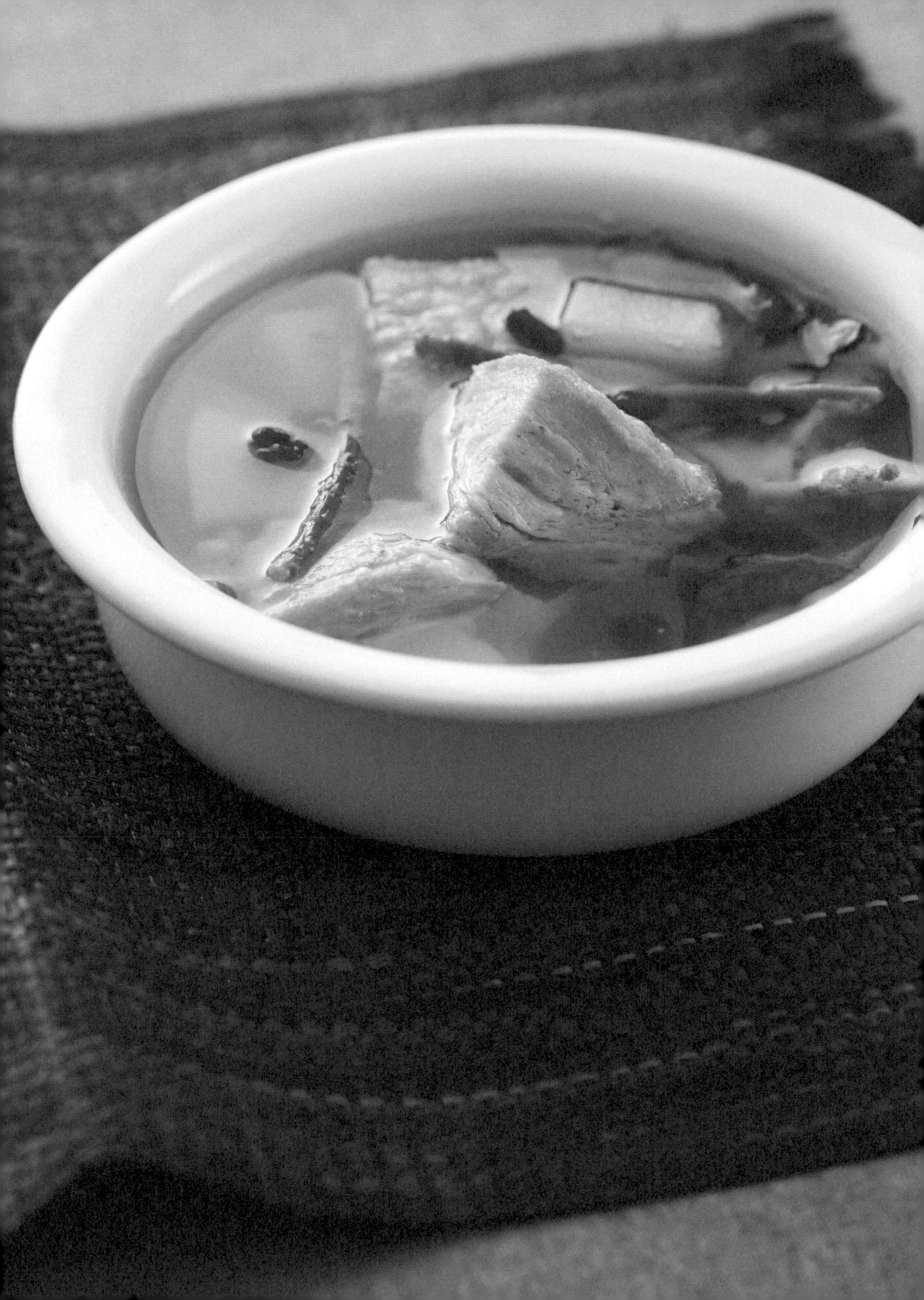

湯品

護胃佳品

金針昆布泥湯

（3～4人份）

材料

金針菇50公克、昆布高湯1000c.c.、煮過高湯剩下的昆布100公克、紅蘿蔔絲30公克、薑絲少許、芹菜末少許

調味料

海鹽2小匙、白胡椒粉少許

作法

1. 金針菇切成3段；昆布高湯和昆布一起放入果汁機攪打成泥狀後，倒入湯鍋中。
2. 加入紅蘿蔔絲、金針菇、薑絲、海鹽，以大火煮沸，即可熄火。
3. 再放入白胡椒粉、芹菜末即可食用。

發現粗食好味道

烹調技巧

- 煮過高湯的昆布已經軟透，比較方便打成泥狀；此道盛裝的湯碗宜用白色或淺色系的餐具，更能突顯出湯品的味道與視覺的高雅。
- 昆布高湯作法見本書第110頁。

採買需知

嚴選昆布可在各大有機、生機店採買。

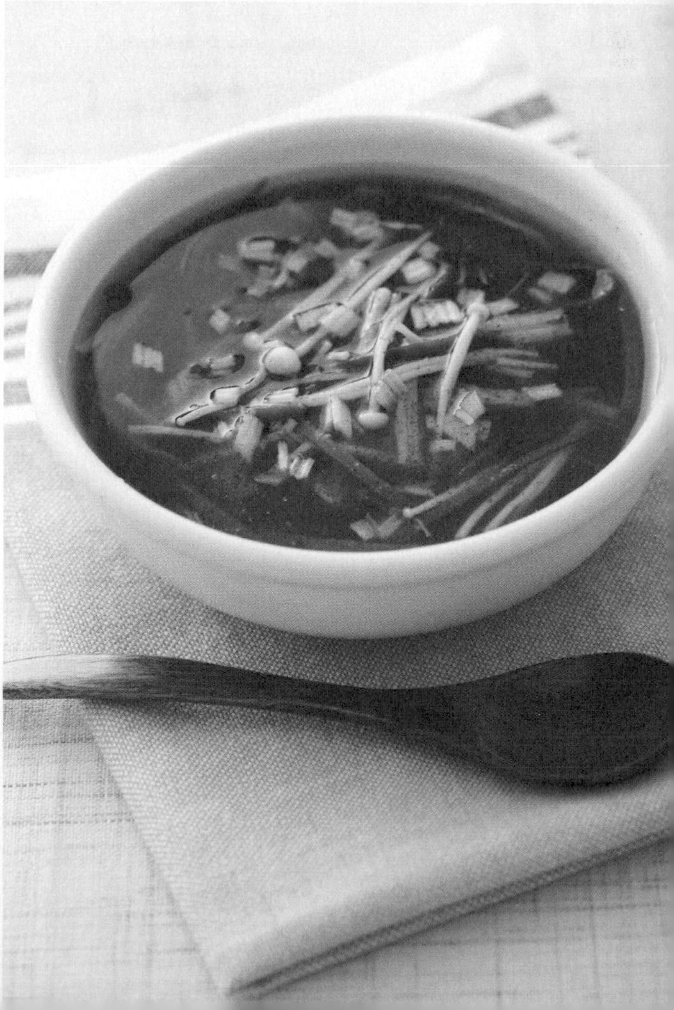

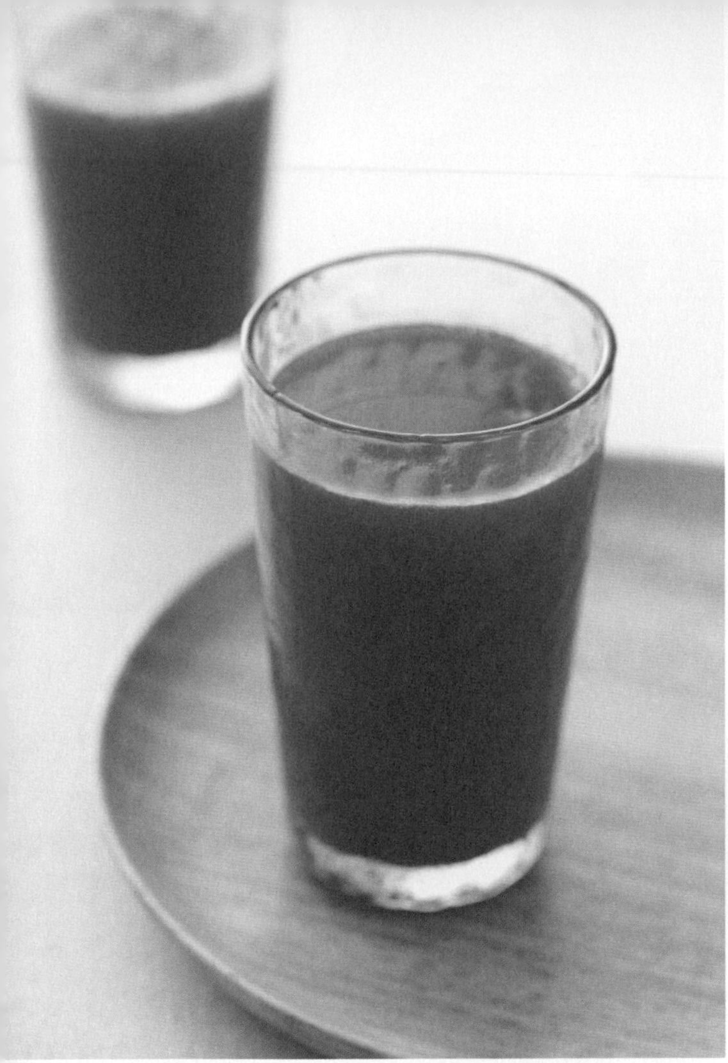

● 發現粗食好味道

烹調技巧

● 此道的材料皆不去皮，因此應盡量選用有機的蔬果較健康，如果覺得口感太甜，可加入少許海鹽調味。

● 檸檬用榨汁機榨出來馬上喝，並不會有檸檬苦味，但是放置一至二小時就會出現苦味。

塘塘家的樂活事

這是我們家常喝的健康飲品，對於初期感冒、發燒都很有效。若有感冒症狀時，宜儘早處理，否則就要看醫生了。

感冒退燒 飲品

紅蘿蔔蘋果檸檬汁

（1～2人份）

● **材料**

紅蘿蔔900公克、蘋果1顆、檸檬1顆

● **作法**

1. 紅蘿蔔洗淨，切成條狀；蘋果洗淨，切成塊狀；檸檬洗淨，切成塊狀。
2. 將全部的材料放入榨汁機，榨出原汁，倒入杯中即可飲用。

清涼解渴 飲品

紅牧草青草茶
（2～3人份）

材料
新鮮紅牧草150公克、
新鮮車前草20公克、
新鮮咸豐草20公克、新鮮魚腥草10公克

作法
1. 全部的材料分別洗淨，再將紅牧草切成5公分小段。
2. 全部的材料放入茶壺中，加入水1000c.c以大火煮沸，轉小火煮約15分鐘後，熄火，即可飲用。

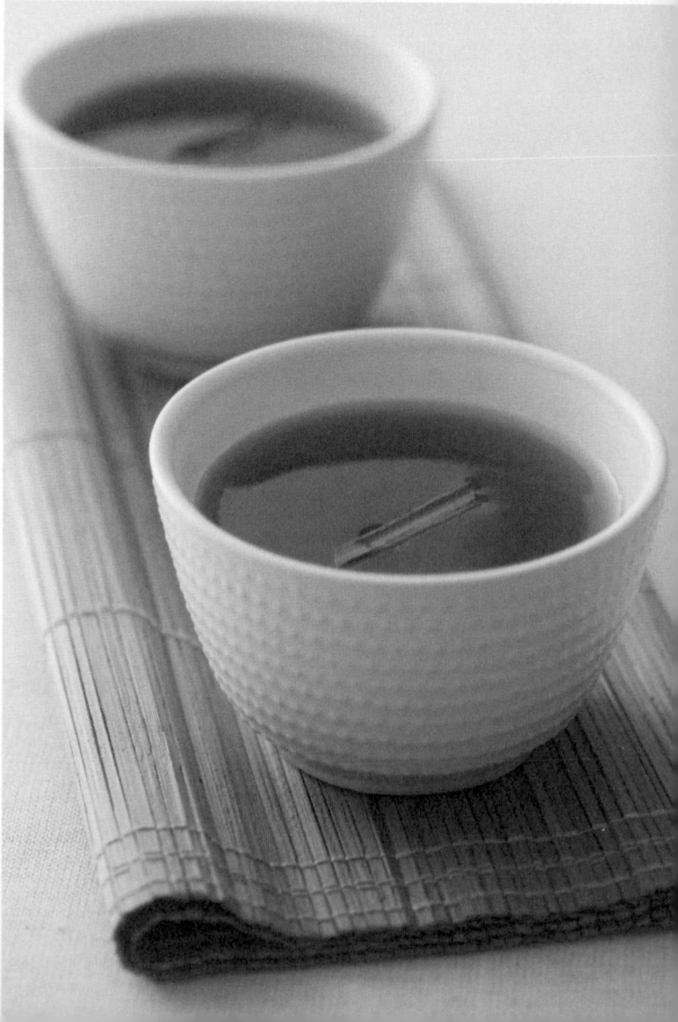

發現粗食好味道

採買需知

紅牧草若有需要可聯絡「塘塘廚坊」，其他的材料都可以在青草藥店採買。

塘塘家的樂活事

紅牧草是家中的三隻小狗和兩隻小貓每天必啃食的青草，雖然牠們也會去吃竹子葉和香茅草，但紅牧草是牠們最常吃的，據說動物的感應力是很敏銳的，也許牠們知道什麼是最好的東西。

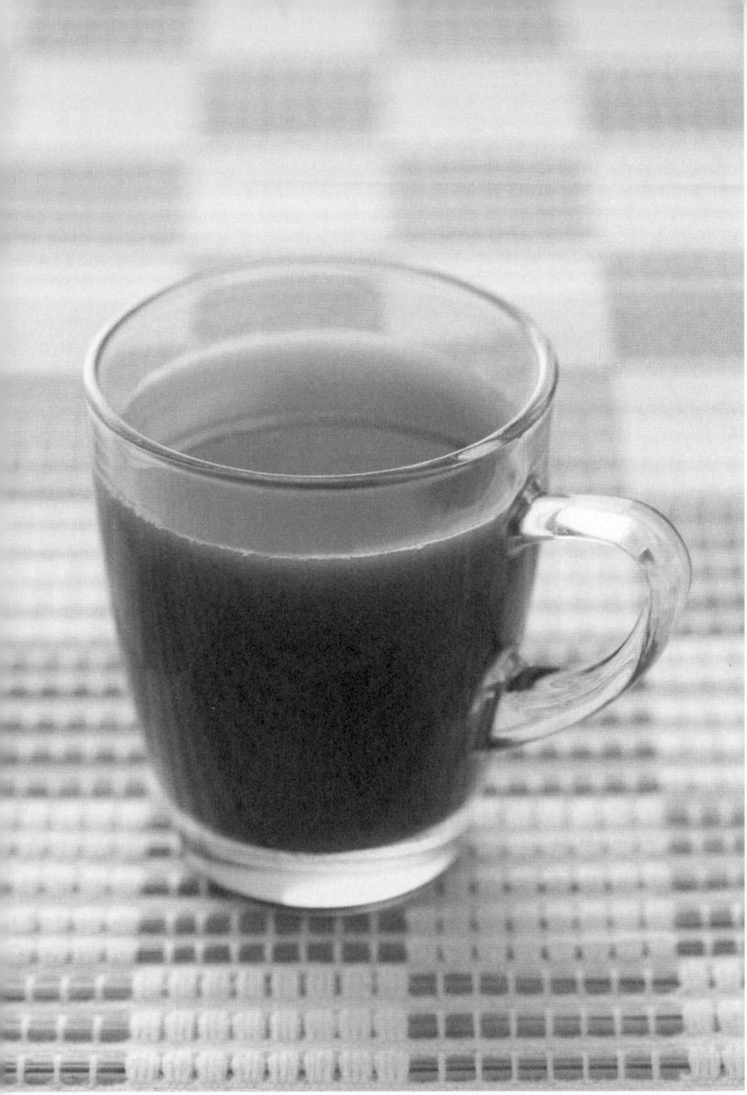

● 發現粗食好味道

烹調技巧

● 明日葉的莖纖維質較粗硬，切成短短的可減少果汁機攪打的時間。

● 此道飲品打好之後建議立即喝，風味較佳，因為檸檬連皮攪打，放置一段時間會變苦味，若是一次多打要分次飲用的話，可以在飲用時再加入少許的檸檬汁。

應用變化

想要變換口味的話，可先濾除殘渣之後，再加入水果攪打（不用濾渣直接飲用），即有不同風味。

採買需知

選新鮮明日葉可在各大有機、生機店採買。

消除疲勞 飲品

明日葉青汁（1～2人份）

● 材料

新鮮明日葉100公克、檸檬1/4顆、冷開水（或過濾水）500c.c.

● 作法

1. 將明日葉洗淨，切成約1公分的小段，放入果汁機中。
2. 再加入檸檬、冷開水，攪打成青汁之後，濾取青汁，倒入杯中即可飲用。

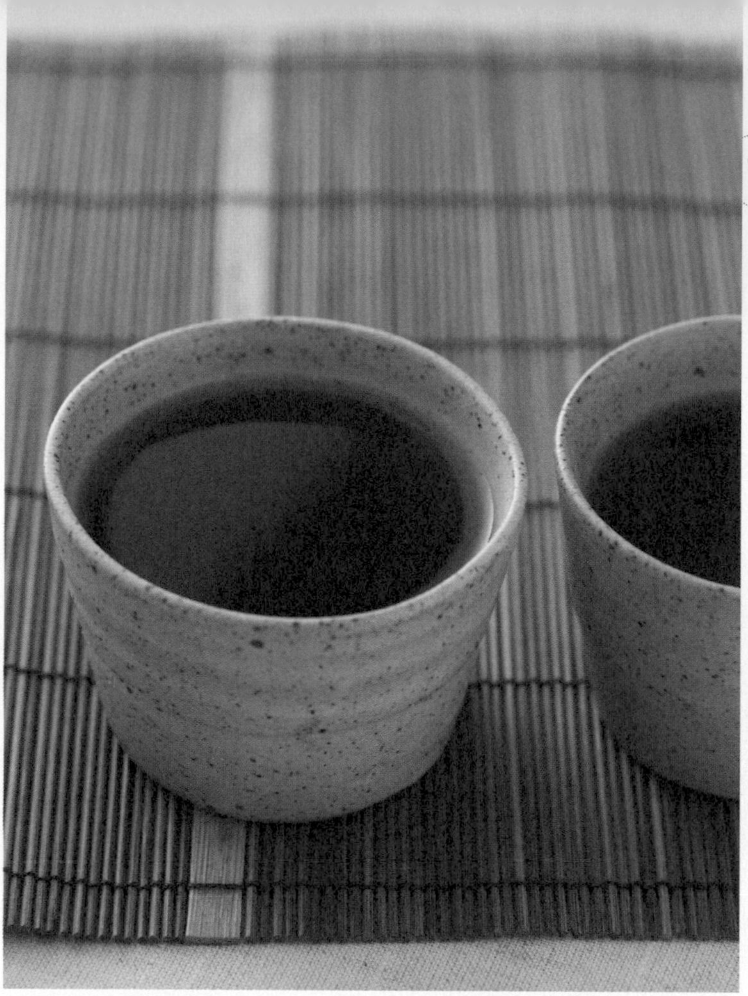

眼睛明亮 飲品

明日葉茶（2～3人份）

● **材料**

乾燥的明日葉50公克、水1500c.c.

● **作法**

1. 明日葉放入茶壺中，加入水以大火煮沸，轉小火煮約15～20分鐘，濾取茶汁即可飲用。

● 發現粗食好味道

烹調技巧

家中所喝的明日葉茶，因為採自山上，連根、莖和葉全部都有，而且切得較大塊，才需要煮10分鐘，若在有機店買的明日葉茶包，只要沖泡即可飲用。

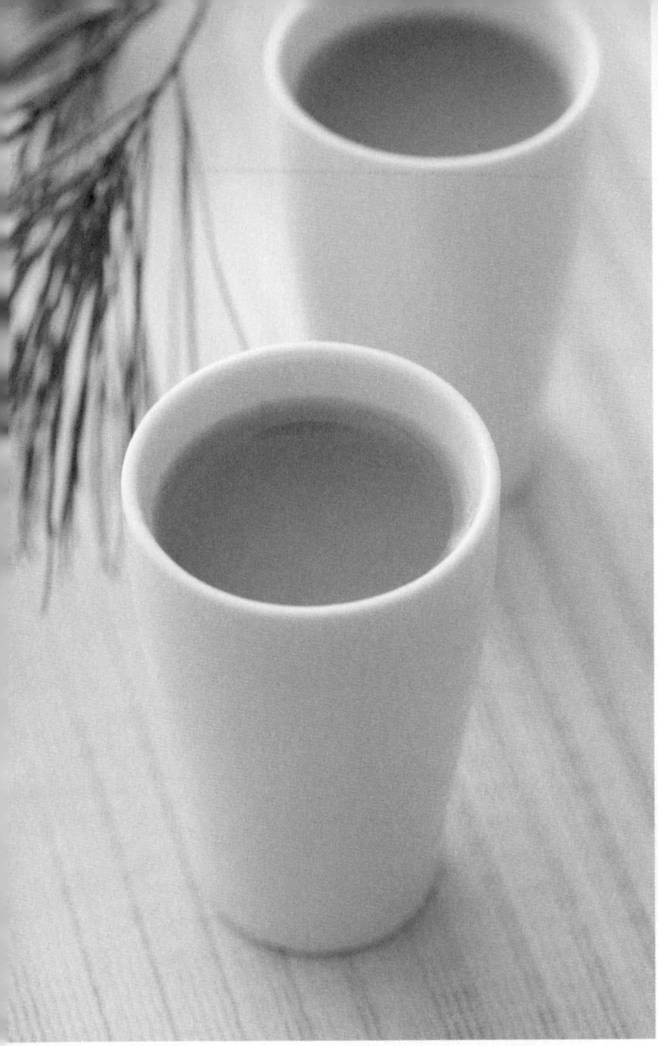

● 發現粗食好味道

烹調技巧

新鮮五葉松可放冷凍庫保存，若存放過久風味變差，可煮成五葉松茶來喝。

應用變化

芭樂可以蘋果、鳳梨、檸檬等水果替代。

採買需知

新鮮五葉松可在各大有機、生機店採買。

塘塘家的樂活事

五葉松芭樂汁空腹喝可幫助排除宿便，日常喝可改善高血壓、低血壓、中風、貧血等症狀；亦可消除疲勞、防止老化、增加紅血球、強化微血管、促進新陳代謝、改善血液循環、預防及改善手腳冰冷，是現代人養生保健的最佳飲品。

頭痛腳冷 飲品

五葉松芭樂汁

（4～6人份）

● 材料

新鮮的五葉松約50公克、
冷開水約5～7碗、熟透芭樂1顆

● 作法

1. 五葉松洗淨，去除粗梗，剪成小段；芭樂洗淨，切開，挖出籽，切成小塊；再將芭樂果肉切小塊，備用。
2. 芭樂籽加入冷開水、五葉松一起放入果汁機攪打均勻，濾除殘渣，取翠綠色汁液，再與芭樂果肉一起再放回果汁機攪打均勻，直接倒入杯中，即可飲用。

芳香通竅 飲品

香草綜合茶（2人份）

材料

新鮮的月桂葉10公克、香茅10公克、艾草10公克、茶樹葉10公克、熱開水500c.c.

作法

1. 將各種香草用冷開水沖淨，置於茶壺中，再沖入熱開水，加蓋燜約5分鐘後即可飲用。

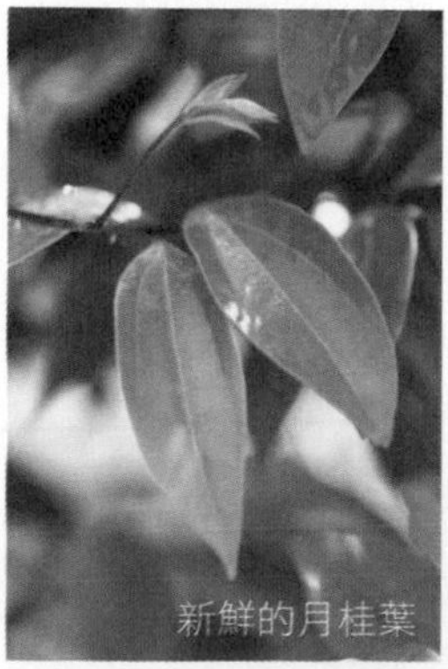
新鮮的月桂葉

發現粗食好味道

應用變化

- 根據各種資料顯示，這道飲品所用的香草對身體各有不同的功效，可以舒緩身心，所以有時想做心情轉換時，來一杯香草茶飲可是效果很好的。
- 我還會將艾草晒乾之後，泡水一星期即可當作蔬菜和其他植物的除蟲劑，簡單又有效。

採買需知

新鮮月桂葉可在較大超市或外國超市買到。無鮮品時，也可以改用乾品，但是量要減半使用。

塘塘家的樂活事

此道的香草材料都是在自家山上現有的，因此可隨手摘取使用。這類香草除了可泡茶飲，有時我也拿它們煮一煮泡香草SPA湯（當然香草的量需要多一些），泡完澡更讓人心曠神怡。這時最是能夠感受到上蒼造物者無限的愛與恩澤，不禁想：「我有何物以報天？」

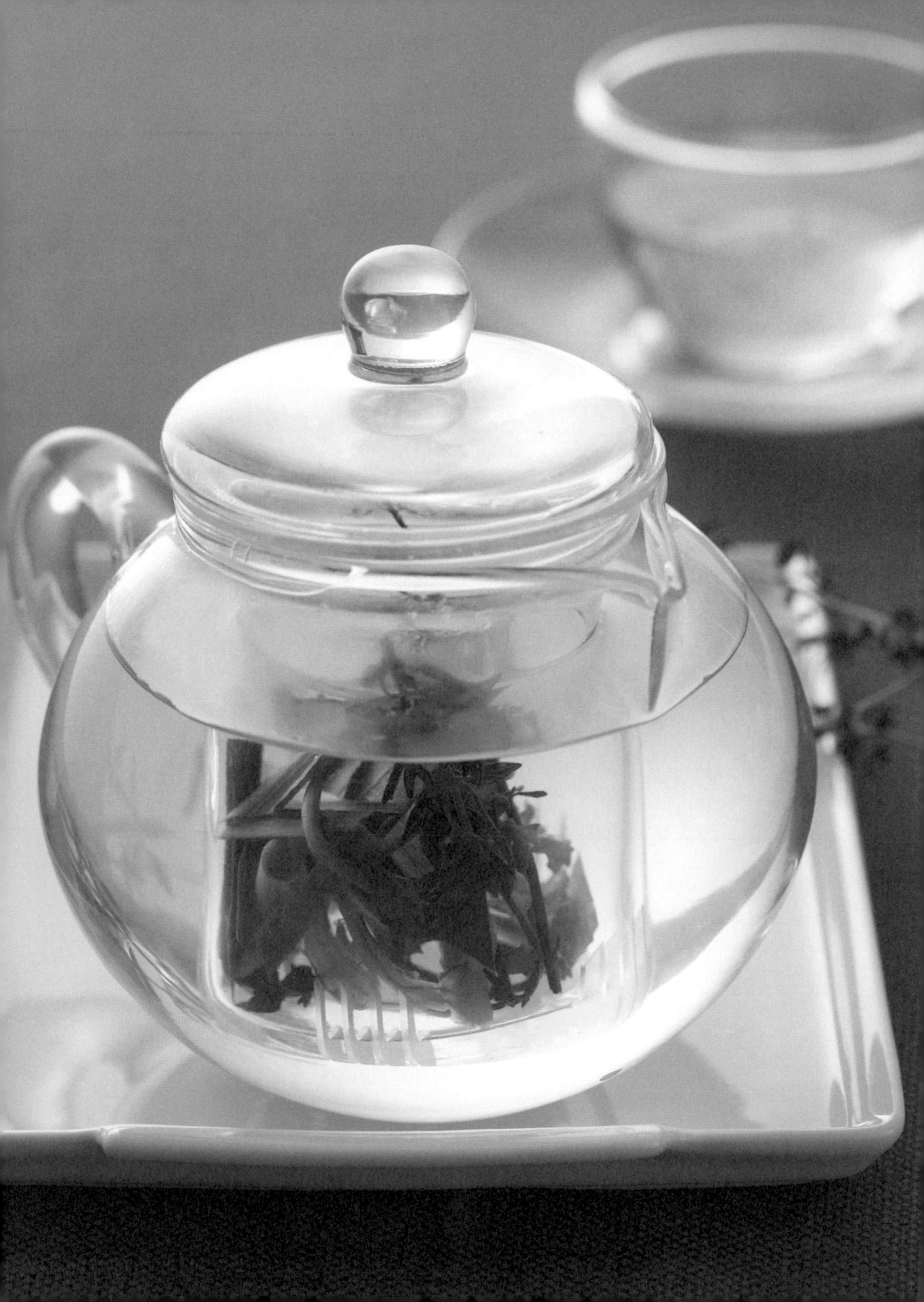

抑制發炎 飲品

車前草牛蒡茶（3人份）

● **材料**

新鮮車前草30公克、
新鮮颱風草30公克、牛蒡約30公克、
水1000c.c.

● **作法**

1. 車前草、颱風草、牛蒡分別洗乾淨，再剪成小段。
2. 全部的材料放入茶壺中，以大火煮沸，轉小火續煮約15分鐘，倒入杯中即可飲用。

● 發現粗食好味道

應用變化

牛蒡除可供製茶沖泡外，亦可供醃漬、炒煮等食用，由於含有眾多的營養成分，能調整體質、滋補強身，增強體力。

採買需知

車前草與颱風草在野外幾乎隨處可見，或者也可以到青草藥店採買。

塘塘家的樂活事

車前草全株煮汁飲服，具利尿消腫、清肝瀉熱等作用，是青草茶的最佳原料之一。颱風草除了當作是一種觀葉植物欣賞外，也是一種藥用植物，具有祛濕強健的功效，對於食慾不振及小兒發育不良有幫助；它的嫩莖是可食用的野菜，風味清香微甜。

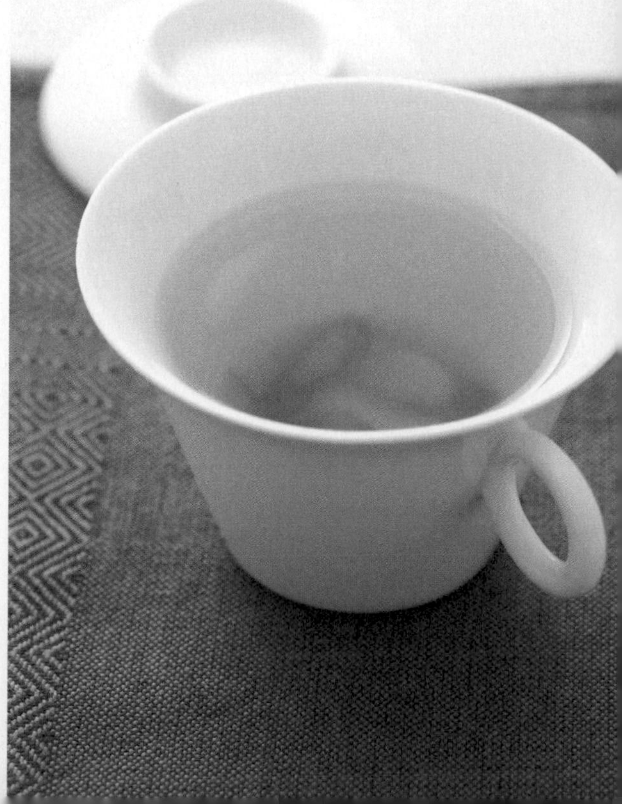

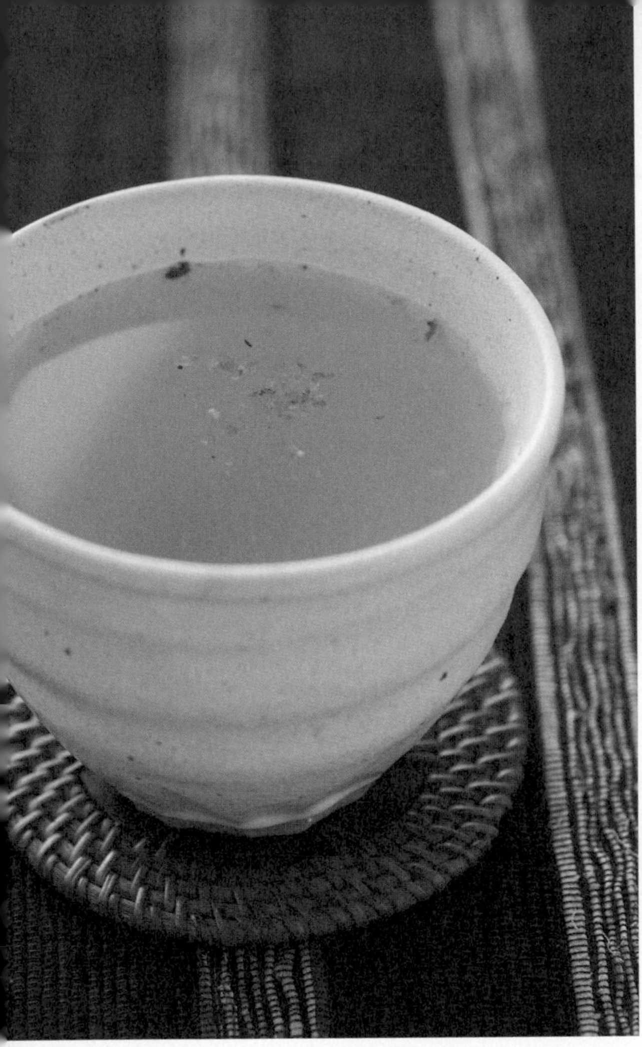

● 發現粗食好味道

應用變化

- 野薑花具有安神、舒眠、利尿等療效，若是沒有野薑花也可改成玫瑰花。
- 桂花泡成花草茶飲用，可平衡神經系統、止咳、化痰生津、除口臭、健腸整胃，並能安定神經、滋潤皮膚，若無桂花可用茉莉花替代。

仙境茶飲 飲品

野薑桂花茶（2人份）

● 材料

新鮮野薑花2朵、新鮮桂花1大匙、熱開水500c.c.

● 作法

1. 野薑花、桂花用冷開水沖淨，放入容器中，倒入熱開水即可飲用。

去濕強健 飲品

金棗桂圓茶（1～2人份）

材料

金棗5粒、帶殼桂圓5粒、水500c.c.

作法

1. 金棗洗淨，切對半；桂圓洗淨，以刀背敲開（留殼），但籽不用敲破。
2. 金棗、桂圓放入茶壺中，加入水以大火煮沸，轉小火煮約5分鐘，倒入杯中即可飲用。

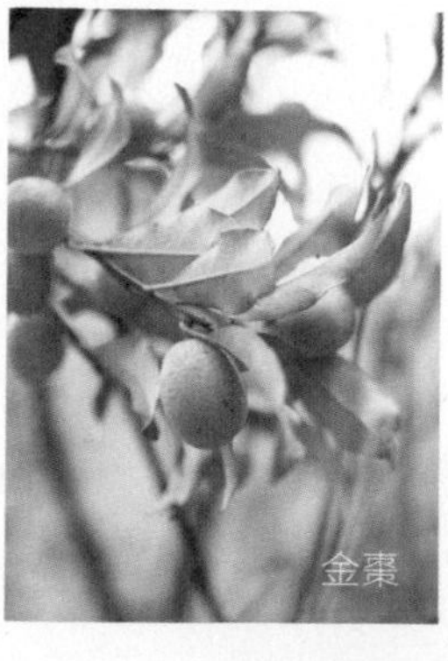
金棗

發現粗食好味道

烹調技巧

- 金棗鮮品與桂圓搭配較不燥熱，當作平常的茶飲不會太甜也不會太酸，口感溫潤香醇。
- 金棗桂圓茶具有良好的補血作用，對女性是很好的聖品，但如果怕喝太多的桂圓茶身體容易躁熱，可加殼一起煮成茶品，就不會產生這種現象了。

應用變化

金棗也可以改用新鮮金桔替代。

塘塘家的樂活事

金棗含有多量的鉀、鈣、維他命C，皮脆帶有辛香、果肉酸中帶甜、汁液鮮美，是能夠與皮一起吃下的水果；桂圓性溫、味甘，有補心脾，益氣血的功效，是中醫常運用的補血藥之一。

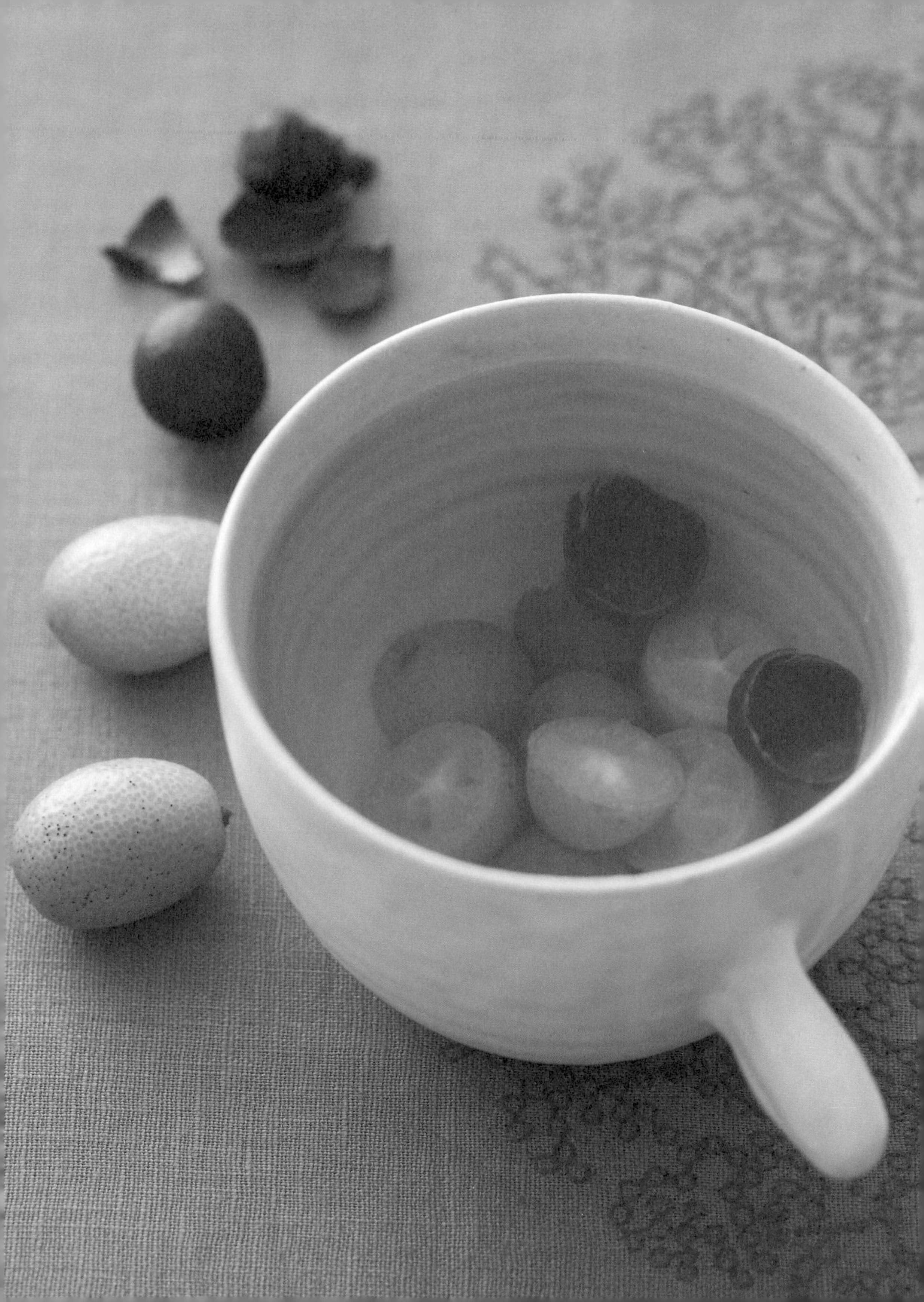

細胞健康 飲品

檸檬葉蔓越莓茶

（2人份）

● 材料

新鮮檸檬葉1片、蔓越莓乾50公克
熱開水500c.c.

● 作法

1. 將檸檬葉洗淨置於杯中，放入蔓越莓乾，沖入熱開水，加蓋燜約5分鐘後，即可享用。

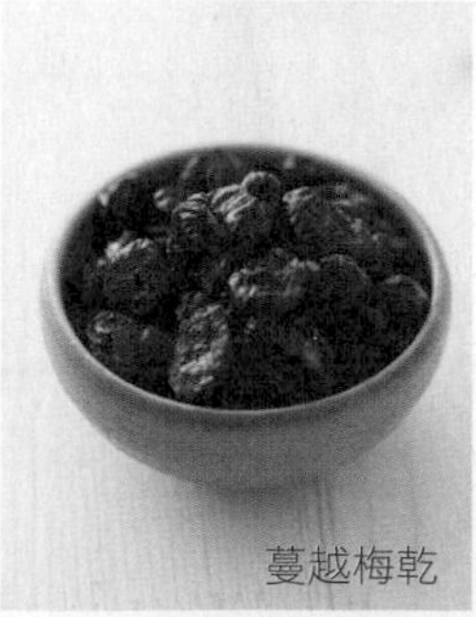

● 發現粗食好味道

採買需知

● 檸檬葉平常我都是在自家山上隨手採下來使用，如果有自家栽種的盆栽，也可用來泡出香氣撲鼻的柑橘葉茶飲，或可到較大的日系超市及專賣越南、泰國商品的超市買到鮮品；若無鮮品，可將新鮮柑橘皮、檸檬皮刮下來用，也是蠻好的方法，而乾品則是第二選擇。

● 蔓越莓乾是極易保存的乾果，若存放於冷藏或冷凍甚至可放到一年，有時在較大的外國超市中會發現有新鮮的蔓越莓，在有機店也可買到冷凍鮮品，一樣可以沖泡來喝。若乾品、 鮮品皆無，可用葡萄乾或蘋果代替，雖然風味略有不同，幸福感則一分也不減喔！

塘塘家的樂活事

檸檬葉的香氣及蔓越莓乾的微酸淡甜，染成的一壺嫣紅，未嚐已先醉，聞它數回再緩緩品味它，幸福的感覺讓時空瞬間靜止。你累了嗎？覺得生活無聊嗎？沖一杯幸福無限的茶飲吧！

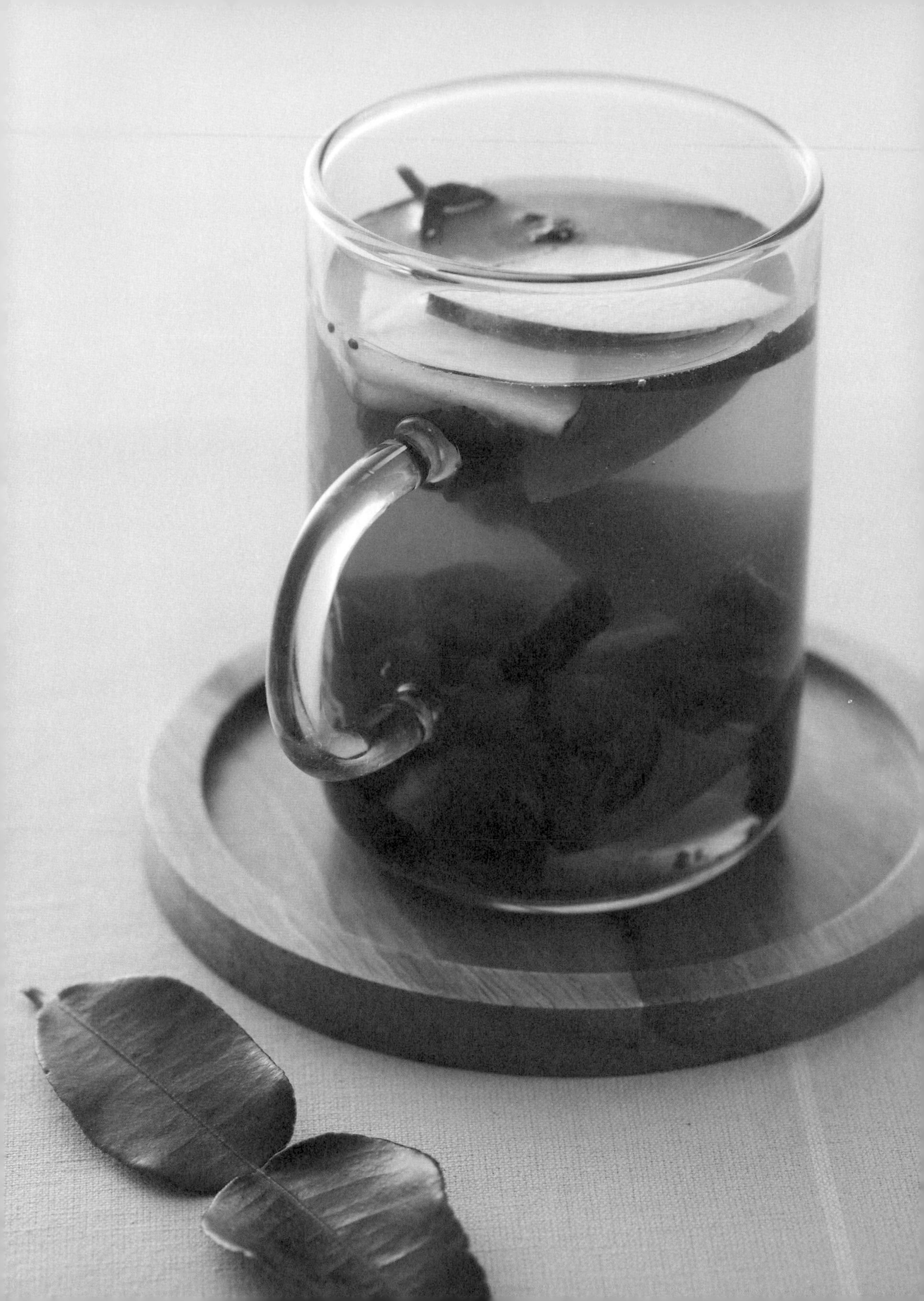

後記

用最自然的食材 調理出最美味的素食

「一切都是因為愛吃」是塘塘老師與夫婿早乙女 修老師一腳踏進美食界，進而成立「塘塘廚坊」的最大緣由。

夫婦倆一個小巧玲瓏，一個高大魁梧，一個是日本媳婦，一個是台灣女婿，在素食圈是一對人人稱羨的神仙眷侶。兩人都是素食者，也都愛美食，過去常常開車到全台各地尋找美味的素食料理，就連出國旅遊也會事先規劃好素食旅遊地圖，哪裡有美食，就往哪裡走。經年累月下來，兩人成了名副其實的饕客。

多年來一直致力健康素食的推廣，創新素食的口味及取材，讓不愛吃素的人也讚不絕口。

在飽覽各地美食後，有鑒於台灣坊間的素食，往往美味的多是過油或添加太多人工調味品，不是很健康，而講究健康的又往往少了些美味。於是決定開始研發既健康又美味的素食料理，推廣純天然的健康素食，繼而創立「塘塘廚坊」。

讓素食完全褪去傳統老舊的色彩，展現清新爽口又有味的風貌，塘塘老師和早乙女 修老師想要做的，就是這樣真正有益於健康的素食。

由於早乙女 修老師愛喝咖啡，時常按圖索驥，加上創意，烘焙出各式各樣的麵包點心，當作下午茶的茶點，所研發出來的產品有：乳酪鬆餅、鮮奶鬆餅、堅果茶點、俄羅斯餅乾、全麥口袋麵包……等，全部以取材天然健康的食

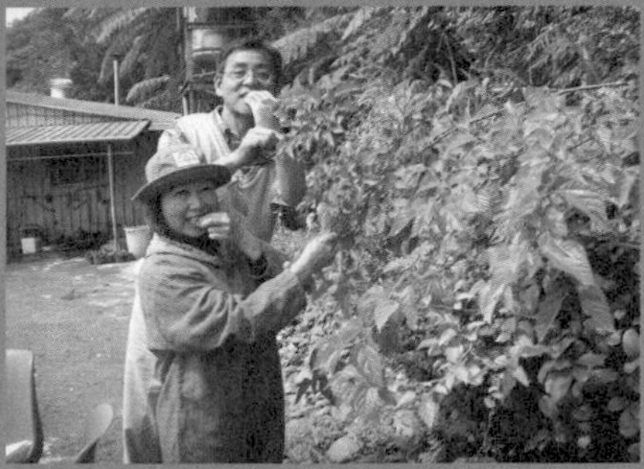

材，強調高纖、低油、低糖。繼美味素食茶點之後，夫妻倆更研發出冷凍素食醬料。承襲一貫的作業模式，一人負責開發，一人負責試味道，夫唱婦隨，歡歡喜喜推動健康素食。兩人始終認為健康的素菜可以好吃又容易做。

所以兩人成立了工廠，致力於素食調理包的製作，研發出松子青醬、義大利麵醬、蔬果咖哩醬、紅燒湯原汁、黑胡椒蔬菜醬、香辣醬、香椿嫩芽醬……等各種以天然素材製成的健康調理包，幫助忙碌又飲食不均衡的現代人更方便攝取多元化的素食料理，開創了不同於傳統素食的新風格素食。

其後，塘塘老師更開設了烹飪教室，大力推廣自然健康的天然素食飲食及烹調方法，吸引許多生機飲食界的老師以及有機店的業者朋友前來切磋交流；學員從大餐館到小麵攤、專業廚師到家庭主婦、上班族和年輕學生……等各階層的朋友，甚至有遠從香港、大陸、澳洲、加拿大、美國、日本……等世界各地慕名前來學習的，也漸漸帶起了一股健康飲食烹調的流行風潮。

注重養生的塘塘夫婦目前住在宜蘭山上享受田野之樂，塘塘老師認為「能夠吃素，又會做素菜」是她這一生當中最幸運的事情；而能將所學所知在烹飪教室及烹飪食譜裡和大家分享，更是上天的恩典。

因此，希望大家都能感受到素食的好處，讓「素食」成為對自己的犒賞、與朋友的分享、對長輩的孝心、對地球和動物們的愛心。

大家一起加油，把「吃素事」變為「快樂事」。

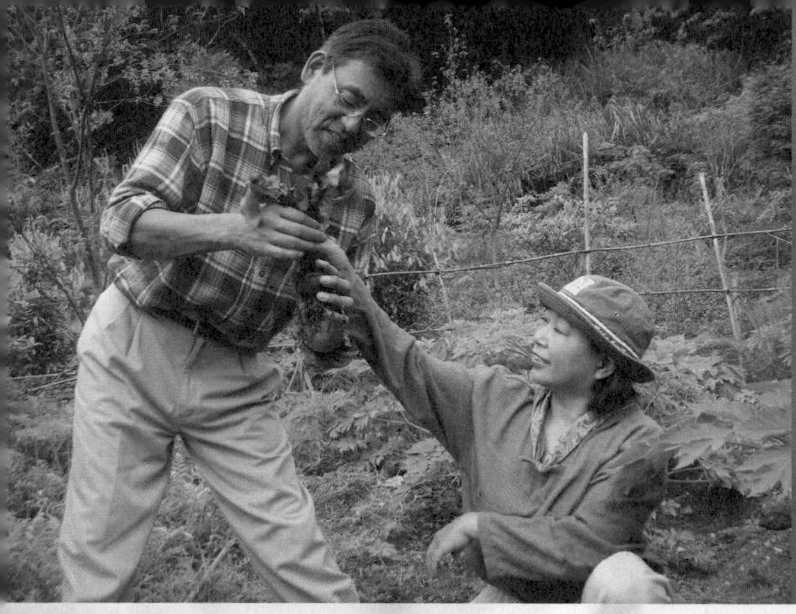

Family健康飲食19

發現粗食好味道

作者：蘇富家&早乙女修

企劃撰文　富創智庫文化有限公司
責任編輯　陳玉春
選 書 人　林小鈴
特約編輯　謝昭儀．呂美雲

業務經理　羅越華
行銷經理　王維君
總 編 輯　林小鈴
發 行 人　何飛鵬

出　　版　原水文化／台北市民生東路二段141號8樓
電話：（02）2500-7008　傳真：（02）2502-7676
E-mail：H2O@cite.com.tw　部落格：http://citeh2o.pixnet.net/blog/
發　　行　英屬蓋曼群島商家庭傳媒股份有限公司城邦分公司
台北市中山區民生東路二段141號11樓
書虫客服服務專線：02-25007718；25007719
24小時傳真專線：02-25001990；25001991
服務時間：週一至週五上午09:30～12:00；下午13:30～17:00
讀者服務信箱：service@readingclub.com.tw
劃撥帳號／19863813；戶名：書虫股份有限公司
香港發行　城邦（香港）出版集團有限公司
香港灣仔駱克道193號東超商業中心1樓
電話：(852)2508-6231　傳真：(852)2578-9337　電郵：hkcite@biznetvigator.com
馬新發行　城邦（馬新）出版集團
11, Jalan 30D/146, Desa Tasik, Sungai Besi, 57000 Kuala Lumpur, Malaysia.
電話：(603)9056-3833　傳真：(603)9056-2833　電郵：citecite@streamyx.com

美術設計　許丁文
封面設計　劉亭麟
特約攝影　林宗億
製版印刷　科億資訊科技有限公司

初版一刷　2010年4月27日
初版11.5刷　2012年2月29日
修訂版4.3刷　2020年11月18日

定　　價　320元
ISBN：978-986-6379-24-6

國家圖書館出版品預行編目資料

發現粗食好味道／蘇富家．早乙女 修合著. -- 初版. -- 臺北市：原水文化出版：家庭傳媒城邦分公司發行, 2010.04
面；　公分. --（Family健康飲食；19）
ISBN 978-986-6379-24-6(平裝)
1. 健康飲食 2. 食物 3. 烹飪 4. 食譜

411.3　　99004132

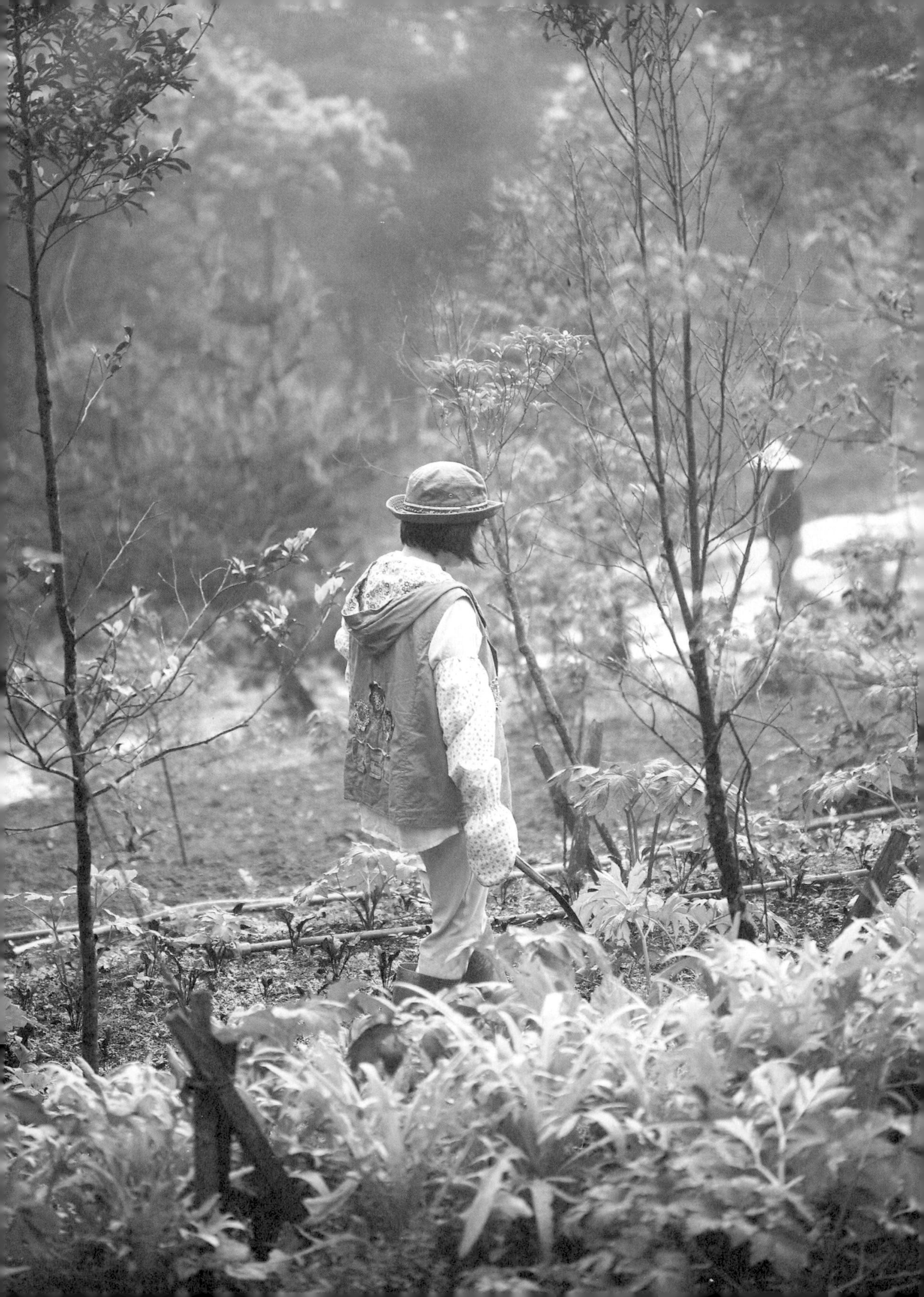

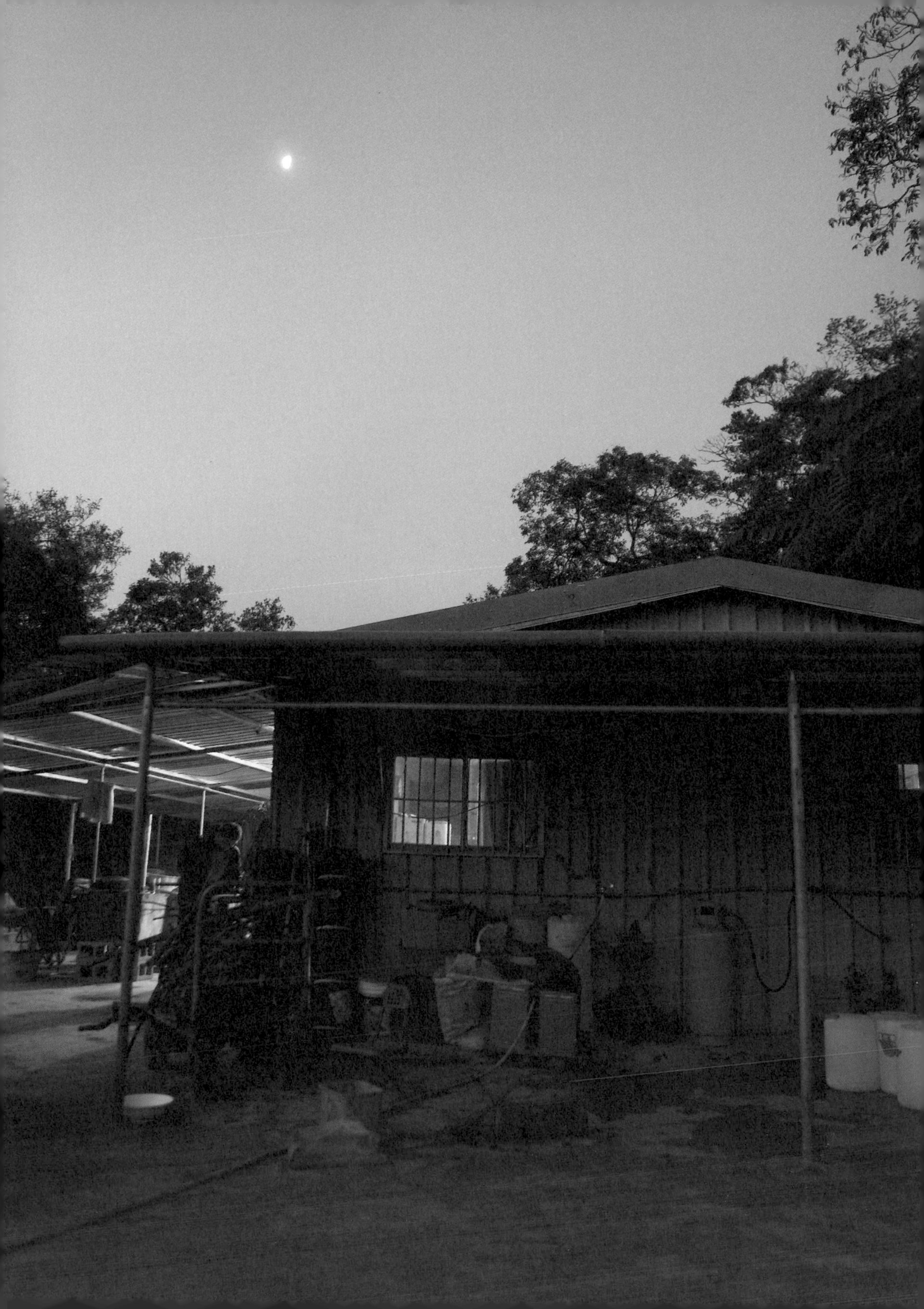